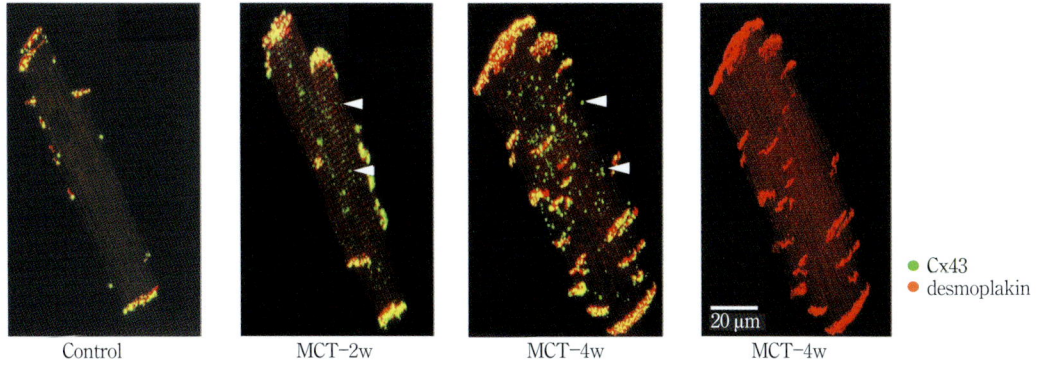

- Cx43
- desmoplakin

口絵1 心肥大に伴う心室筋ギャップジャンクション分布のリモデリング（2.4節，図2.8）

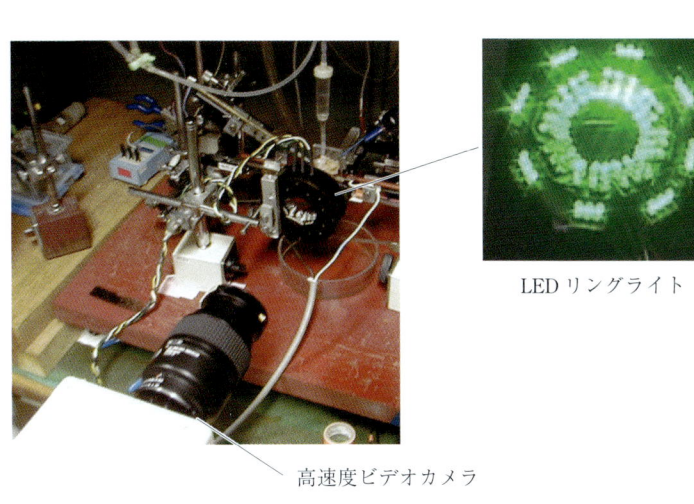

LEDリングライト

高速度ビデオカメラ

口絵2 高速度ビデオカメラシステムと青緑色LEDリングライト光源（4.4節，図4.9）

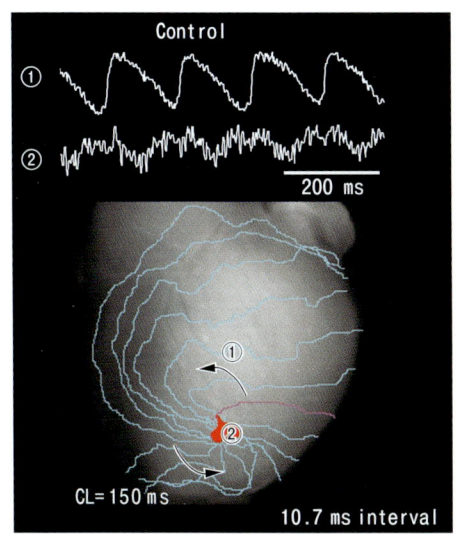

口絵3 スパイラルリエントリーの等時線図の例（4.4節，図4.11）

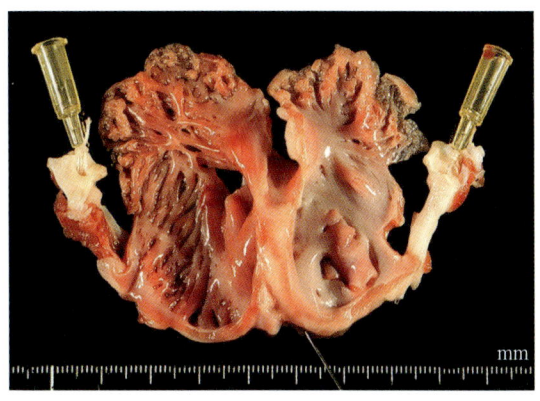

口絵4 多電極マッピングのための実験モデル（7.4節，図7.3）

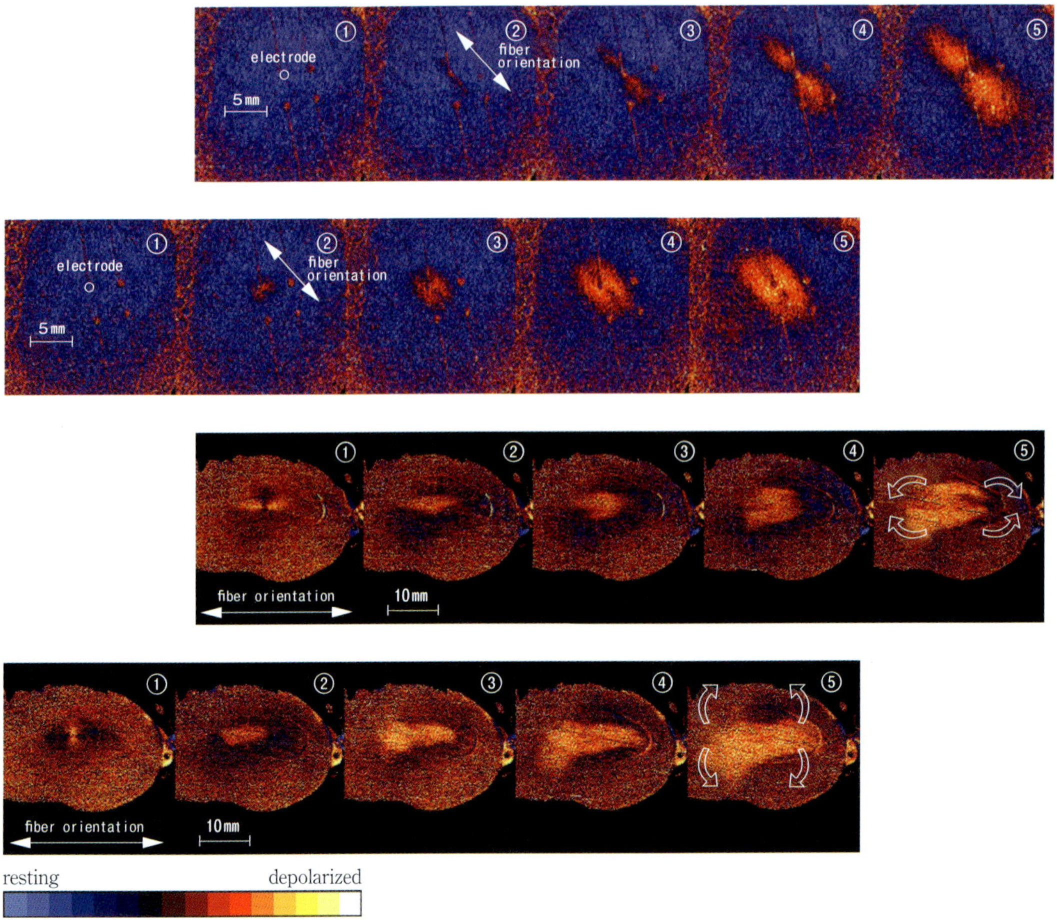

口絵5 膜電位の光学マッピング計測画像（5.3節，図5.4〜5.7）

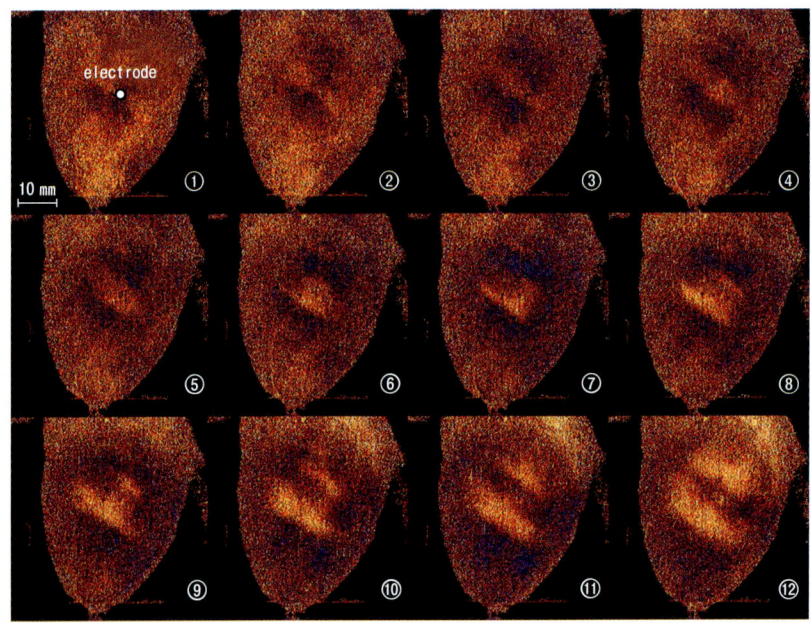

口絵6 VT中の通電刺激印加における光学マッピング計測画像（5.3節，図5.9）

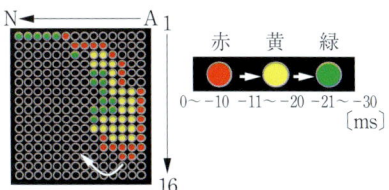

口絵7　等時点マップ（7.5節，図7.4）

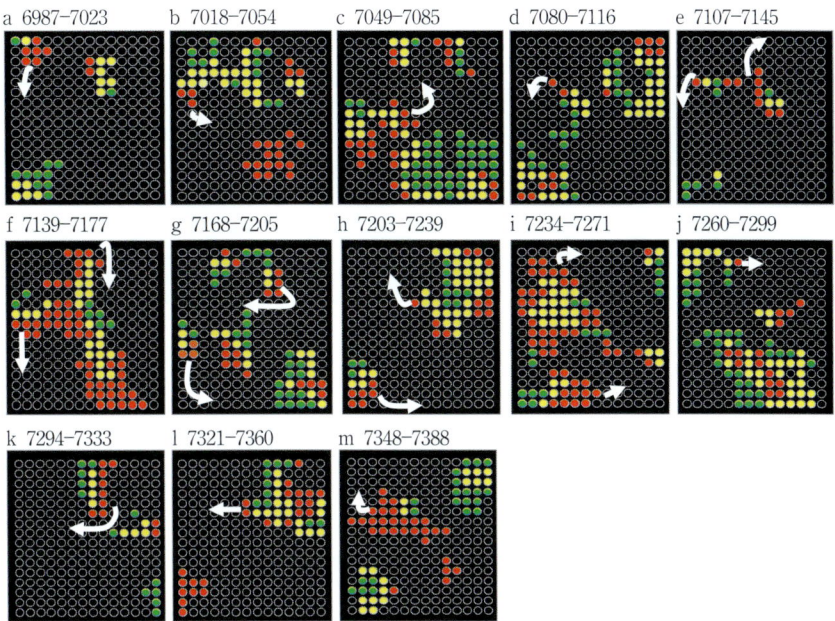

口絵8　イヌの冠動脈内および表面灌流孤立両心房モデルで誘発された心房細動中の興奮伝播パターン（7.6節，図7.7）

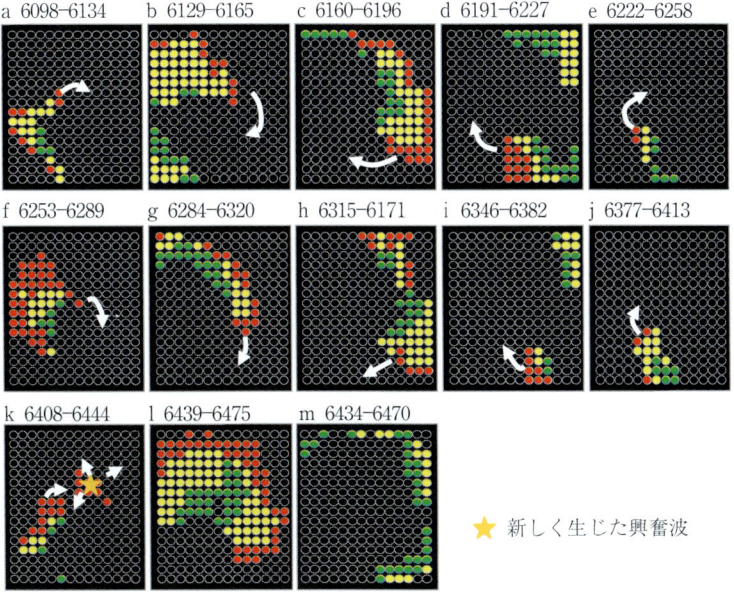

★ 新しく生じた興奮波

口絵9　ピルジカイニドによる心房細動の停止時の興奮伝播パターン（7.7節，図7.8）

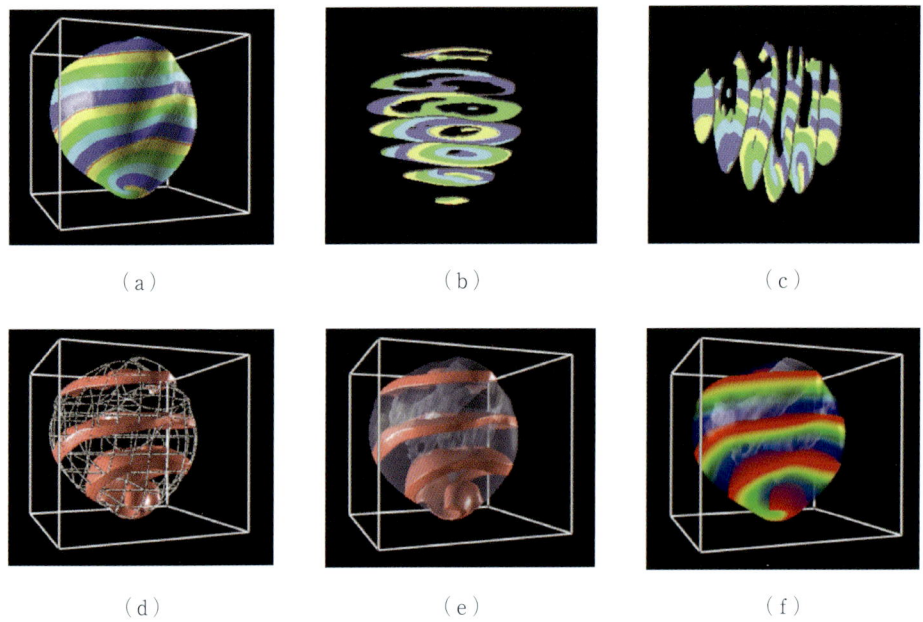

口絵10 3次元データの可視化の例（9.3節，図9.4）

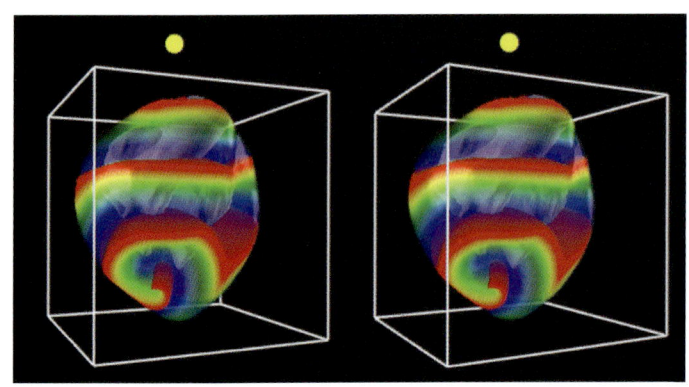

口絵11 ステレオペア法による3次元表示の例（視差6°）（9.3節，図9.6）

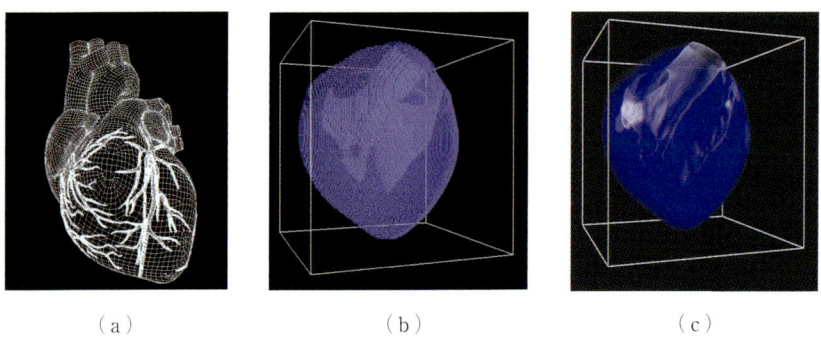

口絵12 心臓形状モデル（10.3節，図10.1）

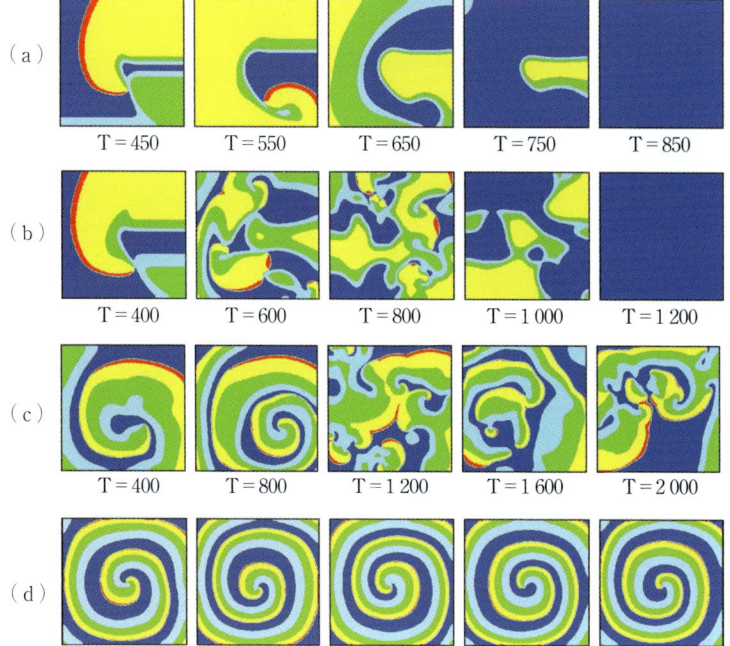

口絵13 2次元媒質上のスパイラルリエントリー（spiral wave）の基本的ダイナミクス（10.4節，図10.2）

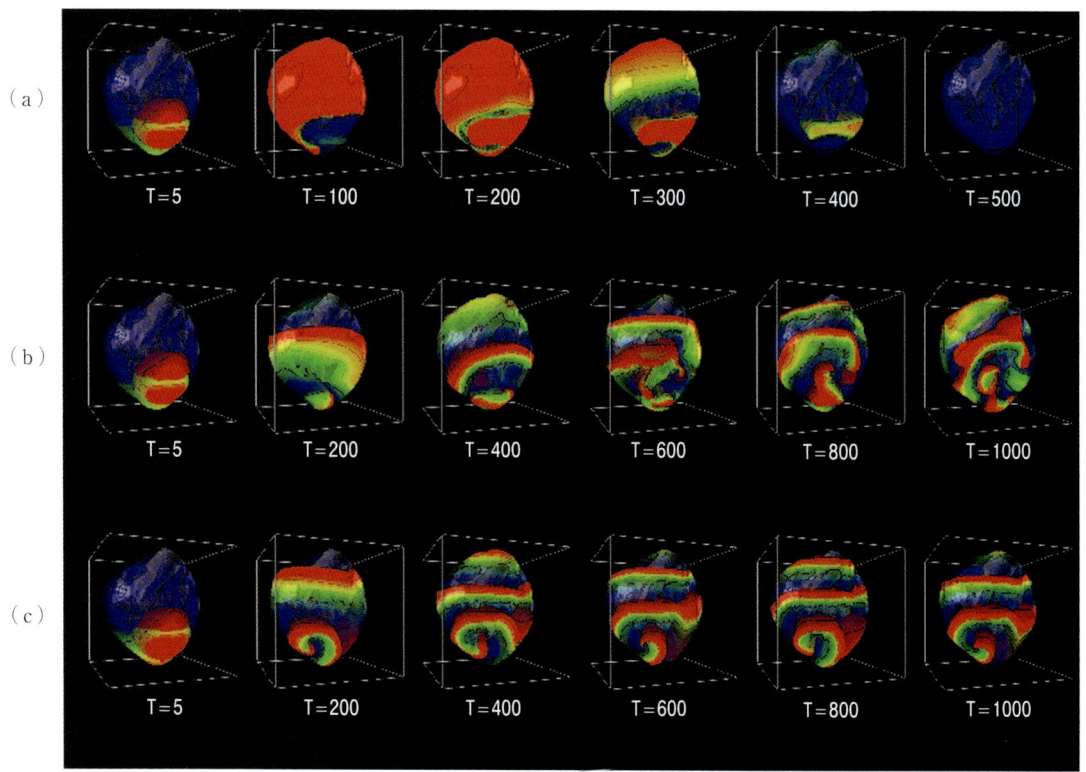

口絵14 バーチャルハートにおいて可視化されたスパイラルリエントリーの3種類のダイナミクス（10.4節，図10.3）

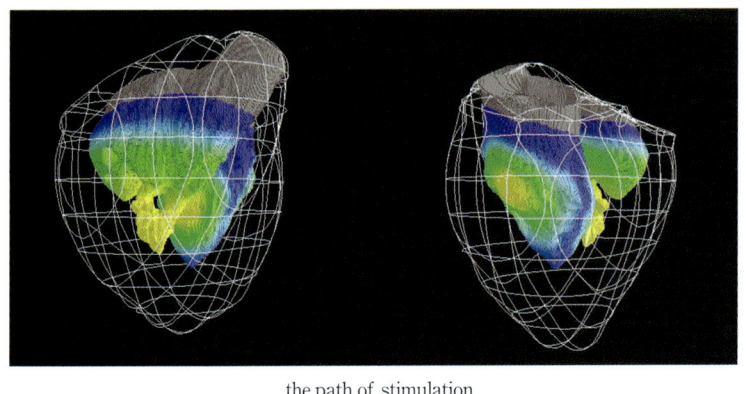

口絵 15　バーチャルハートにおける心室内膜面の興奮順序の再現（10.5節，図 10.4）

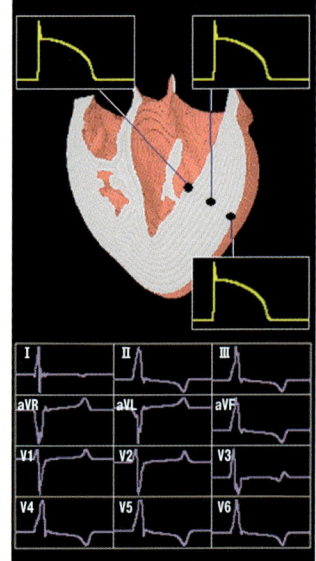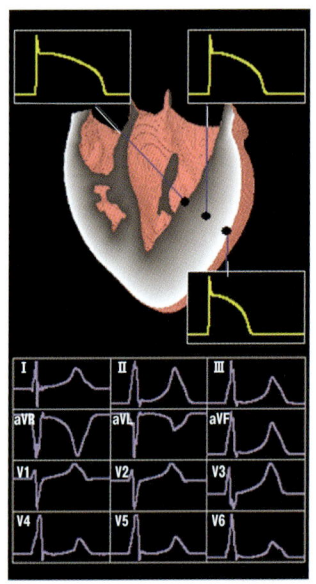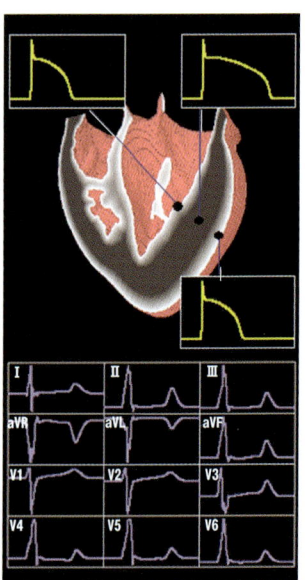

口絵 16　心室較差と対応する心電図波形（10.5節，図 10.5）

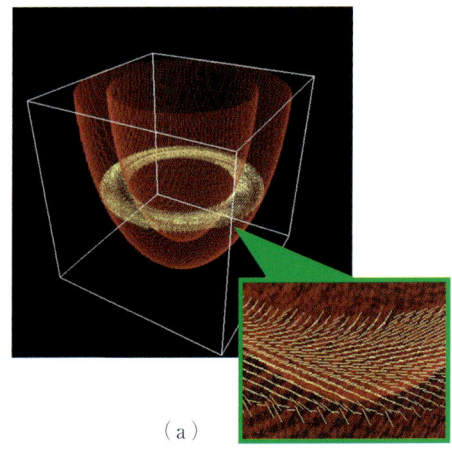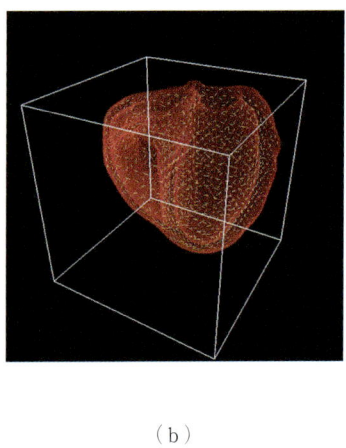

(a)　　　　　　　　　　　　　　　(b)

口絵 17　心筋線維走向の設定例（10.5節，図 10.6）

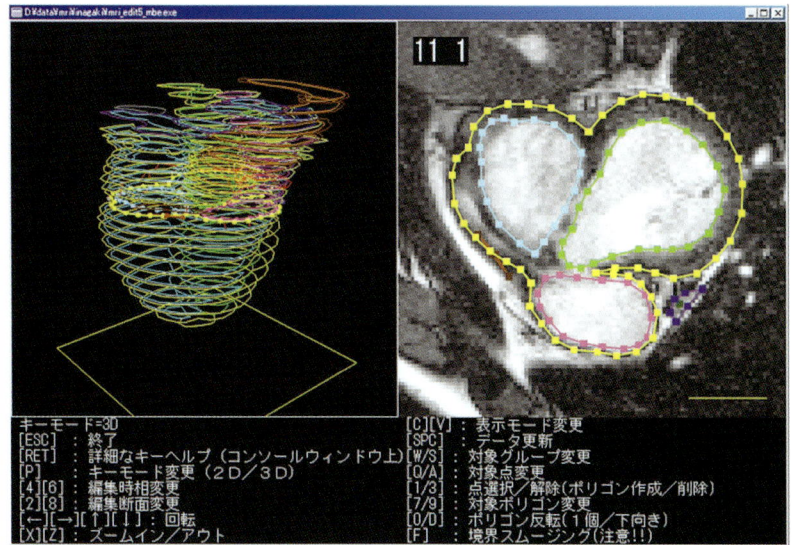

口絵18　MRIの短軸画像から心臓形状を構成するための3次元エディタ（10.6節，図10.7）

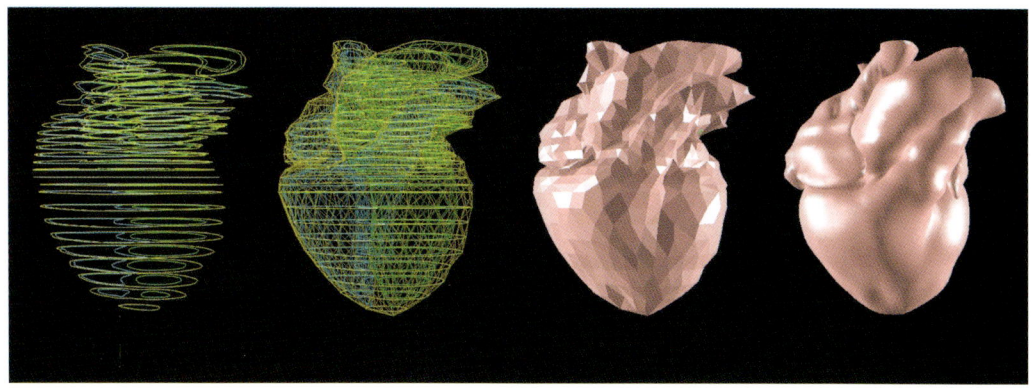

口絵19　MRI画像から構成された心臓形状ポリゴンデータ（10.6節，図10.8）

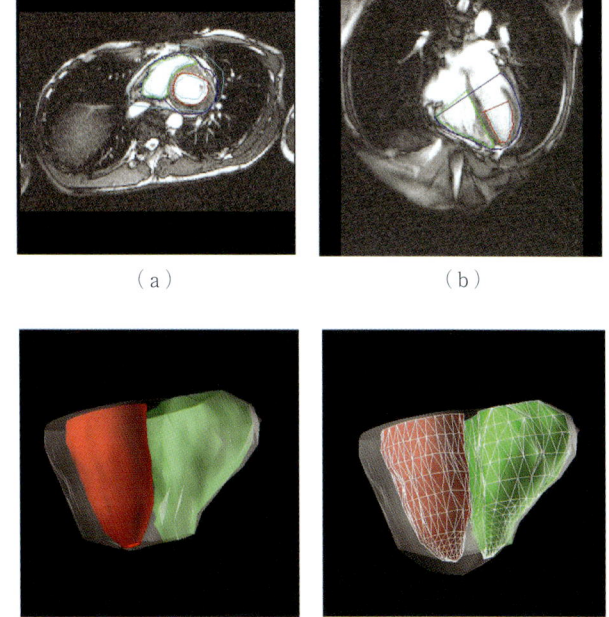

口絵20　SNAKESのアルゴリズムを用いた心室形状の抽出（10.6節，図10.9）

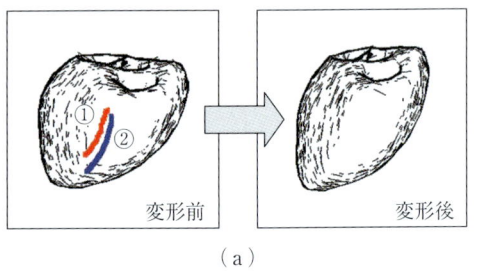

(a)

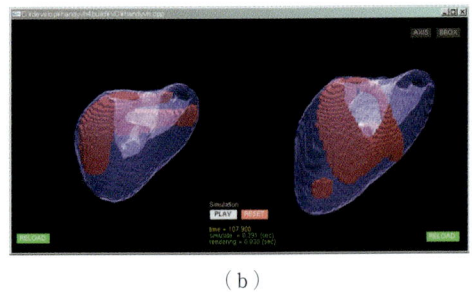

(b)

口絵21 簡易型心臓形状モデリング
インタフェース（10.7節，図10.10）

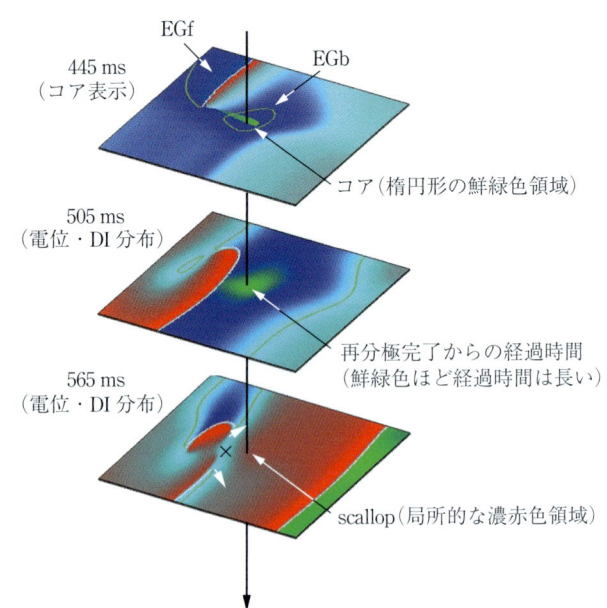

口絵22 スパイラルリエントリーのコア近傍での
自発的分裂のシミュレーション（11.6節，図11.8）

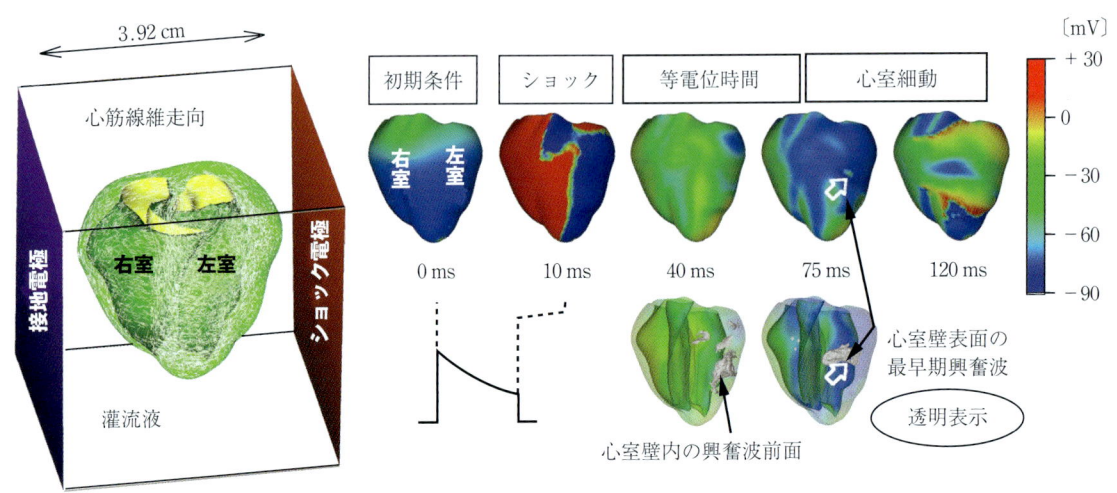

口絵23 3次元バイドメインモデルにおける電気ショック：細動誘発（12.4節，図12.11）

なぜ不整脈は起こるのか
― 心筋活動電位からスパイラルリエントリーまで ―

医学博士 稲 田　　　紘
医学博士 児 玉 逸 雄
工学博士 佐 久 間 一 郎
工学博士 中 沢 一 雄

編著

コロナ社

編著者・執筆者一覧

編著者

稲田　　紘（兵庫県立大学大学院応用情報科学研究科）

児玉　逸雄（名古屋大学環境医学研究所）

佐久間一郎（東京大学大学院工学系研究科）

中沢　一雄（国立循環器病センター研究所）

執筆者（五十音順）

芦原　貴司（滋賀医科大学循環器内科・不整脈センター）　12, 15 章

荒船　龍彦（東京大学大学院新領域創成科学研究科）　5 章

池田　隆徳（杏林大学医学部第二内科）　7 章

稲垣　正司（国立循環器病センター研究所）　14 章

稲田　　紘（兵庫県立大学大学院応用情報科学研究科）　1 章

児玉　逸雄（名古屋大学環境医学研究所）　2, 6 章

佐久間一郎（東京大学大学院工学系研究科）　4 章

柴田仁太郎（東京都保健医療公社大久保病院）　3 章

杉町　　勝（国立循環器病センター研究所）　14 章

鈴木　　亨（岡山大学大学院医歯薬学総合研究科）　10 章

砂川　賢二（九州大学大学院医学研究院）　14 章

中沢　一雄（国立循環器病センター研究所）　9, 10, 15 章

難波　経豊（香川県立保健医療大学臨床検査学科）　8, 11 章

原口　　亮（国立循環器病センター研究所）　9, 10 章

本荘　晴朗（名古屋大学環境医学研究所）　6 章

八尾　武憲（滋賀医科大学循環器内科・不整脈センター）　13 章

（所属は初版第 1 刷発行当時）

まえがき

　不整脈は心臓が正常な収縮リズムを失ったものであり，心臓で異常な興奮伝播が発生している状態をいう。この不整脈の興奮伝播状態をとらえ，不整脈の成り立ちを解明することは，臨床医学的にもたいへん重要である。不整脈の診断は，主として心電図により行われているが，心臓に直接，電極をおいて興奮状態のマッピングを行うといったことも試みられてきた。しかし，こうした従来の方法では十分ではなく，近年，不整脈の成り立ちに重要な意味を有すると考えられている再分極相（不応期を脱する部分）の分布をとらえることは困難であり，また，心臓全体における3次元的な興奮伝播の様子を明らかにすることは不可能であった。そこで，最近，コンピュータシミュレーションの技術を用いて，仮想的な心臓モデルにおける不整脈発生時の異常な興奮伝播の様子を解析し，可視化技術によりこれを表示する研究が進展を見せ，頻脈性不整脈の主要なメカニズムの一つであるリエントリーの成因として注目されるスパイラルリエントリー（spiral reentry）理論を用いたコンピュータシミュレーションも実施されるようになった。一方で，光学的方法により心臓の活動電位を計測したり，動物の心臓標本に実験的に発生したスパイラルリエントリーを光学的方法によりとらえて，これを可視化する工学技術も開発され，こうした技術により観察した結果とシミュレーション結果との比較・検討もなされるようになってきた。さらには，このような計測技術やシミュレーション技術を用いて，抗不整脈薬の薬効評価やその作用機序に関する検討を行うことも視野に入りつつある。

　こうした情勢に鑑み，上述したような研究を精力的に進めてきた東京大学工学系研究科および新領域創成科学研究科，名古屋大学環境医学研究所ならびに国立循環器病センター研究所の各グループの参加を得て，2000年に稲田　紘　東京大学大学院工学系研究科教授（当時）を主任研究者として，文部省（現文部科学省）科学研究費補助金による基盤研究A（一般）「不整脈心電現象のモデリングによる解析・表示とその実験的検討」班が結成された。本研究班は，それぞれのグループが連携をとりながら，わが国におけるこの領域の研究をリードするめざましい成果をあげた。そして，3年間の研究期間の終了時に研究成果報告書を作成したが，本研究グループの関係者から，単なる班研究の報告書ではなく，不整脈に関して興味を抱く多くの方々に対して，これまでの研究をも含めた不整脈科学に関する知識・情報を提供することのできる出版物の刊行も必要ではないかとの声が出された。

　そこで，不整脈に関する基礎知識など研究班の成果以外のものについても，わかりやす

く表現することにより，不整脈の専門家以外の方々に対しても理解しやすい書とすることをめざした本書の出版を企画したところ，幸いにも株式会社コロナ社のご協力を得ることができた。そして，研究班のグループ以外の研究者にも参加を求め，賛意を得ることができ，その結果，わが国における不整脈科学研究の最前線で活躍されているほとんどの研究者に執筆していただけるということになったわけである。

本書は，不整脈科学の基礎および前述した研究班の成果のみならず，その後の進展状況に関しても記述されており，これまでに実施されている不整脈に関するシミュレーション，心臓全体での興奮伝播様式の実験的検討，細胞レベルでの薬理学的研究などを総合することにより，それぞれの持つ手法の限界を打破し，総合的に複雑な心臓興奮異常伝播現象を解析するとともに，抗不整脈，電気的除細動器などによる不整脈治療に関するより深い理解が得られることをめざしている。

本書の各著者から原稿をいただいてから，編集および出版作業などに1年半近くの時日を要したが，本書の領域はまさに日進月歩であり，内容的にはやや色あせた部分のあることも否めない。しかしながら，前述した研究班のテーマである"不整脈心電現象のモデリングによる解析・表示とその実験的検討"という観点からは，その真髄はいささかも失われていないものと自負している。

本書が，不整脈や心臓電気現象に関する研究を実施されている医学系あるいは工学系研究者のみならず，不整脈臨床に携わっている第一線の臨床医師，循環器病専門医をめざす医師や循環器病を学ぶ研修医など，広く不整脈に関心を持つ方々にお役に立つことを期待したい。

おわりに，本書の発刊にあたり，ご執筆をいただいた著者および編集作業にあたれられた方々，ならびに出版をご快諾いただき，出版の諸作業にご尽力下さった株式会社コロナ社の諸氏に深甚なる感謝の意を捧げたい。

2006年9月

編著者代表
兵庫県立大学大学院応用情報科学研究科

稲　田　　紘

目　　次

I編　総　　説

1. 不整脈のあらましと最近の不整脈研究の概観
—いま不整脈研究が面白い—

1.1 不整脈のあらまし ……………………………………………………………… 2
1.2 最近の不整脈研究 ……………………………………………………………… 4
引用・参考文献 …………………………………………………………………… 6

2. なぜ不整脈は起こるのか
—その基本的なメカニズム—

2.1 は じ め に ……………………………………………………………………… 8
2.2 心臓のイオンチャネルと活動電位 …………………………………………… 9
　2.2.1 イオンチャネル …………………………………………………………… 9
　2.2.2 活 動 電 位 ………………………………………………………………… 9
2.3 発生機序の下流 ………………………………………………………………… 11
　2.3.1 自動能の異常 ……………………………………………………………… 12
　2.3.2 トリガードアクティビティ ……………………………………………… 12
　2.3.3 リエントリー ……………………………………………………………… 13
2.4 発生機序の上流 ………………………………………………………………… 16
　2.4.1 イオンチャネルの遺伝子異常 …………………………………………… 16
　2.4.2 リモデリング ……………………………………………………………… 19
2.5 お わ り に ……………………………………………………………………… 23
引用・参考文献 …………………………………………………………………… 24

3. 不整脈心電現象モデリングによる解析表示とその実験的検討
―不整脈による突然死を防ぐ：ここまできた診断と治療―

3.1 はじめに ……………………………………………………………………… 28
3.2 VF の原因は何が知られているか……………………………………………… 29
  3.2.1 器質的心疾患によるもの ……………………………………………… 29
  3.2.2 心臓不整脈の原因となる疾患のないもの …………………………… 31
3.3 SCD の予知はどのように行うか ……………………………………………… 34
  3.3.1 病歴の聴取 ……………………………………………………………… 34
  3.3.2 一般循環器検査 ………………………………………………………… 34
  3.3.3 非観血的評価方法 ……………………………………………………… 35
  3.3.4 観血的評価方法 ………………………………………………………… 36
3.4 SCD の治療と対策 ……………………………………………………………… 37
  3.4.1 電気ショック …………………………………………………………… 37
  3.4.2 自動体外式除細動器 …………………………………………………… 37
  3.4.3 植込み型除細動器 ……………………………………………………… 38
  3.4.4 薬物治療 ………………………………………………………………… 39
  3.4.5 電気治療 ………………………………………………………………… 41
  3.4.6 その他：心不全の治療および自律神経コントロール ……………… 41
3.5 おわりに：SCD にかかわる他の問題点 ……………………………………… 42
引用・参考文献 ……………………………………………………………………… 42

Ⅱ編　心筋活動電位の工学的計測

4. 心臓興奮膜電位計測
―高輝度発光ダイオードを用いる心臓興奮光マッピング計測―

4.1 はじめに ……………………………………………………………………… 48
4.2 光学的膜電位計測法の原理 …………………………………………………… 48
  4.2.1 膜電位感受性色素を用いる膜電位計測 ……………………………… 48
  4.2.2 励起光源 ………………………………………………………………… 50
  4.2.3 光センサ ………………………………………………………………… 50
4.3 光ファイバを用いた1点での膜電位計測法 ………………………………… 50

| 4.3.1 システムの構成 ……………………………………………………………… 50
| 4.3.2 計 測 例 …………………………………………………………………… 53
| 4.4 高速度ビデオカメラを用いた画像計測法 ……………………………………… 55
| 4.4.1 画像計測システム ………………………………………………………… 55
| 4.4.2 計測結果例 ………………………………………………………………… 57
| 4.5 お わ り に ……………………………………………………………………… 57
| 引用・参考文献 ……………………………………………………………………………… 58

5. 仮想電極分極現象の計測と解析
―高空間・時間分解能光学マッピングシステムの応用―

| 5.1 は じ め に …………………………………………………………………… 60
| 5.1.1 心筋電気刺激による興奮応答 …………………………………………… 60
| 5.1.2 仮想電極分極現象 ………………………………………………………… 61
| 5.1.3 VEP 現象計測の課題 ……………………………………………………… 63
| 5.2 VEP 現象の計測方法 …………………………………………………………… 64
| 5.2.1 膜電位光学計測の原理 …………………………………………………… 64
| 5.2.2 光学マッピングシステム ………………………………………………… 65
| 5.2.3 透明板植込み型微小電極アレイ ………………………………………… 65
| 5.2.4 ウサギの Langendorff 灌流心標本 ……………………………………… 66
| 5.3 VEP 現象の計測 ………………………………………………………………… 66
| 5.3.1 静止電位の心筋への局所電気刺激 ……………………………………… 66
| 5.3.2 不応期領域への通電刺激 ………………………………………………… 67
| 5.3.3 心室頻拍の興奮波に対する局所電気刺激 ……………………………… 69
| 5.4 考　　　　察 ……………………………………………………………………… 71
| 5.5 お わ り に ……………………………………………………………………… 72
| 引用・参考文献 ……………………………………………………………………………… 73

6. 高速度ビデオカメラで不整脈をみる
―スパイラルリエントリーのダイナミクスと抗不整脈薬の効果―

| 6.1 は じ め に …………………………………………………………………… 75
| 6.2 スパイラルリエントリーの成立機構 ………………………………………… 76
| 6.3 スパイラルリエントリーのダイナミクスと不整脈 ………………………… 78
| 6.4 3次元リエントリー …………………………………………………………… 80

6.5 心臓スパイラルリエントリーの実験的観察 ………………………………………… 81
　6.5.1 心筋活動電位の光学マッピング………………………………………………… 81
　6.5.2 2次元灌流心のスパイラルリエントリー ……………………………………… 82
　6.5.3 ブロックライン型スパイラルリエントリー …………………………………… 84
　6.5.4 Naチャネル遮断薬の効果 ………………………………………………………… 85
　6.5.5 コア型成型スパイラルリエントリー …………………………………………… 87
　6.5.6 心室2次元スパイラルリエントリーのダイナミクス ………………………… 88
引用・参考文献………………………………………………………………………………… 88

Ⅲ編　多電極マッピングを用いての不整脈の解析

7. 心房細動はどのようにして発生するか
―基本的な考え方と現在のコンセンサス―

7.1 は じ め に ………………………………………………………………………… 93
7.2 心房細動の機序の考え方について ……………………………………………… 94
7.3 リエントリーの成因にはどういうものがあるか ……………………………… 95
　7.3.1 leading circle モデル ……………………………………………………………… 95
　7.3.2 anisotropic モデル ………………………………………………………………… 96
　7.3.3 figure 8 モデル …………………………………………………………………… 96
　7.3.4 spiral wave モデル ………………………………………………………………… 96
7.4 孤立心房における心房細動の実験方法について ……………………………… 97
　7.4.1 実験の準備 ………………………………………………………………………… 97
　7.4.2 心房細動の誘発法 ………………………………………………………………… 98
7.5 多電極マッピングを用いて興奮伝播を構築する方法について ……………… 99
　7.5.1 マッピングシステム ……………………………………………………………… 99
　7.5.2 マップの構築法 …………………………………………………………………… 99
7.6 多電極マッピングからみた心房細動の成立機序について ……………………100
　7.6.1 心房細動とmultiple wavelet 説 …………………………………………………100
　7.6.2 心房細動の維持と新たな概念 ……………………………………………………101
7.7 心房細動を構成するリエントリーに興奮間隙はあるか ………………………103
7.8 解剖学的構造と興奮伝播の関連性について ……………………………………104
7.9 お わ り に …………………………………………………………………………105
引用・参考文献…………………………………………………………………………………105

8. ヒトでのスパイラルリエントリーは実際に起こるのか
—バスケットカテーテルによるヒトでの観測—

8.1 は じ め に ……………………………………………………………… 108
8.2 ヒトでの心筋電極マッピング ………………………………………… 108
8.3 バスケットカテーテル ………………………………………………… 109
8.4 電極マッピングの低い空間解像度を補うための信号処理 ………… 110
 8.4.1 単純な興奮伝播パターンを視覚化する場合 ……………………… 110
 8.4.2 複雑な興奮伝播パターンを視覚化する場合 ……………………… 110
8.5 生体ヒト心房細動における右房心内膜の興奮伝播パターン ……… 113
8.6 お わ り に ……………………………………………………………… 115
引用・参考文献……………………………………………………………… 115

Ⅳ編　コンピュータによる不整脈のシミュレーション

9. 不整脈をわかりやすく表現する
—コンピュータグラフィックスの基礎と可視化技術—

9.1 は じ め に ……………………………………………………………… 120
9.2 CG の 基 礎 ……………………………………………………………… 120
9.3 バーチャルハートにおいて使用した可視化の実例 ………………… 122
 9.3.1 2次元データの可視化 ……………………………………………… 122
 9.3.2 3次元データの可視化 ……………………………………………… 123
9.4 可視化に関する技術動向 ……………………………………………… 126
 9.4.1 3次元 CG 技術の動向 ……………………………………………… 126
 9.4.2 グラフィックスハードウェア ……………………………………… 126
 9.4.3 Geometry Engine …………………………………………………… 127
 9.4.4 プログラマブル GPU ……………………………………………… 128
 9.4.5 ボリュームレンダリングのハードウェア化 ……………………… 128
 9.4.6 OpenGL：グラフィックスライブラリ …………………………… 129
 9.4.7 AVS：汎用可視化ソフトウェア …………………………………… 129
引用・参考文献……………………………………………………………… 130

10. スーパーコンピュータ上でつくった不整脈
―バーチャルハート(仮想心臓)におけるスパイラルリエントリー―

- 10.1 はじめに……………………………………………………………………… *131*
- 10.2 スーパーコンピュータとは………………………………………………… *132*
- 10.3 バーチャルハートの基本構成……………………………………………… *134*
- 10.4 スパイラルリエントリーの基本的ダイナミクス………………………… *135*
- 10.5 バーチャルハートの進展…………………………………………………… *137*
  - 10.5.1 心室内膜興奮伝播………………………………………………… *138*
  - 10.5.2 心室較差…………………………………………………………… *139*
  - 10.5.3 心筋線維走向……………………………………………………… *140*
- 10.6 患者個別対応に向けての試み:心臓形状データの取得………………… *141*
- 10.7 おわりに:統合シミュレーション環境…………………………………… *143*
- 引用・参考文献…………………………………………………………………… *145*

11. 頻脈性不整脈の細動化に迫る
―スパイラルリエントリーの分裂について―

- 11.1 はじめに……………………………………………………………………… *147*
- 11.2 頻拍・細動の興奮伝播パターン…………………………………………… *147*
- 11.3 スパイラルリエントリー…………………………………………………… *148*
- 11.4 スパイラルリエントリーと心電図………………………………………… *151*
- 11.5 APD restitution 仮説………………………………………………………… *151*
- 11.6 スパイラルリエントリーにおける APD restitution 仮説の影響………… *152*
  - 11.6.1 fixed heterogeneity による興奮波の分裂……………………… *152*
  - 11.6.2 dynamic heterogeneity による興奮波の分裂…………………… *153*
  - 11.6.3 安定したスパイラルリエントリー……………………………… *155*
- 11.7 APD restitution 仮説の限界………………………………………………… *156*
- 11.8 おわりに……………………………………………………………………… *156*
- 引用・参考文献…………………………………………………………………… *156*

12. 心筋の細胞外電位を考える
― ペーシングから電気ショックまで ―

12.1 は じ め に ……………………………………………………………… *158*
12.2 バイドメインモデルの歴史 …………………………………………… *158*
12.3 モノドメインモデルとバイドメインモデル ………………………… *159*
 12.3.1 モデル構築上の違い ……………………………………………… *159*
 12.3.2 興奮伝播様式の違い ……………………………………………… *162*
12.4 バイドメインモデルによる電気刺激の再現 ………………………… *163*
 12.4.1 ペーシング ………………………………………………………… *163*
 12.4.2 電気ショック ……………………………………………………… *169*
12.5 お わ り に ……………………………………………………………… *175*
引用・参考文献 ………………………………………………………………… *176*

13. 不整脈の起こりやすさとは何か
―心筋受攻性を考える：心筋受攻性のバイドメイン・シミュレーション―

13.1 は じ め に ……………………………………………………………… *183*
13.2 受攻性と受攻期 ………………………………………………………… *184*
 13.2.1 受 攻 性 …………………………………………………………… *184*
 13.2.2 受 攻 期 …………………………………………………………… *184*
13.3 R-on-Tとpacing-on-T ………………………………………………… *185*
 13.3.1 方　　法 …………………………………………………………… *185*
 13.3.2 結　　果 …………………………………………………………… *186*
 13.3.3 考　　察 …………………………………………………………… *189*
13.4 お わ り に ……………………………………………………………… *191*
引用・参考文献 ………………………………………………………………… *192*

14. シミュレーションにより致死的不整脈のリスクを評価する
―その具体的戦略―

14.1 は じ め に ……………………………………………………………… *194*
14.2 致死的不整脈克服の必要性（臨床からの要請） ……………………… *194*

14.3 致死的不整脈克服の困難さ（従来の基礎研究の限界）……………………………196
14.4 致死的不整脈克服のシナリオ（シミュレーションの役割）……………………197
14.5 生体シミュレータの特殊性……………………………………………………………199
14.6 致死的不整脈克服の具体的戦略（1）（患者ごとのリスク評価）
　　　―バーチャルEPS―……………………………………………………………………200
14.7 致死的不整脈克服の具体的戦略（2）（集団での危険度評価）…………………201
14.8 お わ り に………………………………………………………………………………202
引用・参考文献………………………………………………………………………………………202

15. 不整脈シミュレーションはどこまで真実か
― 有用性から限界まで ―

15.1 は じ め に……………………………………………………………………………203
15.2 不整脈シミュレーションの特徴と有用性………………………………………203
　15.2.1 3次元電位分布……………………………………………………………………204
　15.2.2 初 期 条 件…………………………………………………………………………204
　15.2.3 心 電 図………………………………………………………………………………204
　15.2.4 統 合 的 研 究…………………………………………………………………………205
　15.2.5 理　　　論……………………………………………………………………………205
　15.2.6 予　　　知……………………………………………………………………………205
　15.2.7 教　　　育……………………………………………………………………………206
15.3 不整脈シミュレーションにまつわる誤解と限界………………………………206
　15.3.1 順問題か，逆問題か？………………………………………………………………206
　15.3.2 モデルは複雑であるべきか？………………………………………………………206
　15.3.3 遺伝子診断・治療システムは可能か？…………………………………………207
　15.3.4 コストパフォーマンスはよいか？…………………………………………………207
15.4 妥当性の評価……………………………………………………………………………208
　15.4.1 計算妥当性……………………………………………………………………………208
　15.4.2 モデル妥当性…………………………………………………………………………209
　15.4.3 現象妥当性……………………………………………………………………………209
15.5 お わ り に………………………………………………………………………………211
引用・参考文献………………………………………………………………………………………212

索　　　引……………………………………………………………………………………………216

I編 総　　説

1. 不整脈のあらましと最近の不整脈研究の概観
   －いま不整脈研究が面白い－

2. なぜ不整脈は起こるのか
    －その基本的なメカニズム－

3. 不整脈心電現象モデリングによる解析表示と
    　　　　　　　　　　　　その実験的検討
    －不整脈による突然死を防ぐ：ここまできた診断と治療－

1 不整脈のあらましと最近の不整脈研究の概観
― いま不整脈研究が面白い ―

稲田　紘（兵庫県立大学）

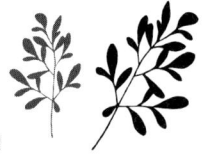

1.1 不整脈のあらまし

　心臓は，洞結節から生成された細胞電気信号としての活動電位に基づく興奮が特殊伝導系を伝播することにより，1分当り60～100回，1日当り約10万回もの収縮と拡張を繰り返している。これを心調律と呼ぶが，心調律は正常洞調律および不整脈に大別される。このうち不整脈は，正常洞調律以外の心調律，すなわち心臓が異常な興奮伝播の発生により，正常な収縮・拡張リズムを失って調律が不規則になったり，新たな調律が発生したりするものである。

　不整脈の成因ないし発生機序については2章に詳しく述べられているが，HoffmanおよびRosen[1],†により1980年代に確立された電気生理学の概念が基本となっている。すなわち，心筋細胞における生理的または病的な自動能の異常あるいは早期後脱分極や遅延後脱分極のようなトリガードアクティビティなどによる興奮発生の異常，伝導の途絶（**ブロック**）や興奮再侵入（**リエントリー，reentry**）といった興奮伝導の異常，および副調律に代表される興奮発生と興奮伝導の異常の組合せによるものである。

　このような不整脈は，刺激伝導経路に"信号が伝わりにくい所"や"異常な興奮が発生する所"が存在するためによって起こるものであるが，1990年代半ばになって分子生物学が心臓病学にも導入されるようになると，こうした原因によらない不整脈の発生機序も明らかにされるようになってきた。例えば，心筋イオンチャネルの遺伝子異常により起こる**Romano-Ward症候群**，**Jervell-Lange Nielsen症候群**といった家族性**QT延長症候群**[2]や，特発性心室細動を示す**Brugada症候群**[3]であるし，またイオンチャネル発現の変化を遺伝子レベルや蛋白レベルで確認することにより確立された心筋再構築（リモデリング）の概念に基づくリエントリーやトリガードアクティビティ発生の容易化などである[4]。

　このように，近年，不整脈の成り立ちに関する研究は進展を見せているが，その解明はまだ充分とはいえない面がある。

---

　† 肩付き数字は，章末の引用・参考文献の番号を表す。

こうした不整脈の治療法としては，抗不整脈薬投与による薬物治療のほか，ペースメーカ植込み，カテーテルアブレーション，体外式および**植込み型除細動器**（implantable cardioverter defibrillator, **ICD**）の適用，手術などがある。このうち薬物治療については，これまでに種々の**抗不整脈薬**が開発され，不整脈治療の中心的役割を担ってきた。そして，1990年にシシリー島で開催されたワークショップにおける討議結果が"**The Sicilian Gambit**[5]"という論文の形で発表され，従来のものよりも進んだ抗不整脈薬についての分類・記載が行われるとともに，それぞれの不整脈に対して薬剤を選択する際に，不整脈の機序，受攻性因子，治療の選択，治療の標的，使用薬剤という手順で進めるというように，従来の経験的な方法に代わって，より病態生理的な方法が推奨されている。

しかしその一方で，1990年代から開始された大規模臨床試験の結果，例えば**CAST**（cardiac arrhythmia suppression trial）[6]では，無症候性心室性期外収縮を示す心筋梗塞患者に対するNaチャネル遮断薬投与による梗塞心での伝導抑制が不整脈を惹起し，抗不整脈薬投与群の死亡率の方がプラセボ投与群のそれよりも高いことが明らかになっている。また，**CAMIAT**（canadian amiodarone myocardial infarction arrhythmia trial investigators）[7]や**EMIAT**（european myocardial infarction amiodaron trial investigators）[8]では，Kチャネル遮断薬であるアミオダロンが致死的不整脈の予防に有効であることが判明したが，その反面，洞調律時に著しいQT延長を生じ，それに伴うtorsades de pointes（TdP）を引き起こすことも確認されている。このように，これまでの薬物治療には進歩が見られるとともに，その限界や問題点も明らかになりつつある。

他方，非薬物治療のうち，**心室細動**や**心室頻拍**のような**心臓突然死**を惹起するいわゆる致死性心室性不整脈に対しては，電気ショックによる電気的除細動が唯一の選択肢といってもよい。これは，1956年にZollにより交流通電によって心室細動の治療が行われたのが嚆矢であるが[9]，現在では直流による150～350Jのエネルギーを通電することにより除細動がなされている。

この電気ショックによる除細動は通常，対外から通電する体外式除細動器が用いられているが，1980年に入り，Mirowskyらによって，植込み型除細動器（ICD）の使用が始まるようになった[10]。これはマッチ箱大のマイクロコンピュータが搭載された除細動器で，これを胸腔内に植え込み，経静脈的に電極を心臓に固定して，心室細動／頻拍の診断を自動的に行うと同時に，ただちに20～30J程度のエネルギーを通電して除細動のための電気的治療を行うものである。有効性に優れているため，現在では心臓突然死に対する治療の第一選択となっているが，高価なことが問題である。

通常の体外式除細動器は医療施設外では使用不可能であるという問題点があるが，最近になって，ICDのように心室細動の診断，除細動のための通電，除細動の成否とそれに基づく

再通電をすべて自動的に実施する **AED**（automated external defibrillator）が開発された。アメリカではこの AED を航空機内や公共施設に備え，緊急時には一般市民もこれを使用して心臓突然死の救命をはかっている[11]。この AED は，日本の現状では使用も含めて，その普及はまだ十分とはいえないものの，わが国でも航空機内や公共施設に備えられつつある。

上述したように，心臓突然死のおもな原因である心室細動には電気的除細動が有効ではあるが，細動除去の機序はまだ明確ではない。最近，わが国でも臨床で広く利用されるようになった先述の ICD の使用においても，その設定は経験的で，いまだに試行錯誤を繰り返しながら最適条件を探っているのが現状であり，このため，除細動の失敗のみならず電気ショックに伴う心筋障害も懸念されているところである。電気的除細動の機序が不明であるのは，心臓の電気生理学的特性が患者ごとに異なるとともに，その理論的根拠がきわめて乏しいことによる。これに関しては 20 世紀にいくつかの仮説が提唱されてはいるが[12],[13]いずれも理論的根拠は明確ではなく，説得力に欠けている。

1.2　最近の不整脈研究

これまでに述べたように，主として頻脈性の致死性不整脈に対し，薬物治療にせよ，電気的除細動にせよ，その治療のメカニズムが明らかでないのは，そもそも心室細動発生の機序のように，心臓における興奮の異常伝播の状況がよく把握されていないことに起因する。そこで，最近になって，種々の新しい方法を用いた研究が行われるようになってきた。

まず，興奮伝播異常を把握するには心筋膜活動電位を計測する必要があるが，このための計測法としては微小ガラス電極法がある[14]。しかしながら，この方法は，電気的除細動の際の直流通電刺激印加時における計測にあたっては，生体組織と計測系とが電気的に絶縁されていないため，外乱の影響を受けるうえ，多点計測が困難であるという問題点も挙げられる。このため，最近になって，光学的な膜電位計測法が開発されるようになった。すなわち，4 章に詳述するように，膜電位感受性色素で染色した心臓標本における細胞の膜電位変化に起因する色素の吸収あるいは蛍光スペクトルの変化を測定することにより，間接的に細胞膜電位を観測する方法で，直流通電中でもアーティファクトなしに計測することが可能である。こうした光学的膜電位計測法は以前から報告されてはいるが[15],[16]，従来の方法は，蛍光励起光源にコストや安定性に問題があったのに対し，最近，低コストの高輝度発光ダイオード（LED）を用いることにより，電子的に出力安定化制御を可能とした。そして，光ファイバ束による伝送・計測システム[17]や高空間時間分解能計測が可能な高速度ディジタルビデオカメラ（DVCR）を用いた計測システム[17],[18]により，多チャネルマッピングシステムが実現された結果，細動現象の本体が分裂，融合，消滅，移動を繰り返しながら持続する多数の

渦巻き状の興奮波（**spiral wave**）であることが明らかにされている。

　上記のような**光学的マッピング技術**により，膜電位の観察が可能となったが，その範囲は限局された小さな領域の心筋表面のみであるため，心筋内部の電気現象を記録し，細動現象を心臓全体として3次元的にとらえることは不可能である。そこで，こうしたマッピング技術の欠点を補うため，数学的モデルを用いた理論的アプローチが行われるようになった。このモデルの代表的なものには，Beeler-Reuter（BR）モデル[19]，FitzHugh-Nagumo（FHN）モデル[20),21)]，Luo-Rudy（**LR**）モデル[22)]などがある。こうしたモデルを用い，心臓の興奮伝播の様子をコンピュータで**シミュレーション**を行う研究が始められたものの，当初はコンピュータの計算能力が十分ではなかったため，それほどの結果を得ることはできなかった。しかし，最近におけるコンピュータ技術の発展により，その能力が一段と向上するとともに，**スーパーコンピュータ**が登場するに至って，種々のシミュレーション研究が実施されるようになってきた。すなわち，① 最新のモデルである単位心筋を記述する微分方程式としてのLRによる**心筋活動電位モデル**を用いた大規模シミュレーション，② スパイラルウェーブ理論に基づく心臓の異常な興奮伝播の可視化，③ 各種条件下における心臓興奮伝播現象のシミュレーション，④ スパイラルリエントリー時における心筋膜電位伝播現象の解析，などである。

　さらに，こうしたシミュレーションで得られた結果と前述の光学的マッピングシステムの計測結果を応用することにより，心室細動にまつわる種々の解析や現象の解明も実施されている。すなわち，① 心筋細胞シミュレーションによる膜電流抑制時に生じる理論的検討とマッピングシステムを用いての実際の心筋における現象との比較，② 抗不整脈薬投下時における興奮異常伝播現象の実験的検討と抗不整脈薬の薬効作用の解析，およびコンピュータシミュレーションによる結果との比較，③ スパイラルリエントリーに基づく心室細動発生メカニズムの解明，④ **バイドメインモデル**を用いた2次元仮想心室筋の構成に基づくコンピュータシミュレーションによる心室細動の電気的**除細動**メカニズムの解明，⑤ シミュレーションにより以前から示唆されていた**仮想電極分極現象**（virtual electrode polarization）の観察のための計測システムの開発とそれを用いた興奮伝播解析，などである。

　以上のように，最近の光学的計測技術やシミュレーション技術の進歩によって，不整脈に関する研究は，実験および**コンピュータシミュレーション**の両面から飛躍的な発展を遂げつつある。すなわち，実験結果をシミュレーションに用いたり，逆にシミュレーションにより見出した既存の計測システムでは把握できない心筋興奮伝播現象を後に開発された計測技術の進展により明らかにするなど，"実験結果のシミュレーション研究への反映"のみならず，"シミュレーション結果の実験研究への還元"も進められつつある。

　次章以降は，このような種々の不整脈研究に関して第一線で活躍するわが国の代表的研究

者を集めてなされた書き下ろしによる最新の研究結果であるが，不整脈や心臓電気現象に関する研究者はもちろんのこと，臨床的な立場から不整脈に携わっている医師などにとっても，大きな興味を持って読んでいただけるものと期待している。"いま不整脈研究が面白い"。

引用・参考文献

1) Hoffman, B. F. and Rosen, M. R. : Cellular mechanisms for cardiac arrhythmias, Circ. Res., **49**, pp.1-15 (1981)
2) Curran, M.E., Splawski, I. and Timothy, K.W., et al. : A molecular basis for cardiac arrhythmia : HERG mutation cause long QT syndrome, Cell, **80**, pp.795-803 (1995)
3) Brugada, P. and Brugada, J. : Right bundle branch block, persistent ST segment elevation and sudden cardiac death : A distinct clinical and electrocardiographic syndrome, J. Am. Coll. Cardiol., **20**, pp.1391-1396 (1992)
4) Nattel, S., Khairy, P. and Schram, G. : Arrhythmogenic ionic remodeling : Adaptive responses with maladaptive consequences, Trends. Cardiovas. Med., **11**, pp.295-301 (2001)
5) The Task Force of the Working Group on Arrhythmias of the European Society of Cardiology : The Sicilian Gambit. A new approach for the classification of antiarrhythmic drugs based on their actions on arrhythmogenic mechanisms, Circulation, **84**, pp.1831-1851 (1991)
6) Echt, D.S. Liebson, P.R. and Richardson, D.W., et al. and CAST Investigators : Mortality and morbidity in patients receiving encanide, flecanide or placebo, The cardiac arrhythmia suppression trial, N. Engl. J. Med., **324**, pp.781-788 (1991)
7) Cairns, J. A., Connolly, S. J. and Roberts, R. et al. : Randomized trial of outcome after myocardial infarction in patients with frequent or repetitive ventricular premature depolarizations : CAMIAT. Canadian amiodarone myocardial infarction arrhythmia trial investigators, Lancet, **349**, pp.675-682 (1997)
8) Jurian, D.G., Camm, A.J. and Frangin, G., et al. : Ramdomised trial of effect of amiodarone on mortality in patients with left-ventricular dysfunction after recent myocardial infarction : EMIAT. European myocardial infarction amiodarone trial investigators, Lancet, **349**, pp.667-674 (1997)
9) Zoll, P., Linenthal, A. and Gibson, W., et al. : Termination of ventricular fibrillation in man by externally applied electric countershock, N. Engl. J. Med., **254**, pp.727-732 (1956)
10) Mirowski, M., Reid, P. R. and Mower, M. M., et al. : Termination of malignant ventricular arrhythmias with an implanted automatic defibrillator in human beings, N. Engl. J. Med., **303**, pp.322-324 (1980)
11) Caffrey, S. L., Willoughby, P. J. and Becker, L. B., et al. : Public use of automated external defibrillators, N. Engl. J. Med., **347**, pp.1242-1247 (2002)
12) Wiggers, C. J. : The physiologic basis for cardiac resuscitation from ventricular fibrillation : Methods for serial defibrillation, Am Heart J., **20**, pp.413-422 (1940)
13) Zipes, D. P., Fischer, J. and Jolly, W. W., et al. : Termination of ventricular fibrillation in dogs by depolarizing a critical amount of myocardium, Am. J. Cardiol., **36**, pp.37-44 (1975)
14) 入沢　宏：心臓の生理学, 岩波書店 (1982)

15) Salama, G. and Morad, M.：Merocyanine 540 as an optical probe of transmembrane electrical activity in the heart, Science, **191**, pp.485-487（1976）
16) Dillon, S. M.：Optical recordings in rabbit heart show that defibrillation strength shocks prolong the duration of depolarization and the refractory period, Circ. Res., **69**, pp.842-856（1991）
17) 佐久間一郎, 三嶋 晶, 児玉逸雄ほか：高輝度発光ダイオードと光速度ビデオカメラを用いる心臓膜電位光マッピングシステム, 心臓, **33**, pp.439-448（2001）
18) Nihei, M., Yamamoto, M. and Kodama, I., et al.：High-resolution optical mapping system with high-speed digital video camera, Environ. Med., **45**, pp.103-105（2001）
19) Beeler, G. W. and Reuter, H.：Reconstruction of the action potentials of ventricular myocardial fibers, J. Physiol., **268**, pp.177-210（1977）
20) Fitzhugh, R.：Impulses and physiological states in theoretical models of nerve membrane, Biophys. J., **1**, pp.455-466（1961）
21) Nagumo, J., Arimoto, S. and Yoshizawa, S.：An active pulse transmission line simulating nerve axon, Proc. IRE, pp.2061-2070（1962）
22) Luo, C. H. and Rudy, Y.：A model of the ventricular cardiac potential：Depolarization, repolarization and their interaction, Circ. Res., **68**, pp.1501-1526（1991）

2 なぜ不整脈は起こるのか
― その基本的なメカニズム ―

児玉　逸雄（名古屋大学）

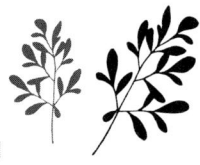

2.1　はじめに

　心臓の中を，細胞電気信号としての活動電位が，洞房結節から左右の心房，房室結節，ヒス束，左右脚，プルキンエ線維網，そして左右の心室と，一定の道筋（刺激伝導系）に沿って順序よく伝わり，消失すれば不整脈は発生しない。この途中で「信号の伝わりにくい場所」や「異常な興奮を発生させる場所」があると，さまざまな不整脈が発生する。このような場所を**基質**（substrate）と呼ぶ。不整脈の成因には，基質ができるまでのプロセスと，基質ができた後のプロセスがある。これを川の流れにたとえると，前者を上流（upstream），後者を下流（downstream）と呼ぶことができる。従来の心臓電気生理学では，主として下流のメ

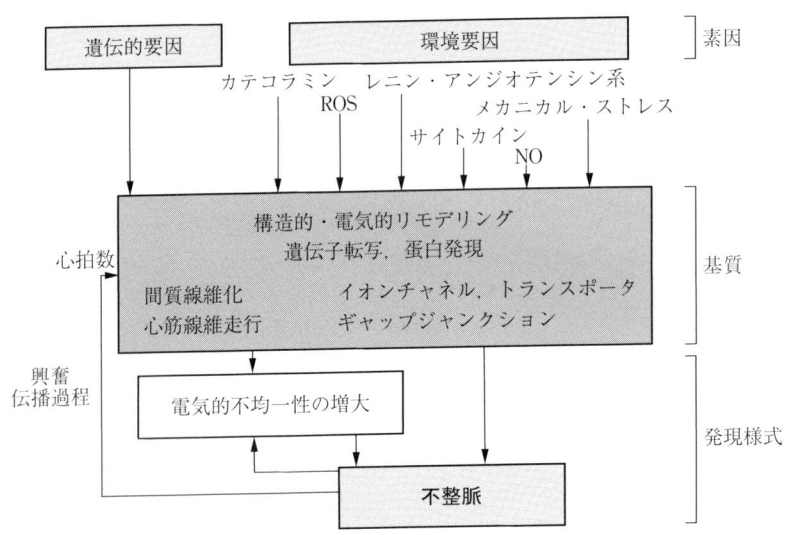

不整脈発生の基質は遺伝的要因（genetic factor）と環境要因（environmental stress）が組み合わさって形成される。基質形成（リモデリング）は心筋細胞のイオンチャネル，ギャップジャンクション，Ca^{2+}ハンドリング蛋白や，細胞外マトリックス蛋白の遺伝子発現調節を介して行われる。さらに，不整脈の発生自体がリモデリングを促進する〔文献1）より改変〕。

図2.1　不整脈発生の決定因子

カニズムだけがとりあげられてきた。しかし，1990年代の中ごろからは，心臓の分子生物学研究が進んで，上流の部分が少しずつ明らかにされ，その重要性が注目されるようになってきた[1)~3)]。心筋**イオンチャネル**の遺伝子異常や，心肥大・心不全などの病態に伴うイオンチャネル発現の変化などが上流のメカニズムに含まれる（**図 2.1**）。本章では，不整脈発生の基本的なメカニズムを，まず下流から出発し，やがて上流へとさかのぼる形で説明を進めることにする。

2.2 心臓のイオンチャネルと活動電位

　不整脈発生のメカニズムを理解するためには，まず心筋のイオンチャネルと活動電位についての基本的な知識を整理しておく必要がある。

2.2.1 イオンチャネル

　イオンチャネルは細胞膜の脂質2重層を貫通する巨大な蛋白である。この蛋白の中央の孔（ポア）をイオンが通過することによって膜電流が生じ，その結果，膜電位が変化する。心筋細胞にはNaチャネル，Caチャネルのように，主として細胞外から細胞内へ向かうイオン電流（内向き電流）を通すチャネルと，Kチャネルのように細胞内から細胞外へ向かうイオン電流（外向き電流）を通すチャネルがある。内向き電流は，プラス側への膜電位変化（脱分極）をもたらし，外向き電流は，マイナス側への膜電位変化（再分極，あるいは過分極）をもたらす。今日では，心筋の主要なイオンチャネルの蛋白1次構造（アミノ酸配列）と，それをコードする遺伝子のほぼ全容がすでに解明されている[4),5)]。

　イオンチャネルが，さまざまな外部刺激（膜電位変化，化学シグナルなど）に反応して，構造変化を起こし，ポアを開閉することをゲート機構と呼ぶ。このプロセスはミリ秒単位できわめて速やかに起きることもあれば，数秒間かかって徐々に起きることもある。ゲート機構によってチャネルが開くことを活性化と呼ぶ。活性化されたチャネルは，他の刺激がくるまで開放状態にとどまることもあるが，刺激が無いにもかかわらず自然に閉じてしまうこともある。これを不活性化と呼ぶ。不活性化されたチャネルは，その過程が取り除かれるまでは，開放刺激が再度加わっても活性化しない。

2.2.2 活 動 電 位

　心筋の活動電位は，多くのイオンチャネル電流とイオン交換機構，そしてイオンポンプの働きが複雑に組み合わさって形成される。**図 2.2**は，心室筋細胞における活動電位とイオンチャネルおよび，それらをコードする遺伝子の関係を示す。心室筋，プルキンエ線維，心

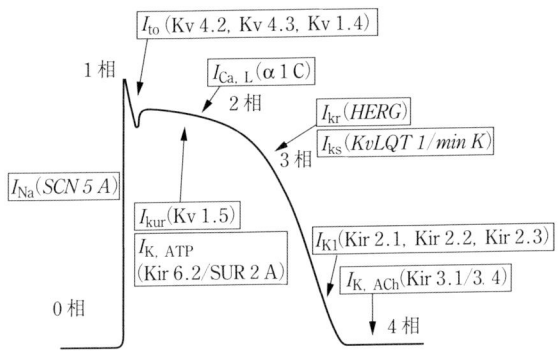

図2.2 心室筋細胞の活動電位とイオンチャネル

房筋のように深い静止電位（-90〜-80 mV）をもつ細胞では，Naチャネルを通る速い内向き電流（I_{Na}）によって活動電位の立ち上がり（0相）が作られる。Naチャネルのポアを構成するサブユニット（α subunit）をコードする遺伝子は*SCN5A*である。0相に続く初期の急速な再分極（1相）は，一過性外向きK電流（I_{to}）による。その後の緩やかな再分極相（2相あるいはプラトー相）では，L型Caチャネルによる内向き電流（$I_{Ca,L}$）と，I_Kと呼ばれる遅延整流Kチャネル電流がバランスのとれた状態となり，$I_{Ca,L}$の不活性化とI_Kの活性化が進むにつれて，徐々に外向き電流が優勢となり，再分極が進行する。

I_Kには，比較的速くチャネルが活性化され，膜電位がプラスに近づくと（脱分極側）速やかに不活性化される$I_{K,rapid}$（I_{Kr}）と呼ばれるチャネル電流と，比較的遅く活性化が進み，脱分極側でも不活性化されない$I_{K,slow}$（I_{Ks}）と呼ばれるチャネル電流がある。I_{Kr}のα subunitをコードする遺伝子が*HERG*（最近では*KCNH1*という名称で呼ばれるようになった）である。I_{Ks}は*KvLQT1*（*KCNQ1*）でコードされるα subunitと，*minK*（*KCNE1*）でコードされる補助サブユニット（β subunit）が組み合わさった構造をしている。心房筋には，I_{Kr}よりも，さらに速く活性化されるI_{Kur}と呼ばれるチャネル電流もある。このほか，I_{Na}の不活性化されない成分（ウインドウ電流）や，Cl電流（I_{Cl}），Na/Ca交換電流（$I_{Na/Ca}$）もプラトー相形成に寄与する[3]。

活動電位プラトー相後半から，再分極はしだいに加速されて静止電位へと向かう（3相）。この3相を形成する主な外向き電流はI_{Kr}（不活性化から解除される）と，内向き整流Kチャネル電流（I_{K1}）である[3]。

洞房結節，プルキンエ線維などの自発興奮機能（自動能）をもつ細胞では，活動電位の再分極が終了した後の電気的拡張期（4相）に，過分極活性化内向き電流（I_f）が発生する。洞房結節では，I_K（I_{Kr}, I_{Ks}）の脱活性化と，I_fの活性化，T型Caチャネル電流（$I_{Ca,T}$）の活性化，内向きの背景電流（I_b），$I_{Na/Ca}$などが複雑にからみあって4相の脱分極（ペースメーカ電位）が形成される[6]（図2.3）。

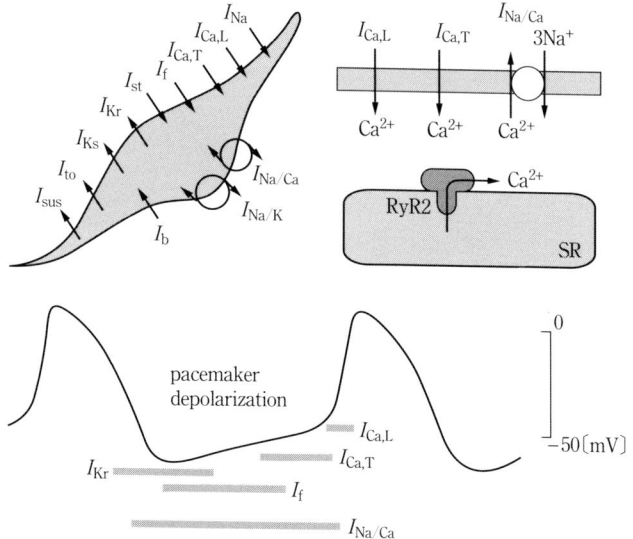

洞房結節細胞では，過分極活性化電流（I_f），T型Caチャネル電流（$I_{Ca,T}$），持続性内向き電流（I_{st}），Na/Ca交換電流（I_{Na}），L型Ca電流（$I_{Ca,L}$），Na電流（I_{Na}），背景電流（I_b）などの内向き電流と，遅延整流K電流（I_{Kr}，I_{Ks}），アセチルコリン感受性K電流（$I_{K,ACh}$），Na/Kポンプ電流（$I_{Na/K}$）などの外向き電流が複雑にからみあい，全体として安定したペースメーカ活動がもたらされる。筋小胞体（SR）から放出されるCaも，細胞膜のNa/Ca交換を介して，ペースメーカ電位の形成に寄与する〔文献6）より改変〕。

図2.3 洞房結節細胞のペースメーカ機構

心筋細胞には，これらのイオン電流に加えて，ATP（アデノシン3リン酸）感受性Kチャネル電流（$I_{K,ATP}$），Na感受性Kチャネル電流（$I_{K,Na}$），アセチルコリン感受性Kチャネル電流（$I_{K,ACh}$）のように，化学物質が信号となるリガンド作動性Kチャネル電流があり，細胞エネルギー代謝の障害によるATPの涸渇や，ムスカリン受容体刺激に反応して活性化される。

2.3 発生機序の下流

不整脈発生のしくみの下流については，基本的には1980年代に確立された電気生理学の概念が今も使われている[7)~9)]。それらは，①興奮発生の異常（自動能の異常とトリガードアクティビティ），②興奮伝導の異常（伝導の途絶とリエントリー），そして，③その両者の組み合わせに大別される。ここでは，頻脈性不整脈の主要な原因となる自動能異常，トリガードアクティビティ，そしてリエントリーについて概説する。

2.3.1 自動能の異常

心筋細胞の自発興奮機能（**自動能**）の異常には，生理的な自動能の異常と病的な自動能がある．

（1）**生理的自動能**　洞房結節，ヒス束-プルキンエ線維などの，本来ペースメーカ機能を持っている刺激伝導系に異常が生じると，洞性頻脈，洞性徐脈，洞停止，心室固有調律亢進などが起こる．洞房結節細胞では，すでに述べたように，I_K の脱活性化と I_f の活性化，$I_{Ca,T}$, $I_{Ca,L}$ の活性化が組み合わさってペースメーカ電位が形成される．交感神経緊張による β 受容体刺激は I_f, $I_{Ca,L}$, I_{Ks} の増大を介して洞房結節自動能を亢進させる．一方，副交感神経（迷走神経）緊張によるムスカリン受容体刺激は，I_f の減少と $I_{K,ACh}$ の増大を介して洞房結節自動能の低下をもたらす．

（2）**異常自動能**　心房，心室の作業筋は，通常ペースメーカ電位や自発興奮を示さない．しかし，これらの細胞でも，さまざまな病態で静止電位が減少した場合は，自発興奮が生じるようになる．これを**脱分極誘発自動能**（depolarization-induced automaticity），あるいは**異常自動能**（abnormal automaticity）と呼ぶ．静止電位の減少は，細胞膜 Na/K ポンプ機能の低下や，I_{K1} の減少などによって起こる．異常自動能のペースメーカ電位形成には，I_K の脱活性化に加えて，I_f, $I_{Ca,T}$ の活性化や $I_{Na/Ca}$ の関与が想定されるが，まだ十分解明されていない部分が多い[8]．

心筋梗塞の急性期に見られる心室固有調律の亢進は，梗塞巣付近の傷害を受けた心筋（おそらくプルキンエ線維）から発生する異常自動能によると考えられている．最近では，発作性心房細動の原因の一つとして，肺静脈が左心房に開口する部分から発生する自発興奮が注目されているが，これも異常自動能の一種である可能性が大きい[8]．

2.3.2 トリガードアクティビティ

トリガードアクティビティ（triggered activity）は活動電位の発生が引き金となって**後電位**（afterpotential）が生じ，それがあるレベル（閾値）に達すると，異常な興奮が発生する現象である．引き金となる afterpotential には**早期後脱分極**（early afterdepolarization, EAD）と**遅延後脱分極**（delayed afterdepolarization, DAD）の二種類がある[8],[9]．

（1）**早期後脱分極**　早期後脱分極（EAD）は，活動電位の再分極の途中からはじまる膜電位の振動であり，活動電位持続時間（APD）が極端に延長すると発生する．K チャネル電流（特に I_K）を抑制する薬物や，I_{Na} の不活性化を遅らせる薬物，あるいは $I_{Ca,L}$ を増やす薬物には EAD を誘発する作用がある．EAD は徐脈時や，細胞外の K 濃度が低い時（低 K 血症）も起こりやすい（**図 2.4**）．

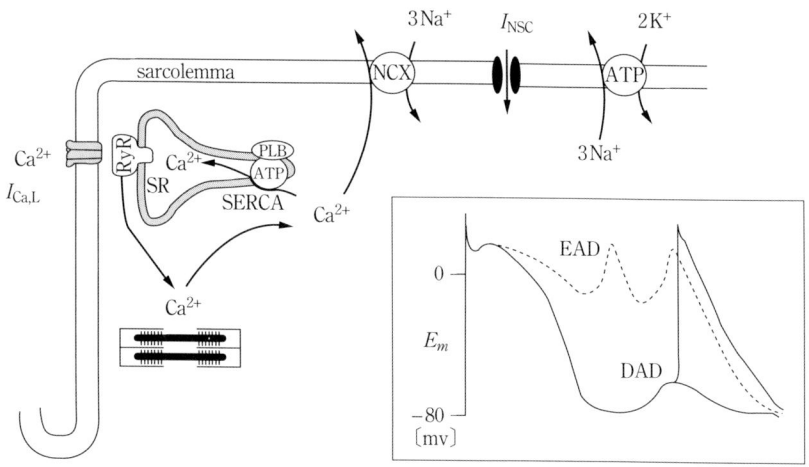

$I_{Ca,L}$：L型Ca電流，NCX：Na/Ca交換機構，I_{NSC}：Ca感受性陽イオンチャネル電流，SR：筋小胞体，RyR：リアノジン受容体，SERCA：筋小胞体Ca-ATPase（Caポンプ），PLB：ホスホランバン〔文献33〕より改変〕。

図2.4 早期後脱分極（EAD），遅延後脱分極（DAD）タイプの膜電位振動とトリガードアクティビティ

（2）遅延後脱分極 遅延後脱分極（DAD）は，活動電位の再分極が終了した後の，電気的拡張期（4相）で起こる膜電位振動であり，一過性後脱分極（transient depolarization）とか，振動性後電位（oscillatory afterpotential）と呼ばれることもある。DADはジギタリス剤やカテコラミン作用下，虚血・再灌流などのように，細胞内Ca過負荷（overload）をきたす状況で発生する。細胞膜Na/Kポンプの阻害や，Caチャネルを通るCa流入の増大によって細胞内Ca濃度が増すと，細胞内のCa貯蔵庫である**筋小胞体（SR）**から周期的なCa放出が起こり，それに対応して細胞膜のイオンコンダクタンスが変化して，一過性内向き電流（I_{TI}）が生じ，DADが発生する。I_{TI}はおもにNa電流からなり，その経路としてはNa/Ca交換機構（NCX）とCa感受性陽イオンチャネル（I_{NSC}）の二つが提唱されている。NCXは静止電位付近ではCaイオン（Ca^{2+}）1個を細胞外へ排出すると同時にNaイオン（Na^+）3個を細胞内へ取り込むため，内向き電流（$I_{Na/Ca}$）が発生する（図2.4）。DADから生じるトリガードアクティビティの活動電位立ち上がり相はI_{Na}または$I_{Ca,L}$に依存している。

2.3.3 リエントリー

心筋細胞はいったん興奮した後は，100~500 msの不応期に入る。このため，心臓の興奮伝導は1心拍周期ごとに完結し，そこで消失する。しかし，特別な条件がそろうと，興奮が1心拍周期の間に消失せずに，再び元の部分に戻ってきて，心臓を再興奮させることがある。この現象を興奮の再侵入（**リエントリー**）と呼ぶ。リエントリーが成立するための条件とし

ては，"一方向ブロック"，"遅い伝導"，"不応期の短縮"などがある。これらの諸条件は心臓の複雑な解剖学的構造や，部位ごとの機能的特性とその変化によって成立する。

（1）**解剖学的リエントリー**　興奮旋回が特定の構造を基盤とするものであり，リエントリー回路が固定されている。この代表は WPW（Wolff-Parkinson-White）症候群である。この場合，心房から房室結節を経て心室に入った興奮が，副伝導路（Kent 束）を通って再び心房に戻ることにより頻拍が成立することが多い（その逆の経路のリエントリー頻拍が起こることもある）。上大静脈と下大静脈の開口部を旋回経路とする心房粗動や，心房と房室結節を結ぶ fast pathway と slow pathway を旋回する房室接合部リエントリー頻拍などもこれに属する。

解剖学的リエントリーでは，頻拍の1心拍周期の間に，経路の一部が不応期を脱した**興奮間隙**（excitable gap）と呼ばれる時期があり，この時期に外から刺激を加えると，それに応じてリエントリーがリセットされ，頻拍のレートが変化する。そして刺激を中断すると，再び元のレートに戻る。この現象を**エントレインメント**（entrainment）と呼ぶ。

（2）**機能的リエントリー**　このタイプのリエントリーは，特定の解剖学的構造を必要としないため，条件がそろえば心臓のどの部分でも発生する。局所の心筋伝導性の低下や不応期の不均一性増大は，心房や心室内での機能的リエントリー発生をうながし，頻拍や細動の原因となる。機能的リエントリーでは1拍ごとにリエントリー経路が変わるため，頻拍のレートは不安定であり，興奮間隙やエントレインメント現象もわかりにくくなる。機能的リエントリーがなぜ起こるのかについては，これまでに三つの考え方が提唱されている。"リーディングサークル説" と，"異方性リエントリー説"，そして "スパイラル興奮説" である。

① リーディングサークル説

リーディングサークル説とは1970年代の中ごろに提唱された考え方である[10]（図2.5（a））。組織の一部に，周囲より不応期の長い部分があると，連結期の短い早期刺激を加えたときに，その領域で一方向ブロックが生じ，興奮の旋回が始まる。この主要な興奮波から多くの小さな興奮波が中心に向かって派生し，それらの衝突による電気緊張効果により，中心部では静止電位が減少して興奮性が失われ，不活性中心（inactive core）が形成される。リーディングサークルでは興奮波の前面（頭部）がその終末（尾部）を最短の経路で追いかける形となる。このためリエントリー経路の長さが不応期と伝導速度の積である**興奮波長**（wave length）とほぼ一致し，経路の中に不応期を脱した部分（excitable gap）がほとんど存在しないことになる。

② 異方性リエントリー

異方性リエントリー（anisotropic roentry）とは1980年ごろに提唱されたメカニズムであ

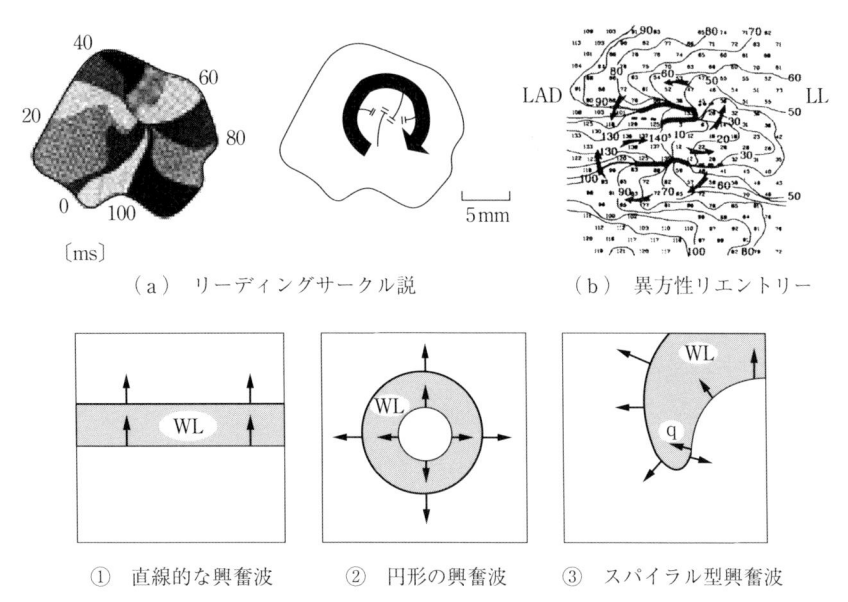

(a) リーディングサークル説
(b) 異方性リエントリー

① 直線的な興奮波　② 円形の興奮波　③ スパイラル型興奮波
(c) スパイラルリエントリー

(a) リーディングサークル説[10]
ウサギ心房筋標本に早期刺激を加えて誘発したリーディングサークルタイプのリエントリー頻拍（標本周囲の数字は興奮到達時間，ms）。時計回りの太い矢印（主たる興奮波）から多くの小さい興奮波が中心に向かっており，そこで衝突して不活性中心（inactive core）を形成している。
(b) 異方性リエントリー[12]
梗塞作成数日後のイヌの心外膜下残存心筋にバースト刺激で誘発した持続性心室頻拍（VT）発生時の興奮伝播過程。マッピング領域の左側は左冠動脈前下行枝（LAD），右側は左室側面（LL），上方は心基部，下方は心尖部（心筋線維はほぼ水平に走行している）。二つのリエントリー回路が8字型のループを描いて形成されている。
(c) スパイラルリエントリー[13]
①は直線的な興奮波（planar wave），②は中心から周辺へと広がる円形の興奮波（circular wave），③はスパイラル型興奮波（spiral wave）を示す。太い実線は興奮前面，灰色部分は興奮波長（wave length, WL）に相当する脱分極領域を示す。spiral waveでは興奮前面と再分極終末が一致する特異点（q）が形成される。

図2.5　機能的リエントリー

る[11]。心臓では，個々の心筋細胞が**ギャップジャンクション**（gap junction）を介して隣り合う細胞と電気的に結合しているが，それには方向性がある。キャップジャクションは細胞長軸端の介在板部分に集中的に分布することが多く，細胞側面には疎らである。加齢が進むと，細胞の束と束の間の結合組織が増えて，短軸方向の連絡はさらに悪くなる。心筋梗塞後の残存心筋や，心筋炎，心筋症に伴う細胞配列の乱れや，線維組織の増加などがあると，さらに複雑な**異方性**（anisotropy）が発生する。このような心筋では興奮伝導の速度や安全性がミクロの心筋構築によって大きな影響を受けることになり，リエントリーが生じやすくなる[12]（図2.5（b））。

③ スパイラルリエントリー

スパイラルリエントリーとは，コンピュータシミュレーションから提唱された概念であり，1990年ごろから膜電位感受性色素を用いた活動電位の光学マッピング実験で，その実態が解析できるようになってきた[13),14)]。スパイラルリエントリーの成立には，興奮波の端が途切れる現象（wave break）と，興奮前面の湾曲（curvature）が伝導に及ぼす影響を考える必要がある（図2.5（c））。心臓の中を進む興奮波が，先行興奮の不応期がまだ残っている領域や，梗塞巣，瘢痕などといった障害物にぶつかると，興奮波の端が途切れて，興奮前面に湾曲ができる。この湾曲は，端に向かうにつれて大きくなる。このため，興奮の下流（未興奮部位）に対する上流（既興奮部位）の比率がしだいに小さくなり，局所電流の刺激効率が減少して，伝導速度が低下する。興奮波の端では，興奮前面が再分極終末とぶつかって，伝導速度が0となる**特異点**が形成される。そして，興奮波は，この特異点を中心として螺旋（スパイラル）を描いて旋回し続けることになる。スパイラル中心の位置は不安定なことが多く，容易に**さまよい運動**（meandering）を起こす。スパイラルが多数に分裂して，全体の統制が完全に失われたように見えることもある。スパイラルリエントリーは興奮前面のダイナミックな特性を基盤としており，リーディングサークルや，異方性リエントリーとは，不応期，伝導性，興奮性の恒常的な不均一を前提としない点で異なっている。しかし，これらの不均一性があれば，スパイラルのきっかけとなる興奮波の断端（wave break）や湾曲が発生しやすくなる。

2.4 発生機序の上流

不整脈発生機序の上流は，イオンチャネルの遺伝子異常と，病態に伴うリモデリングに大別できる。

2.4.1 イオンチャネルの遺伝子異常

（1）**QT延長症候群**　イオンチャネルの遺伝子異常が重大な不整脈をもたらす代表的の疾患は，家族性QT延長症候群（LQTS）である。それらは，常染色体優性遺伝を示すRomano-Ward（RW）症候群と，劣性遺伝を示すJervell-Lange Nielsen（JNL）症候群に分けられる。JNLはRWに比べて発生頻度が低く，聴力障害を伴うことが特徴である（内耳のKチャネル機能障害）。両者とも，心電図ではQT時間が延長し，QRS軸がリボンをひねるように連続的に変化するtorsades de pointes（TdP）タイプの多形性心室頻拍や心室細動による失神発作や突然死を起こす危険性がある。

1990年代の中ごろから，この疾患群の病因が心筋イオンチャネルの遺伝子異常であるこ

2.4 発生機序の上流

表2.1 家族性QT延長症候群（LQTS）の遺伝子異常

Romano-Ward 症候群	染色体	遺伝子	チャネル
LQT 1	11 p 15.5	KCNQ1 (KvLQT1)	I_{Ks}
LQT 2	7 q 35-36	KCNH2 (HERG)	I_{Kr}
LQT 3	3 p 21-24	SCN5A	I_{Na}
LQT 4	4 q 25-27	ANK2 (ankyrin-B)	—
LQT 5	21 q 22	KCNE1 (minK)	I_{Ks}
LQT 6	21 q 22	KCNE2 (MiRP1)	I_{Kr}
Jervell-Lange Nielsen 症候群			
JNL 1	11 p 15.5	KCNQ1 (KvLQT1)	I_{Ks}
JNL 2	21 q 22	KCNE1 (minK)	I_{Ks}

とが次々と明らかにされてきた[15)〜17)]。RW症候群はLQT 1からLQT 6までの6型に，JNL症候群はJNL 1，JNL 2の2型に分類される（**表2.1**）。

LQT 1（*KvLQT1*の遺伝子異常）は，もっとも頻度の高いLQTSである。心筋細胞では，膜6回貫通型の α subunit である *KvLQT1*（*KCNQ1*）と，膜1回貫通型の β subunit である *minK*（*KCNE1*）が会合して，遅延整流型K電流の遅い活性化成分であるI_{Ks}チャネルを構成している。I_{Ks}は，交感神経 β 受容体刺激時に増加し，活動電位の短縮（心電図ではQT短縮）をもたらす。LQT 1ではI_{Ks}チャネルの発現低下や機能異常があって，このような状況下でもK電流が十分増加しないため，心室の再分極が遅れて，その不均一性が増したり，$I_{Ca,L}$が増加して過度の活動電位持続時間（APD）延長から，EADが発生し，TdPタイプの多形性心室頻拍が発生しやすくなる。

LQT 2はI_{Kr}チャネルのα subunitである*HERG*（*KCNH1*）の異常が原因で発症する。このチャネルを特異的に抑制する薬物（抗不整脈薬，抗ヒスタミン薬，あるいは抗生物質の一部）によってもLQT 2に類似した病態が生ずることがある。LQT 2でも，運動や精神的興奮，驚愕が引き金となって，TdPタイプの多形性心室頻拍や失神発作などが起こりやすい傾向がある。HERGチャネルは細胞外K濃度に対する感受性が高いため，LQT 2では低K血症で症状が悪化し，高K血症で軽減する。

LQT 3はNaチャネルのα subunitをコードする遺伝子（*SCN5A*）の異常が原因である。正常のNaチャネルは，活動電位の立ち上がりの部分で速やかに活性化されたあと，ただちに不活性化される。LQT 3のNaチャネルでは，不活性化が不十分なため，活動電位のプラトー相でも内向き電流が流れ続け，APDが延長する。その結果，LQT 1やLQT 2と同様，EADや，心室再分極の不均一性増大が生じ，TdPタイプの多形性心室頻拍が起こりやすくなる。LQT 3では，LQT 1やLQT 2と異なり，徐脈時にQTが延長しやすく，不整脈による失神の発作は夜間の睡眠中や安静時に起こりやすいことが特徴である。

LQT 4，LQT 5，LQT 6の病態については，発生頻度が低く，まだ十分に解明されていないのが現状である。

(2) **特発性心室細動**　特発性心室細動とは，明らかな基礎心疾患を持たず，一見健康と思われる人に突然出現する心室細動である（電解質異常，QT 延長などを伴わない）。Brugada ら[18]は 1992 年に，非発作時の心電図に特徴的な所見（右脚ブロックと，V_1~V_3 の ST 上昇）を認める一群の特発性心室細動症例を報告した。その後，同様な症例が次々に発表され，**Brugada 症候群**と呼ばれるようになった[19),20]。患者は働き盛りの男性に多く，20～30% に突然死の家族歴がある。心室細動発作は夜間睡眠中や食後などの安静時（副交感神経優位の状態）に多く，Na チャネル抑制薬の投与は本症候群の心電図変化を増強させ，心室細動の発生をうながす傾向がある。Brugada 症候群の家系の一部には Na チャネルの α subunit をコードする遺伝子（*SCN5A*）に変異があることが確かめられている[19]。ただし，これらの変異 Na チャネルの機能異常と心電図異常，心室細動発作の因果関係については，まだ十分な説明が行えない部分もあり，Na チャネル以外の遺伝子異常の可能性も否定できない。

(3) **リアノジン受容体遺伝子異常とストレス誘発突然死**　交感神経緊張時に致命的な心室不整脈が発生する症例の一部には，SR の Ca 放出チャネルである**リアノジン受容体**（RyR）の遺伝子異常を伴うものがある[21]。これまでに，二つのカテゴリーが報告されている。一つは**カテコラミン誘発多形性心室頻拍**（catecholaminergic polymorphic ventricular tachycardia, CPVT）または**家族性多形性心室頻拍**（familial polymorphic ventricular tachycardia, FPVT）と呼ばれる疾患であり[22),23]。もう一つは，**不整脈源性右室異形成**（arrhythmogenic

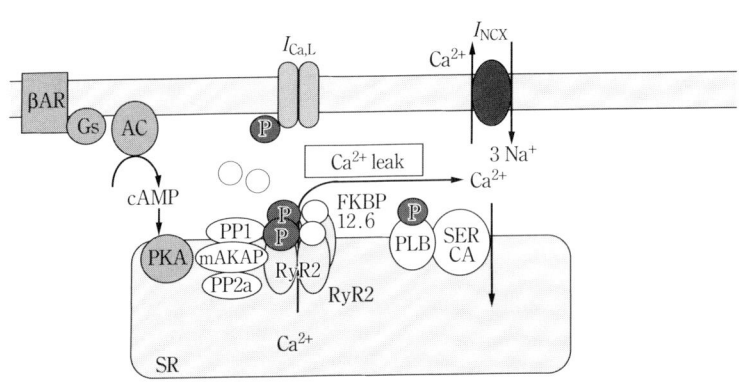

筋小胞体（SR）の Ca 放出チャネルであるリアノジン受容体（RyR）は 4 個のサブユニットからなる巨大分子（細胞膜に存在する Ca チャネルや Na チャネルの約 10 倍の大きさ）であり，このチャネルが開くことで細胞質の Ca^{2+} が静止時の 100 nM 付近から，一気に 1 μM 付近にまで上昇し，心筋細胞の収縮が始まる。RyR は，それぞれのサブユニットにいくつかの異なる分子が結合した高分子複合体として構成されている。おもなものとしては，プロテインキナーゼ A（PKA），二種類の脱リン酸化酵素（PP1, PP2a），FK 506 結合蛋白（心筋では FKBP 12.6）などがある。FKBP は，RyR チャネルの構造を安定化させるとともに，隣接するチャネル群の協調的な開閉（coupled gating）に重要な役割を果たす〔文献 41）より改変〕。

図 2.6　心筋リアノジン受容体（RyR）の分子構成とプロテインキナーゼ A（PKA）によるリン酸化による修飾機構

right ventricular dysplasia) のタイプ2（ARVD2）である[24]。これらの遺伝子異常では，RyRの正常な機能を保つうえで重要な役割を果たす蛋白（FKBP）との結合が阻害されて，SRからのCa漏出が起こりやすいために，DADタイプのトリガードアクティビティによる異常興奮が発生しやすくなっている可能性がある[25]（図2.6）。

2.4.2 リモデリング

不整脈が発生しやすい心疾患では，病変部位の心筋の構造や機能が変化していることが推測される。近年，このような病態下の心筋のイオンチャネル電流を調べたり，イオンチャネル発現の変化を遺伝子レベルや蛋白レベルで確かめる研究が盛んに行われるようになり，心筋リモデリングの概念が確立されてきた[1)〜3)]。これらのリモデリングは，短期的には一種の適応現象であり，全身の循環を維持する役目を果たすものが多い。しかし，長期間続いた場合は，病態の進展を促進するとともに，突然死をもたらすような重大な不整脈の発生基盤を形成するものが少なくない。

（1）　心肥大・心不全　　心臓に圧負荷や容量負荷が加わると，心筋は適応現象として肥大する。心筋が肥大したときの最も一般的な変化は，APDの延長である[26)〜30)]（図2.7）。このAPD延長は，心室各部で不均一に生じるため，不応期の不均一性が増して，リエントリーが発生しやすくなる。過度のAPD延長からEAD，そしてトリガードアクティビティへと発展する可能性もある。

心肥大・心不全に伴うAPD延長のイオンチャネル機序については，これまでに多くの研究が行われている。Kチャネル電流について，最も多く報告されているのは，一過性外向きK電流（I_{to}）の減少である[31),32)]。I_K（I_{Kr}, I_{Ks}）の減少や，I_{K1}の減少も，一部の動物モデル実験や，ヒトの不全心筋で報告されている[30),32)〜34)]。これらのKチャネルの遺伝子発現，蛋白発現の低下を示唆するデータも示されている[32),35)]。

$I_{Ca,L}$については，電流が増えるとする報告もあるが，変わらないとする報告もある[29)]。$I_{Na/Ca}$の増加や，Na/Kポンプの機能低下がAPD延長に寄与する可能性もある[2),29),36)]。成熟した動物の心室筋には通常は存在しないI_fや$I_{Ca,T}$が，肥大心筋に発現することも報告されている[29),37),38)]。

心不全に陥った心筋では，細胞内Ca貯蔵庫であるSRのCa放出チャネル（リアノジン受容体，RyR）の機能異常が生じており，拡張期のCa漏出が細胞膜のイオンコンダクタンスに影響を及ぼして，トリガードアクティビティによる異常興奮を発生させる可能性がある[36)]。そのメカニズムとしては，心不全による持続的な交感神経緊張がプロテインキナーゼA（PKA）を介するRyRの過剰なリン酸化をもたらし，RyRからFKBPが解離することが提唱されている[39)〜42)]（図2.6）。

20   2. なぜ不整脈は起こるのか

(a) ウサギ（高頻度ペーシング誘発心不全）の心筋細胞活動電位[30]

心不全動物（HF）から単離した細胞の活動電位波形をcontrolの波形と比較した。刺激間隔（CL）は333 msと1 000 ms。
下段は種々のCLにおける90％再分極時活動電位持続時間（APD$_{90}$）を比較した。

(b) イヌ（高頻度ペーシング誘発心不全）の心室筋細胞活動電位[28]

(c) ヒト心室筋細胞活動電位[26]

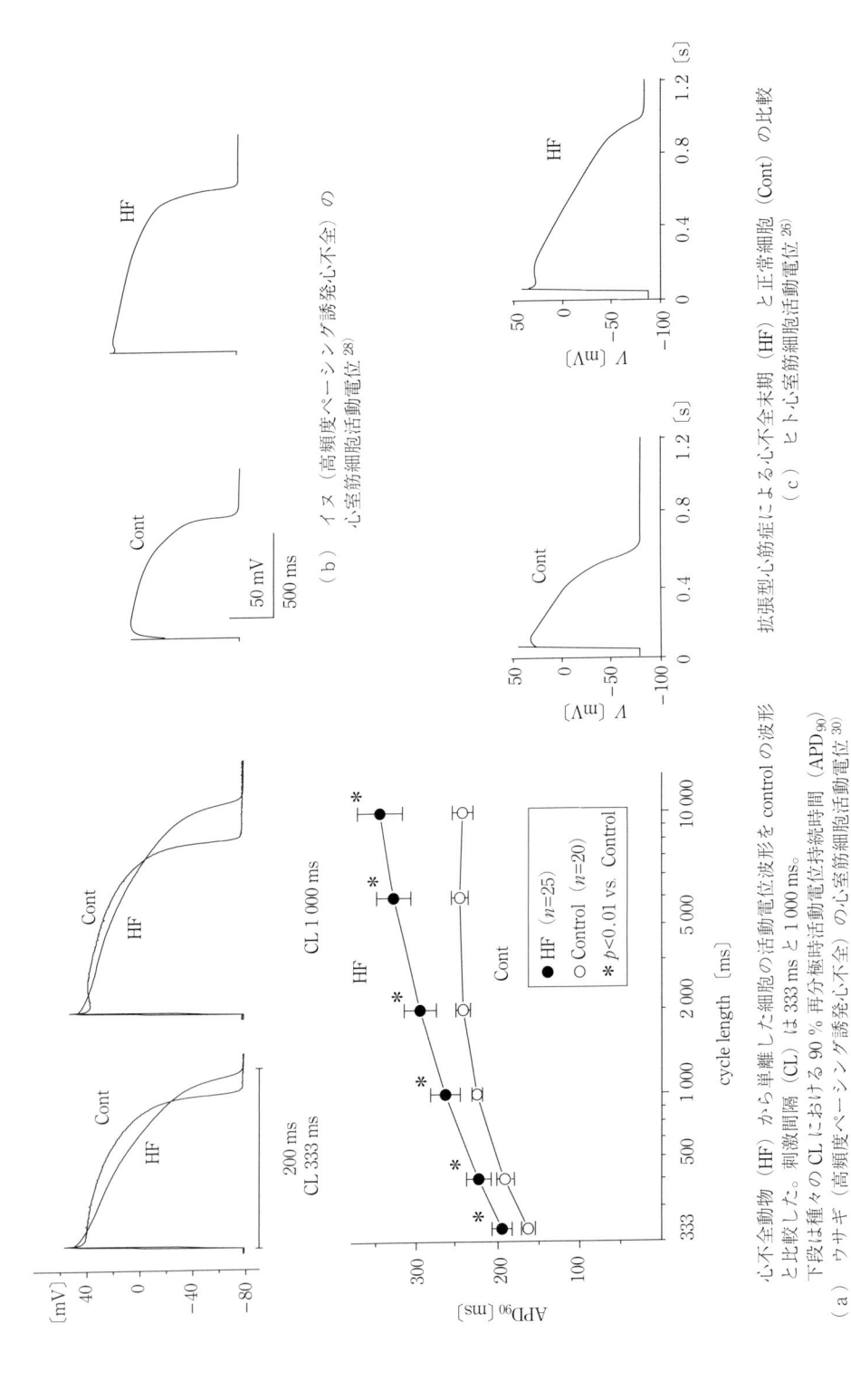

拡張型心筋症による心不全末期（HF）と正常細胞（Cont）の比較

図 2.7 心肥大，心不全に伴う心室筋細胞活動電位波形の変化

2.4 発生機序の上流　21

　心肥大・心不全では，個々の心筋細胞を電気的・代謝的に結合するギャップジャンクションにも変化が起こる．一般に肥大の初期にはギャップジャンクション蛋白の発現が一時的に増加するが，肥大の程度がさらに強くなり，心不全を呈するようになると蛋白発現が低下する[43),44)]．ギャップジャンクションの配列が変化し，細胞長軸端の介在板部分からの解離が起こることも示されている[45),46)]（**図 2.8**）．ギャップジャンクション減少による細胞間結合の低下は，興奮性が低下した心筋では，局所の伝導遅延や伝導途絶の原因となる．これに心筋間質の線維化が加わると，局所の伝導障害はさらに悪化する．細胞間結合の低下によっ

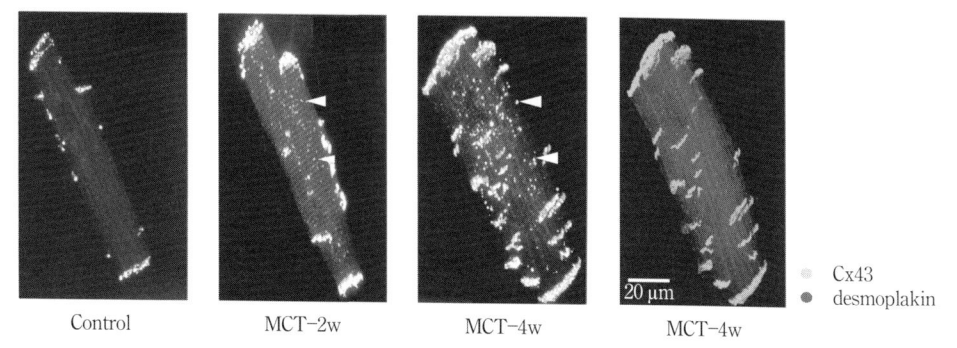

Control　　MCT-2w　　MCT-4w　　MCT-4w

○ Cx43
● desmoplakin

ラット右心室から単離した心筋細胞の Cx43 とデスモプラキン（desmoplakin）の分布を示す．各画像は共焦点顕微鏡の単一断層像（1μm 間隔）を重ね合わせて作成した，細胞の厚み全体を覆う投影画像（projection image）．Control ラットの正常な右室心筋細胞に対して，モノクロタリン（MCT）投与 2 週後（MCT-2w）と 4 週後（MCT-4w）の肥大した心筋細胞では Cx43 ギャップジャンクションの分布が変化している．

図 2.8 心肥大に伴う心室筋ギャップジャンクション分布のリモデリング[45),46)]（口絵 1 参照）

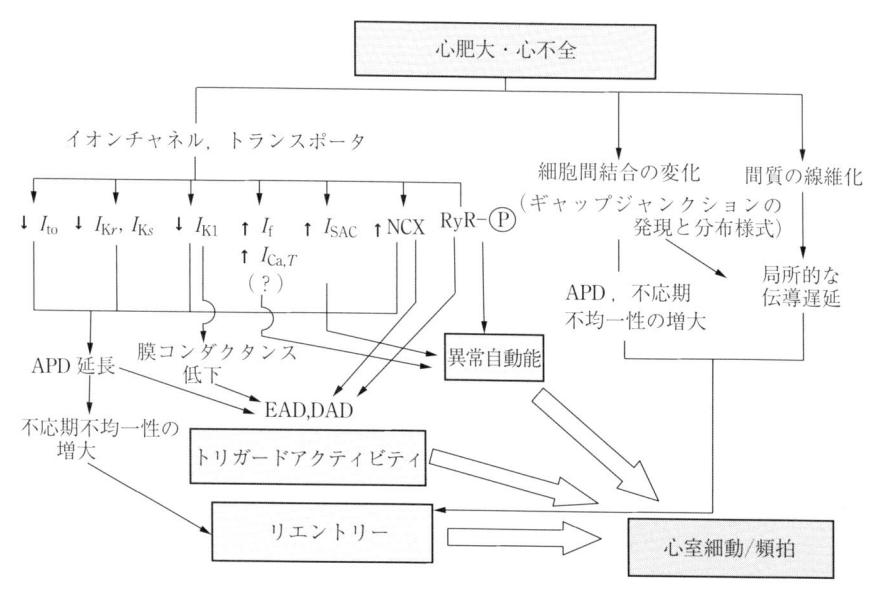

図 2.9 心肥大，心不全に伴う心筋リモデリングと不整脈発生の関係

て組織における活動電位再分極の同期性が損なわれ，不応期の不均一性が増す。これらの変化は，いずれもリエントリーの発生をうながす。

図2.9に心肥大，心不全に伴う心筋リモデリングと不整脈発生の関係をまとめた。

（２）**心房細動** 心房細動 (atrial fibrillation, AF) の多くの場合は，発作性心房細動 (paroxysmal AF) として発症し，徐々にその頻度と持続時間が増して (persistent AF)，しだいに慢性化する (permanent AF)。このような病態の進展には心房筋の再構築（リモデリング）が関与している。ヤギやイヌを用いた動物実験では，心房細動誘発あるいは心房高頻度刺激の持続が心房筋の不応期短縮をもたらし，リエントリーの成立をうながして，細動の発生を一層容易にすることが示されており，"AF begets AF"（心房細動が心房細動を生む）という概念が確立された[47)〜49)]。細動や頻拍による心房興奮頻度が高い状態が数日以上続いた場合に生じるAPD短縮，不応期短縮のメカニズムとしては，$I_{Ca,L}$の減少が重視されている[48)]（**図2.10**）。I_{to}やI_{Na}の減少も観察されている[48)]。これらのイオンチャネル電流の減少は，チャネルを構成するサブユニットのmRNA減少を伴うことから，遺伝子発現の抑制 (down-regulation) に起因すると考えられる。$I_{Ca,L}$減少によるAPD短縮は心房内の場所によって異なり，不応期の空間的不均一性が増大する。このような変化はI_{Na}減少に起因する心房伝導速度の低下とあいまって，興奮波長の減少とその不均一性増大をもたらし，リエントリーが発生しやすくなる[48)]。

ギャップジャンクション蛋白である**コネキシン**（Cx）の発現が変化することも報告され

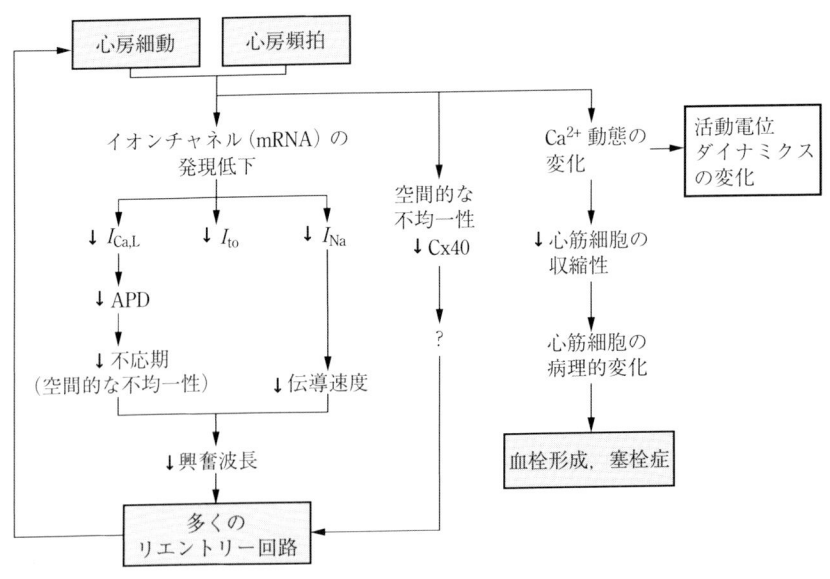

図2.10 心房高頻度興奮の持続による心房リモデリングと心房細動病態の進展
〔文献48) より改変〕

ている。ヤギの高頻度心房刺激モデルでは，Cx40 の不均一な減少が観察されており[50]，ヒトの慢性心房細動でも Cx40 や Cx43 の発現変化を示す報告がある[51],[52]。このようなギャップジャンクションの変化は心房内伝導の不均一性を介してリエントリー発生に寄与する。細胞内 Ca 制御蛋白の変化に関しては，SR の RyR や CaATPase（SERCA）の蛋白発現低下（down-regulation）が報告されている[53]。これらの変化は Ca^{2+} トランジェントの振幅や時間経過を変えることで，1拍ごとの活動電位波形に影響し，心房の電気的な不安定性を増す[48]。高頻度興奮に伴う心房電気特性の変化には，数日から数週間かかって起こるリモデリング（図 2.10）に加えて，ごく短時間（分や時間の単位）に発生するものもある。細胞への Ca 過負荷に伴う L 型 Ca チャネルの不活性化や，I_{Kur} チャネルの発現亢進（up-regulation）による外向き電流の増加が APD 短縮，不応期短縮をもたらすことが示唆されている[54]。

心房の高頻度興奮や圧負荷，容量負荷が数週間以上に渡って続く場合は，心筋細胞電気特性の変化（**電気的リモデリング**）だけでなく，心房の拡張，伸展などに起因する心房筋配列の変化や，心房筋の変性，線維化といった**形態学的リモデリング**が発生し，心房細動の慢性化へとつながる[51]〜[56]。

2.5 お わ り に

不整脈の成因を発生機序の下流（downstream）と上流（upstream）に分けて解説した。不整脈の予防・治療には，従来は主として薬物が用いられてきた。しかし，20世紀の終盤からは，CAST（cardiac arrhythmia suppression trial）[57],[58] をはじめとする一連の大規模臨床試験によって，これまでの薬物治療の限界と問題が浮き彫りにされ，大きな混乱期を迎えている。その一方で，カテーテルアブレーションや植込み型除細動器による非薬物治療が急速に普及してきたが，それらは不整脈患者の生活の質（QOL）や医療経済への大きな負担を考えると現時点では決して理想的な治療とはいえない。

われわれは，「なぜ不整脈は起こるのか？」という原点の疑問に戻って，上流から下流にまでわたって俯瞰的にメカニズムを見直し，予防・治療戦略を新たに立て直す時期にきている。この数年間の基礎研究の流れから判断すると，上流に関しては，① 不整脈発生の原因，誘因となる遺伝的要因を解明し，一人ひとりの患者に最もふさわしい予防・治療を行うこと（**テーラーメード医療**）と，② 不整脈発生基質の形成と進展をもたらす心臓のリモデリングをどのように防止するかが最も大きな課題である。下流については，① 特に病的な部位で発現が亢進したり，活動性が高まる分子を標的にした新しい薬物の開発と，② 頻拍・細動の主要な原因であるスパイラルリエントリーの有効な制御法の開発が重要である。

引用・参考文献

1) Members of the Sicilian Gambit : New approaches to antiarrhythmic therapy : Emerging therapeutic applications of the cell biology of cardiac arrhythmias, Cardiovasc. Res., **52**, pp.345-360 (2001)
2) Nattel, S., Khairy, P. and Schram, G. : Arrhythmogenic ionic remodeling : Adaptive responses with maladaptive consequences, Trends. Cardiovasc. Med., **11**, pp.295-301 (2001)
3) Marban, E. : Cardiac channelopathies, Nature, **415**, pp. 213-218 (2002)
4) Schram, G., Pourrier, M. and Nattel, S. : Differential distribution of cardiac ion channel expression as a basis for regional specialization in electrical function, Circ. Res., **90**, pp.935-950 (2002)
5) Keating, M.T. and Sanguinetti, M.C. : Molecular and cellular mechanisms of cardiac arrhythmias, Cell, **104**, pp.569-580 (2001)
6) Kodama, I., Honjo, H. and Boyett, M.R. : Are we lost in the labyrinth of the sinoatrial node pacemaker mechanism?, J. Cardiovasc. Electrophysiol., **13**, pp.1303-1305 (2002)
7) Hoffman, B.F. and Rosen, M.R. : Cellular mechanisms for cardiac arrhythmias, Circ. Res., **49**, pp.1-15 (1981)
8) Members of the Sicilian Gambit : Antiarrhythmic Therapy. A Pathophysiological Approach, Futura (1994)
9) Wit, A.L. : Triggered activity, In Zipes, D.P. (ed.) : The Slow Inward Current and Cardiac Arrhythmias, Martinus Nijhof (1980)
10) Allessie, M.A., Bonke, F.I. M. and Schopman, F.J. G. : Circus movement in rabbit atrial muscle as a mechanism of tachycardia. III. The leading circle concept : A new model of circus movement in cardiac tissue without the involvement of an anatomical obstacle, Circ. Res., **41**, pp.9-18 (1977)
11) Wit, A.L., Dillon, S.M. and Coromilas, J. : Anisotropic reentry as a cause of ventricular tachyarrhythmias in myocardial infarction, In Zipes, D.P. and Jalife, J. (ed.) : Cardiac Electrophysiology : From Cell to Bedside, 2nd ed., W.B. Saunders, pp.511-526 (1995)
12) Dillon, S.M., Allessie, M.A., and Wit, A.L., et al. : Influences of anisotropic tissue structure on reentrant circuits in the epicardial border zone of subacute canine infarcts, Circ. Res., **63**, pp.182-206 (1988)
13) Pertsov, A.M., Davidenko, J.M. and Jalife, J., et al. : Spiral waves of excitation underlie reentrant activity in isolated cardiac muscle, Circ. Res., **72**, pp.631-650 (1993)
14) Davidenko, J.M. : Spiral waves in the heart. Experimental demonstration of a theory, In Zipes, D.P. and Jalife, J. (ed.) : Cardiac Electrophysiology : From Cell to Bedside, 2nd ed., W.B. Saunders, pp.478-488 (1995)
15) Wang, Q., Chen, Q. and Towbin, J.A., et al. : Molecular genetics of long QT syndrome from genes to patients, Curr. Opin. Cardiol., **12**, pp.310-320 (1997)
16) Schwartz, P.J., Priori, S.G. and Napolitano, C. : The long QT syndrome, In Zipes, D.P. and Jalife, J. (ed.) : Cardiac Electrophysiology : From Cell to Bedside, 3rd ed., W.B. Saunders, pp.597-615 (2000)
17) Mohler, P.J., Schott, J.J. and Bennett, V., et al. : Ankyrin-B mutation causes type 4 long-QT cardiac arrhythmia and sudden cardiac death, Nature, **421**, pp.634-639 (2003)
18) Brugada, P. and Brugada, J. : Right bundle branch block, persistent ST segment elevation and

sudden cardiac death : A distinct clinical and electrocardiographic syndrome., J. Am. Coll. Cardiol., **20**, pp.1391-1396 (1992)
19) Chen,Q., Kirsch, G.E. and Wang, Q., et al. : Genetic basis and molecular mechanism for idiopathic ventricular fibrillation, Nature, **392**, pp.293-296 (1998)
20) Priori, S.G., Napolitano, C. and Nastoli, J., et al. : Natural history of Brugada syndrome : insights for risk stratification and management, Circulation, **105**, pp.1342-1347 (2002)
21) Marks, A.R. : Clinical implications of cardiac ryanodine receptor/calcium release channel mutations linked to sudden cardiac death, Circulation, **106**, pp.8-10 (2002)
22) Priori, S.G., Napolitano, C. and Danieli, G.A., et al. : Mutations in the cardiac ryanodine receptor gene (*hRyR2*) underlie catecholaminergic polymorphic ventricular tachycardia, Circulation, **103**, pp.196-200 (2001)
23) Laitinen, P.J., Brown, K.M. and Kontula, K., et al. : Mutations of the cardiac ryanodine receptor (RyR2) gene in familial polymorphic ventricular tachycardia, Circulation, **103**, pp.485-490 (2001)
24) Tiso, N., Stephan, D.A. and Rampazzo, A., et al. : Identification of mutations in the cardiac ryanodine receptor gene in families affected with arrhythmogenic right ventricular cardiomyopathy type 2 (ARVD2), Hum. Mol. Gen., **10**, pp.189-194 (2001)
25) Jiang,D., Xiao, B. and Chen, S.R., et al. : Enhanced basal activity of a cardiac Ca^{2+} release channel (ryanodine receptor) mutant associated with ventricular tachycardia and sudden death, Circ. Res., **91**, pp.218-225 (2002)
26) Beuckelmann, D.J., Nabauer, M. and Erdmann, E. : Alterations of K^+ currents in isolated human ventricular myocytes from patients with terminal heart failure, Circ. Res., **73**, pp.379-385 (1993)
27) Hart, G. : Cellular electrophysiology in cardiac hypertrophy and failure, Cardiovasc. Res., **28**, pp.933-946 (1994)
28) Kaab, S., Nuss, H.B. and Tomaselli, G.F., et al. : Ionic mechanism of action potential prolongation in ventricular myocytes from dogs with pacing-induced heart failure, Circ. Res., **78**, pp.262-273 (1996)
29) Tomaselli, G.F. and Marban, E. : Electrophysiological remodeling in hypertrophy and heart failure, Cardiovasc. Res., **42**, pp.270-283 (1994)
30) Tsuji, Y., Opthof, T. and Kodama, I., et al. : Pacing-induced heart failure causes a reduction of delayed rectifier potassium currents along with decreases in calcium and transient outward currents in rabbit ventricle, Cardiovasc. Res., **48**, pp.300-309 (2000)
31) Lee, J.K., Kodama, I. and Toyama, J., et al. : Stage-dependent changes in membrane currents in rats with monocrotaline-induced right ventricular hypertrophy, Am. J. Physiol., **272**, pp.H2833-H2842 (1997)
32) Nabauer, M. and Kaab, S. : Potassium channel down-regulation in heart failure, Cardiovasc. Res., **37**, pp.324-334 (1998)
33) Pogwizd, S.M., Schlotthauer, K. and Bers, D.M., et al. : Arrhythmogenesis and contractile dysfunction in heart failure : Roles of sodium-calcium exchange, inward rectifier potassium current, and residual β-adrenergic responsiveness, Circ. Res., **88**, pp.1159-1167 (2001)
34) Tsuji, Y., Opthof, T. and Kodama, I., et al. : Ionic mechanisms of acquired QT prolongation and torsades de pointes in rabbits with chronic complete atrioventricular block, Circulation, **106**, pp.2012-2018 (2002)

35) Lee, J.K., Nishiyama, A. and Toyama, J., et al.: Down-regulation of voltage-gated K$^+$ channels in rat heart with right ventricular hypertrophy, Am. J. Physiol., **277**, pp.H1725–H1731 (1999)

36) Hasenfuss, G. and Pieske, B.: Calcium cycling in congestive heart failure, J. Mol. Cell. Cardiol., **34**, pp.951–969 (2002)

37) Martinez, M.L., Heredia, M.P. and Delgado, C.: Expression of T-type Ca^{2+} channels in ventricular cells from hypertrophied rat hearts, J. Mol. Cell. Cardiol., **31**, pp.1617–1625 (1999)

38) Huang, B., Qin, D. and El-Sherif, N., et al.: Reexpression of T-type Ca^{2+} channel gene and current in post-infarction remodeled rat left ventricle, Cardiovasc. Res., **46**, pp.442–449 (2000)

39) Marks, A.R.: Cardiac intracellular calcium release channels: Role in heart failure, Circ. Res., **87**, pp.8–11 (2000)

40) Scoote, M. and Williams, A.J.: The cardiac ryanodine receptor (calcium release channel): Emerging role in heart failure and arrhythmia pathogenesis, Cardiovasc. Res., **56**, pp.359–372 (2002)

41) Marx, S.O., Reiken, S. and Marks, A.R., et al.: PKA phosphorylation dissociates FKBP12.6 from the calcium release channel (ryanodine receptor): Defective regulation in failing hearts, Cell, **101**, pp.356–376 (2000)

42) Marks, A.R., Reiken, S. and Marx, S.O.: Progression of heart failure: Is protein kinase a hyperphosphorylation of the ryanodine receptor a contributing factor?, Circulation, **105**, pp.272–275 (2002)

43) Jongsma, H.J. and Wilders, R.: Gap junctions in cardiovascular disease, Circ. Res., **86**, pp.1193–1197 (2000)

44) Severs, N.J., Rothery, S. and Halliday, D., et al.: Immunocytochemical analysis of connexin expression in the healthy and diseased cardiovascular system, Micros. Res. Tech., **52**, pp.301–332 (2001)

45) Uzzaman, M., Honjo, H. and Kodama, I., et al.: Remodeling of gap junctional coupling in hypertrophied right ventricles of rats with monocrotaline-induced pulmonary hypertension, Circ. Res., **86**, pp.871–878 (2000)

46) Emdad, L., Uzzaman, M. and Murata, Y., et al.: Gap junction remodeling in hypertrophied left ventricles of aortic-banded rats: Prevention by angiotensin II type 1 receptor blockade, J. Mol. Cell. Cardiol., **33**, pp.219–231 (2001)

47) Wijffels, M.C., Kirchhof, C.J. and Allessie, M.A., et al.: Atrial fibrillation begets atrial fibrillation. A study in awake chronically instrumented goats, Circulation, **92**, pp.1954–1968 (1995)

48) Nattel, S. and Li, D.: Ionic remodeling in the heart: Pathophysiological significance and new therapeutic opportunities for atrial fibrillation, Circ. Res., **87**, pp.440–447 (2000)

49) Yue, L., Feng, J. and Nattel, S., et al.: Ionic remodeling underlying action potential changes in a canine model of atrial fibrillation, Circ. Res., **81**, pp.512–525 (1997)

50) van der Velden, H.M., Ausma, J. and Jongsma, H.J., et al.: Gap junctional remodeling in relation to stabilization of atrial fibrillation in the goat, Cardiovasc. Res., **46**, pp.476–486 (2000)

51) Kostin, S., Klein, G. and Schaper, J., et al.: Structural correlate of atrial fibrillation in human patients, Cardiovasc. Res., **54**, pp.361–379 (2002)

52) Polontchouk, L., Haefliger, J.A. and Dhein, S., et al.: Effects of chronic atrial fibrillation on gap junction distribution in human and rat atria, J. Am. Coll. Cardiol., **38**, pp.883–891 (2001)

53) Ohkusa, T., Ueyama, T. and Matsuzaki, M., et al.: Alterations in cardiac sarcoplasmic reticulum Ca^{2+}

regulatory proteins in the atrial tissue of patients with chronic atrial fibrillation, J. Am. Coll. Cardiol., **34**, pp. 255-263 (1999)

54) Yamashita, T., Murakawa, Y. and Omata, M., et al. : Short-term effects of rapid pacing on mRNA level of voltage-dependent K$^+$ channels in rat atrium : Electrical remodeling in paroxysmal atrial tachycardia, Circulation, **101**, pp. 2007-2014 (2000)

55) Ausma, J., Wijffels, M. and Borgers, M., et al. : Structural changes of atrial myocardium due to sustained atrial fibrillation in the goat, Circulataion, **96**, pp. 3157-3163 (1997)

56) Shi, Y., Ducharme, A. and Tardif, J.C., et al. : Remodeling of atrial dimensions and emptying function in canine models of atrial fibrillation, Cardiovasc. Res., **52**, pp. 217-225 (2001)

57) The Cardiac Arrhythmia Suppression Trial (CAST) Investigators : Preliminary report : Effect of encainide and flecainide on mortality in a randomized trial of arrhythmia suppression after myocardial infarction, N. Engl. J. Med., **321**, pp. 406-412 (1989)

58) The Cardiac Arrhythmia Suppression Trial II Investigators : Effect of the antiarrhythmic agent moricizine on survival after myocardial infarction, The cardiac arrhythmia suppression trial II investigators. N. Engl. J. Med., **327**, pp. 227-233 (1992)

3 不整脈心電現象モデリングによる解析表示とその実験的検討

－ 不整脈による突然死を防ぐ：ここまできた診断と治療 －

柴田仁太郎（東京都保健医療公社　大久保病院）

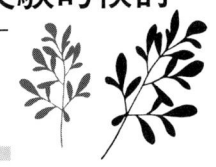

3.1　は じ め に

2002 年 11 月，多くの循環器専門医がアメリカ心臓学会に参加しているとき，国内では高円宮様がスポーツの最中に急死するという，センセーショナルな事件が起こった（**図 3.1**）。スポーツがお得意で，今までに何も大きな病気がなかった宮様が前触れもなく突然に心肺停止状態となった。ただちに大学病院の高度救命救急センターに運ばれたにもかかわらず救命できなかったことは，とても残念な出来事であった。このことが皮肉にも，一般市民の間に心室細動（VF）を深く認知させる結果となった。この事件をきっかけに，日本では**自動体外式除細動器**（AED）の普及，**基本心肺蘇生法**（basic life support，BLS）や**統合心肺蘇生法**（advanced cardiac life support，ACLS）などの実施とともに，VF 予防の研究が精力的に行われるようになった。

心臓突然死（SCD）とは，心血管疾患による不測の急死で，急変してから 1 時間以内に死亡してしまうものと定義されている。SCD の本場ともいえるアメリカでは，年間 30 ～ 40 万

高円宮さま 急逝

カナダ大使と運動中倒れ

47 歳

宮内庁は21日、三笠宮家の三男の高円宮憲仁親王殿下(47)が東京都港区のカナダ大使館内で倒れ、同日午後10時52分、搬送先の新宿区信濃町にある慶応病院で心室細動のため亡くなられた、と発表した。高円宮さまの皇位継承順位は7位だった。(17・39面に関係記事)

宮内庁によると、高円宮さまは同日午後3時ごろから、ロバート・G・ライト駐日カナダ大使(55)と、大使館内で屋内球技のスカッシュをしていた。高円宮さまは、日本スカッシュ協会のコーチからレッスンを受けていた同50分ごろ、突然倒れたという。

119番通報で同58分に救急車が到着、午後4時22分に慶応病院に着いた。心肺機能が停止しており、意識はなかった。病院側は心臓蘇生術を施すとともに、血液循環や呼吸補助などの治療をしたが、回復しなかった。病院には妃の久子さま、お子さまの承子さま、典子さま、絢子さま、実母の三笠宮妃百合子さま、三笠宮家の長男寛仁さまご夫妻らが付き添った。

高円宮さまは天皇陛下のいとこで、78年、学習院大学法学部法学科を卒業後、78－81年にカナダのクイーンズ大学（キングストン）に留学。国際交流基金に嘱託として勤

心室細動　心臓が正常なリズムを失って小刻みに震える重症の不整脈のこと。血液を正常に送り出せなくなり、すぐに救急措置をしないと心停止する。救急医療では体外から電気ショックを与える除細動器で拍動を取り戻す。心臓にかかわる突然死では、心室細動が原因のことが多い。

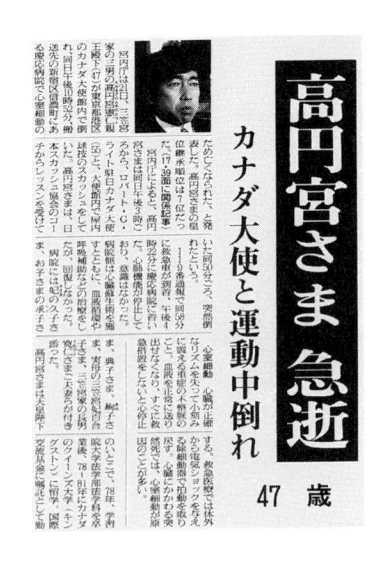

図 3.1
（2002 年 11 月 22 日，朝日新聞朝刊より）

人が心臓病で急死しているが（人口当り年間 0.1 ～ 0.2%），日本でもこれに近い頻度で起こっていると考えられている。VFの唯一の治療法は電気ショックで，VF発生後，数分以内に行わないと死に至る。

　アメリカのラスベガスはギャンブルで有名で，多くの旅行客がこのストレスの多いレジャーを楽しんでいる。ここではお金のトラブルもさることながら，興奮状態がきっかけとなって VF が起こりやすいと考えられている。ある報告では，ラスベガスの数施設で，32か月間に約90例の SCD が目撃され，そのうち，半分の症例は3分以内に心肺蘇生（CPR）が行われ，AED 装着まで 3.5 分，初回電気ショックまで 4.4 分と大変な速さで対応していた[1]。しかし，救急隊の到着までにはなんと 9.8 分もかかっていた。この検討によると，SCD の原因は 35 例が VF で，3 分以内に除細動ができ，74% が救命されたという驚異的な数字であった。このことは，身近に AED があれば，救命の可能性が高いことを意味している（**表 3.1**）。

表 3.1 カジノにおける心停止例の特徴

特　徴	全症例（148例）	目撃された VF 発症例（90例）
年　令〔才〕	64 ± 12	65 ± 11
男性の率〔%〕	80	84
除細動前の CPR 施行率〔%〕	43	54
発症から CPR までの時間〔分〕	不明	2.9 ± 2.8
VF の率〔%〕	71	100
除細動までの時間〔分〕	不明	4.4 ± 2.9
発症から救急隊到着までの時間〔分〕	不明	9.8 ± 4.3
生存退院率〔%〕	38	59

3.2　VF の原因は何が知られているか

　VF の原因は，心臓疾患によるもの，自律神経など心臓外に原因のあるもの，そして原因の明らかでないものに分類される。

3.2.1　器質的心疾患によるもの

　心室頻拍（VT）と VF（以下，VT/VF）を合併する心臓病には，ⓐ虚血性心疾患，ⓑ拡張型心筋症や肥大型心筋症などの心筋症，ⓒ各種心臓病による心不全の末期状態に伴うものがその代表である。

（1）**虚血性心疾患**　　心筋梗塞や狭心症では不整脈の合併が多く，ときに VT/VF を合併する。欧米では SCD の 75 ～ 80% がこの原因によるといわれている。

① 狭心症と VT/VF

狭心症発作時に虚血心筋が病的自動能を発生させ，これが VT/VF になることが実験的に知られているが，広範囲な虚血や心筋梗塞例の非梗塞部位の虚血など，重症な例で起こることが多く，軽い狭心症ではまれである。異型狭心症でも多枝冠れん縮や長時間の冠れん縮でなければ，重症な不整脈は合併しない。

② 心筋梗塞と VT/VF

心筋梗塞は VT/VF のおもな原因だが，発症からの時間により，VT/VF 発生の機序が異なることが知られている。超急性期は異常自動能による VT/VF が起こりやすく，心筋梗塞の多くは，病院へ到着する以前に VT/VF で急死すると考えられている[2]。亜急性期は心筋壊死巣を中心に，いわゆる心臓リモデリングを生じ，梗塞境界部からリエントリー性の VT/VF を生じることが知られている。この時期は自律神経障害を基盤に electrical storm といわれる VT/VF の嵐を生じる症例にも時折遭遇する。慢性期では，心室内の伝導異常が固定するため，リエントリー性の VT/VF が起こりやすい状態となる。

③ 冠動脈疾患における心機能と VT

心筋梗塞後の VT はその 3% に認められ，低心機能例に多い。梗塞部と健常部の境界が起源のことが多く，この部位では，正常な脈のときでも小さないくつものコンポーネントを持った電位が記録される。この周囲に一方向性興奮伝導ブロックと緩徐伝導が生じることにより，興奮の旋回が生じる。VT の心拍数と心機能低下の程度は予後に大きく影響し，停止には，プロカインアミド，アミオダロンなどが有効である[3]。根治療法の第一選択は電気的焼灼術（アブレーション）である。

（2）**心筋症と VT/VF** 欧米では VT/VF の主因は虚血性心疾患であるが，日本では VT/VF の多くは心筋疾患である。

① 拡張型心筋症

拡張型心筋症は VT/VF による SCD を起こしやすい（死亡例の 8～50%）。10 万人に 6 人程度の発症率で年間死亡率は 5～50% と報告間のバラツキが多いが，ACE 阻害薬や β 遮断薬の薬物治療が導入された後は，予後が改善している。1/3 の例は家族歴があり，遺伝子解析も行われている。VT を合併しやすい背景には，① 低 K 血症（利尿剤によることが多い），② 心筋ストレッチによる不応期短縮，③ 細胞内 Ca 過剰，④ カテコラミン過剰，⑤ 心筋変性による心室筋電気生理学特性の不均一化，などが知られている。心不全例は SCD を起こしやすいといわれているが，拡張型心筋症では心不全分類である NYHA の程度が比較的軽い例でも重症例でも，5% 程度に SCD を起こす。左脚ブロックや房室ブロック合併例は死亡率が高く，QRS の幅も生命予後を規定する（図 3.2）。抗不整脈薬は，アミオダロンを除いて予後改善効果は期待できず，近年，両心室ペーシング

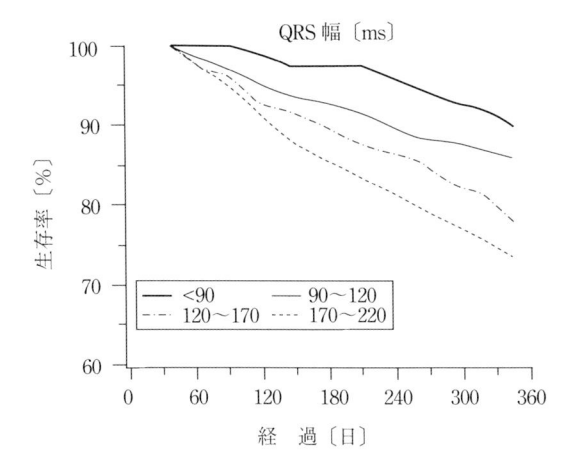

図 3.2 拡張型心筋症における QRS 幅と生命予後

治療の有用性が明らかになってきた[4), 5)]。しかしながら，最も良い SCD 予防法は植込み型除細動器（ICD）の植込みである[6)]。

② 肥大型心筋症

肥大型心筋症は遺伝性の心筋肥大を起こす疾患で，閉塞性でなければ，心肥大自体は SCD の原因となることはなく，VT 合併の有無が予後に大きく影響する[7)]。左心室内に閉塞を合併する症例は SCD の率が高く，左心室内の圧較差を減らす目的でエタノール冠動脈注入や心筋部分切除，心室ペーシングや Na チャネル遮断薬の使用が行われている。これら危険因子の高い例には，ICD が有効である[8), 9)]。

（3）**不整脈源性右室異形成**　不整脈源性右室異形成（ARVD）は，遺伝性の右心室の変性を生じる疾患で，右心不全と VT を合併する。急な VT の発症で緊急入院することによって，発見されることが多い。初期には抗不整脈薬も有用であるが，SCD まで予防できるかは不明である。VT の治療にはアブレーションも有用であるが，進行例は ICD の適応となる。

（4）**そ の 他**　心弁膜症や先天性心疾患などにより心不全を生じている例では，心不全の末期としての VT/VF を認める。また，急性心筋炎や，心筋炎後に VT/VF を合併することも知られている。

3.2.2　心臓不整脈の原因となる疾患のないもの

（1）**Brugada 症候群**　Brugada 症候群は，心電図上 $V_{1～3}$ の ST 上昇を示し，不整脈による失神や SCD を合併するが，心機能上なにも異常の認められないことが特徴である[10)]。20～40 歳代の東洋人男性に多く見られ，右心室流出路の付近 Na チャネル異常が原因と考えられている。ST 上昇には日内，日差変動があることが知られ，Ic 群の抗不整脈薬静注により誘発され，イソプロテレノールの静注により抑制される（**図 3.3**）。ICD が唯一の治療法である。心室遅延電位（LP）異常を合併し，電気生理検査で VF が誘発されることが SCD

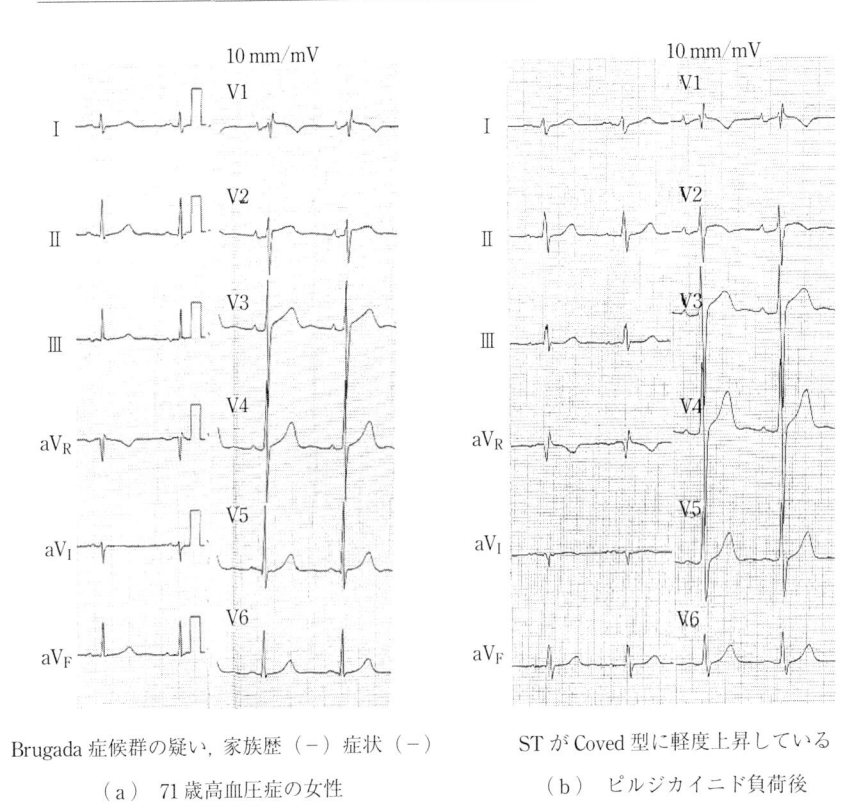

(a) 71歳高血圧症の女性 Brugada症候群の疑い，家族歴（−）症状（−）

(b) ピルジカイニド負荷後 STがCoved型に軽度上昇している

図 3.3 Brugada症候群の疑い例におけるピルジカイニド負荷試験

の危険性の予測につながる。

（2） QT延長症候群　QT延長症候群（LQT）は，遺伝子異常によるイオンチャネル病の一つで，LQT 1〜LQT 5の5種類の異常が知られている。頻度は多くないが，遺伝子異常と不整脈発生を関連づける意味で意義の大きい不整脈といえる。心電図上のST-Tの形態，年令，および家族歴を合わせることにより，LQTのどの群に属するかを推定することができる。LQT 2では精神的なストレスが失神の原因となり，LQT 3では安静時や睡眠中に失神を起こす[11]。LQT 3ではメキシレチンが有効で，運動によりQTは短縮する[12]。しかし，LQT 2ではメキシチレンではQTは正常化せず，運動でもQTは短縮しない。QTcが500 ms以上のLQT 1，LQT 2と男性のLQT 3はSCDが高率で，QTcが500 ms以下の男性のLQT 2とLQT 1はSCD率が低い（**図 3.4**）[13]。

（3） 薬剤性，誘発性 VT/VF　薬剤性，誘発性 VT/VF 喘息治療の際のβ刺激薬，心不全治療の際の強心薬，短時間作用型のCaチャネル遮断薬などは，いずれも心臓交感神経の活性化を介してSCDを起こしやすいことが知られている。アミオダロンやソタロール，ベプリジールなどは，Kチャネル遮断薬作用を介してQTを延長することにより，torsades de pointes（TdP）に引き続いてVFを起こしやすい。Naチャネル遮断薬は，心機能抑制や心室

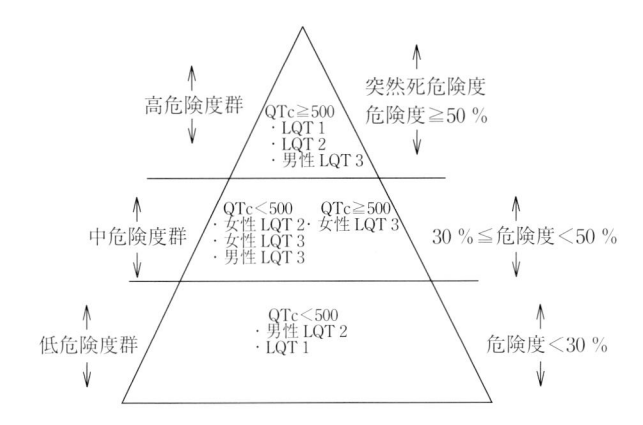

```
         ↑            ↑
  高危険度群    QTc≧500        突然死危険度
              ・LQT 1         危険度≧50 %
              ・LQT 2
              ・男性LQT 3
  ─────────────────────────────
              QTc<500  QTc≧500
  中危険度群   ・女性LQT 2・女性LQT 3   30 %≦危険度<50 %
              ・女性LQT 3
              ・男性LQT 3
  ─────────────────────────────
              QTc<500
  低危険度群   ・男性LQT 2     危険度<30 %
              ・LQT 1
         ↓            ↓
```

図 3.4 QT 延長と突然死リスク

内伝導障害を介して催不整脈作用を起こすことがある．他の薬剤にも，QT 延長作用や心拍数増加作用などを介して不整脈発生を起こす可能性について，気を配る必要がある．

電解質異常によっても SCD がときに生じ，下痢，嘔吐，飢餓などにより，細胞内 Ca や Mg の低下を生じると，QT 延長や心室筋細胞膜の不安定化によって VT/VF を起こすことがある．また，低 K 血症も不整脈を起こしやすく，特に抗不整脈薬や強心薬作用下で VT/VF を起こしやすい．K 保持性の利尿薬であるスピロノラクトンは，K 喪失性の利尿薬であるサイアザイドやループ利尿薬に比べ，心保護作用や不整脈抑制作用に優れていることが知られている．

（4） **自律神経障害と突然死**[14)〜16)]　**自律神経**は，心臓血管系を生理的状況にあわせて変化させる作用を持っている．生体は運動，睡眠，外傷，ストレスなどのそれぞれ状況に応じて適応する能力を持っており，この調節能力が生体を安全に維持するうえでも重要である．例えば，心拍数を増やす必要のある状況は，交感神経刺激または副交感神経抑制によって達成される．SCD はこの生体維持能力の極端な異常と考えられ，生体のさらされている環境へ対応できず，環境系の混沌状態となってしまう．

急性心筋梗塞で**心不全**を合併すると，SCD を起こしやすいが，同じ心不全の程度であっても，自律神経の機能検査の一つである心拍変動の減少を伴う例は，予後が悪い[17)]．Kleiger らは，急性心筋梗塞例の 24 時間心電図から心拍変動を測定したところ，変動の少ない群は変動の多い群に比し，SCD の率が 5.3 倍であった[18)]．この原因として，心臓迷走神経は心臓不整脈を抑える役割があり，VT/VF を起こしにくくしている[19)]．すなわち，交感神経系刺激によって発生した心室性不整脈を，迷走神経興奮により VT/VF に移行しないようにする安全弁の役割を果している[20)]．

交感神経機能の亢進も，SCD を起こしやすいことが知られている．交感神経の影響を受けている心拍変動の低周波成分（LF）と冠動脈疾患の予後についての早野ら

の検討では，起立負荷でLFが増加する例は，SCDを起こしやすいことを示している（図3.5）[21]。ほかにも交感神経とSCDの関連を示す報告として，血漿ノルエピネフリン濃度が高い程心不全の予後が不良であること[22]，^{123}I-MIBGシンチグラフィーの心臓への分布低下と洗い出しの亢進が心不全の予後不良の指標となること[23]，などが挙げられる。

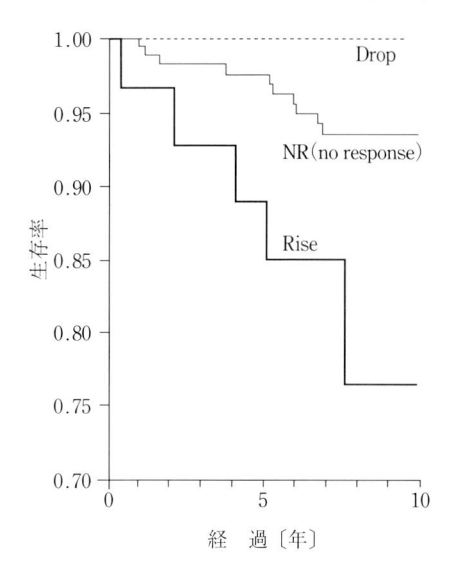

図3.5 head-up tiltに対する低周波成分（LF）の反応で分けた3群の心血管死についてのKaplan-Meier plot

3.3 SCDの予知はどのように行うか

SCDは，発症後数分以内に心電図をとることのみが確定診断法であり，現実的対処として，前もっての予知が重要である。このため，以下に示す手順を基本に，SCDの危険度の高い例を選び出すことが重要である。

3.3.1 病歴の聴取

家族歴は，SCDの原因の検査に重要である[24]。家族内の心電図異常，突然死，失神や心疾患例の有無をまず聞き出し，状況によっては，本人および家族の心電図記録に加え，遺伝子解析を行うことが大切である。既往歴では，特に冠血管疾患が大切といわれているが，日本では，むしろ心不全や失神・めまいの既往の有無が重要である。

3.3.2 一般循環器検査

心電図異常[25]の有無は，特にBrugada症候群やQT延長症候群の検査に重要である。虚血性心疾患や心筋症，心肥大などのスクリーニングとしても，診断のファーストステップである。心エコーは，器質的心疾患のチェックや心不全合併の有無を評価するうえで重要であ

る。特に失神以外に症状のない例や，右心室の異常のみの例，あるいは特発性 VF を確定するうえで役割を果たす。心不全の程度が重症であれば，生命予後は不良であり，心不全の有無および程度の評価をすることにより，SCD の危険因子，心不全への治療効果などが明らかになる。このため心不全のチェック項目として，心エコー，BNP などの採血データ，胸部レントゲン写真などを検査する。

3.3.3 非観血的評価方法

以下の検査法を各疾患群で組み合わせることにより，SCD の予知を高率にする試みが行われているが，予測の感受性は 80 〜 90%，特異度は 50 〜 80% の範囲である。

（1） **ホルター心電図**　　ホルター心電図では，R on T，多源性の心室性不整脈などの重症不整脈や，その際の基礎調律，心拍数，発生時間，ST の変化などをが明らかになる。このため，TdP，心筋虚血の有無，心拍依存性 VT や治療効果の判定などに用いられる。

（2） **心室遅延電位**　　興奮伝導の遅延部位が心室内に存在すると，リエントリーが成立しやすくなる。心筋梗塞の慢性期に発生する VT では，心筋虚血の部位にこの伝導遅延が発生し，これが VT 成立の鍵になっていることが知られている（図 3.6）。この部位は VT を起こさないときでも伝導遅延を生じており，この微小な心室遅延電位（late fractionated potentials, LP）を加算平均心電図で記録することが，SCD の予知の一つとなっている。Breithardt らは，この LP が 40 以上認められる心筋梗塞の死亡率は 11.1% で，コントロールの 3.8% に比し，著しく高いことを報告した[26]。心筋梗塞症例のみならず，Brugada 症候群や失神症例についても，LP 検出は SCD の予知に重要であると考えられている。

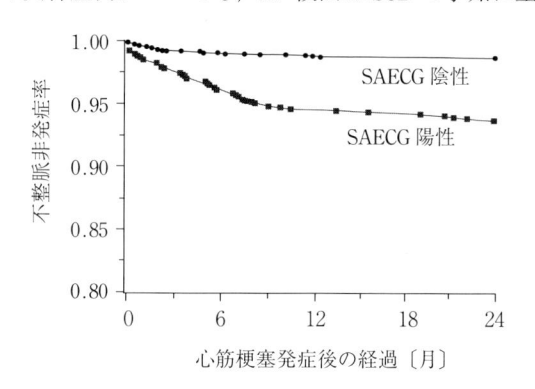

図 3.6　急性心筋梗塞後の微小電位（SAECG）陽性の有無と不整脈発症の比較

（3） **心臓自律神経測定法**　　心拍ゆらぎ（HRV），血圧心拍応答（BRS），および ^{123}I-MIBG 心筋シンチグラフィー検査が知られている。自律神経による生体の心拍維持の様子は，心拍変動により比較的容易にかつ非観血的に測定が可能である。心筋梗塞を発症すると，交感神経緊張状態のため HRV は抑制され，不整脈を発生しやすくなり[27]，その結果死亡率が高まる[28]。この現象は心機能や心室性不整脈の有無とは無関係で，臨床的意義づけもされ

ている[29]）。BRS の有用性は，心筋梗塞既往例[30]や HRV との関連[31]）が知られている。心筋シンチでは，特に洗い出しの異常が交感神経障害に有用で，これら三つの検出法が予後の推定に有用である[32]〜[34]）。

（4）**TWA（T 波交代現象，T wave alternans）**[35]〜[37]）　頻拍になると，病的心筋は細胞内 Ca 代謝が正常に行えず，その結果として，T 波の波形が 1 拍ごとに異なるようになる（T 波交代現象，TWA）。このことを応用して，運動または薬物負荷により心拍数を 110 以上にした際に，マイクロボルトレベルでの TWA の有無を測定することにより，VT や SCD を起こしやすい症例を予測することが行われている。Rosenbaum らは，83 名の SCD を起こす可能性のある心臓発作の患者に TWA を測定し，電気生理検査よりも SCD 予測により有用であることを報告した[38]）。TWA がどのような疾患群において SCD 予測により有用であるか，今後さらに詳しい検討が必要であるが，SCD の危険性の高い例を抽出することができれば，より適切に ICD 植込みや抗不整脈薬投与など，治療の適応を決定できる。

（5）**QT dispersion（QT 間隔のバラツキ）**　標準 12 誘導心電図で得られた QT 間隔の最長と最短の差を意味しており，QT 延長症候群や心筋梗塞例では，QT dispersion が大きくなると SCD を起こしやすい。拡張型心筋症についても症例数は多くないが，同様のことが考えられている。

3.3.4　観血的評価方法

心カテーテル検査法を行うことにより，SCD の原因となる基礎心疾患の有無と程度が明らかになる。すなわち，冠状動脈造影により心筋虚血症の有無の評価を，心室造影や心内圧測定により，心不全の有無とその重症度の評価が行われる。心不全症例であれば心不全の治療効果を評価し，治療が不充分であれば，充分な治療の後に不整脈の誘発性を検討することが大切である。心不全や心筋虚血が SCD の原因と考えられる場合は，心不全の治療や冠動脈疾患の治療をまず行い，充分な治療を行ったうえでつぎのステップへ移る。電気生理学的不整脈誘発検査では心室期外刺激を行い，3 連刺激でも誘発されない場合は，4 連刺激や部位を変えての刺激，イソプロテレノールなどの薬物投与下での刺激などを行う。持続性頻拍性不整脈が誘発された際は，まずリエントリーか自動能かを検討し，リエントリーであればその経路を特定する。血行動態が不安定な VT の場合は，ペーシングによる心電図波形や異常電位の記録部位で推定する。アブレーションの適応と考えられる例にはアブレーションを行い，その後に VT の再発性を評価する。

　非薬物療法が適応でない例や，非薬物療法では治療が不充分な例には，抗不整脈薬を静注した後に再度 VT の誘発検査を行い，その効果を判定する。観血的検査は入院が必要で，患者への身体的負担や合併症の可能性を念頭に入れて，適応と時期を慎重に選ぶ必要がある。

3.4 SCDの治療と対策

3.4.1 電気ショック

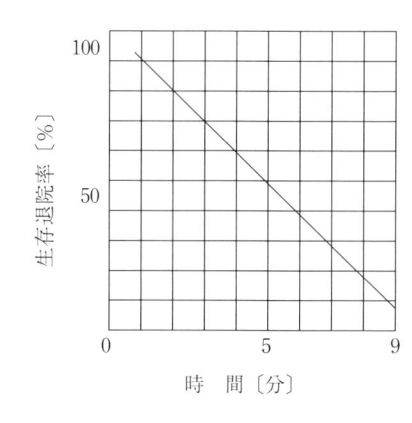

はじめにも述べたが，VFの治療は，可能な限り早く電気的除細動を行うことで，救命措置の開始時間が1分経過するごとに，救命率は10%ずつ下がる。発症後10分を過ぎてしまうと，ほとんど死亡する（**図3.7**）[39),40)]。VFはいつ，どこでも起こり得ることから，だれでも容易に操作できる除細動システムが提唱され，アメリカで市民レベルで救命の輪としてBLSやACLSが構築されている。この25年でSCDの救急医療がどのように変化したか，アメリカ，ワシントン州の12 591名の検討がある[41)]。それによると，VF目撃例の予後は年々改善した。SCDを起こした場所は，1994年からの8年間では自宅が約70%，19%は公共の場所であった。救急隊到着前のCPRは50%の例で，救急隊による除細動は76%に，それぞれ行われていた。

図3.7 心室細動による心停止例の生存退院率と心停止から除細動までの時間の関係

3.4.2 自動体外式除細動器

自動体外式除細動器（automatic external defibrillator，AED）は，胸壁の図示された部位に除細動用のマット（パッド）を貼ることにより，VFの診断，除細動通電，通電が成功したか否か，および再通電をすべて自動で行うことができる装置である（**図3.8**）。アメリカの

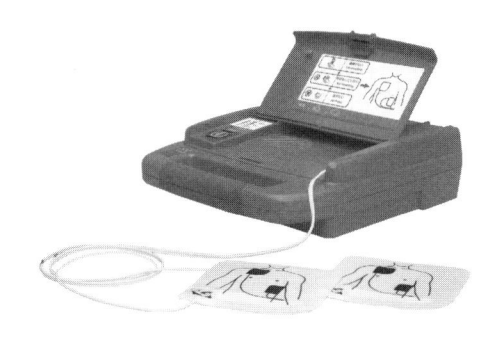

図3.8 AED機器の一例

機内や公共施設ではAEDが備えられており，VFの際はただちに電気除細動が行える。以前は，日本の国内線機内にはAEDがなかったが，冒頭に述べた事件によりSCDに対する認識が変わり，電気治療ができるようになった。しかし，AEDがあっても，使えないと電気ショック治療はできない。機内では訓練された乗務員なら除細動ができるが，かつては救急隊員は医師の指示なしには除細動ができなかった。最近この制限も撤廃され，資格を取れば救急隊員も指示なしに除細動ができるようになった。

最近でも米国では院外の救命率は約5％と低いが，AED導入によりSCD治療効果の改善が期待されている。AEDを救命率向上の手段とみなす根拠は，公共の場に設置すれば一般市民でも，すばやく使うことができることになるからである。実際にシカゴの3か所の空港でAEDを設置した結果，心室細動によるSCD例18人中11人を救命できた[42]。また，Public Access Defibrillation（PAD）Trial（2003年，AHA）によると，院外心停止例に対し，AEDと心肺蘇生術（CPR）の併用が，CPR単独実施時に比べて救命率が2倍になる。PAD試験には，19 762人のボランティア救助者が参加した。対象地区には，ショッピングセンターやレクリエーション施設，娯楽施設，集合住宅などがある。救命され退院したのは，CRPのみを受けた患者の15人に対し，CPRとAEDの併用では29人だった。このことは訓練を受けた一般市民ならAEDを安全かつ有効に使えることを証明しており，将来的に広範囲に利用され得る。

しかし救急隊員によるAEDの使用は，ときにCPRの妨げになるとの報告もある。SCD発症後5分を超過した場合は，除細動器の使用に先立ってCPRを実施すると，転帰が改善している[43]。この背景としてAEDの使用に時間を取られ，胸部圧迫にあてられる時間が削られていた。その結果，自発的な心肺循環の回復のために必要な冠動脈灌流圧が得られなかった可能性がある。究極的には，AEDの改良により中断なしにCPRを行えることが望ましい。

3.4.3 植込み型除細動器

植込み型除細動器[44]（ICD）の発明は，VT/VFの治療を革命的に変え，現在ではSCDの治療第一選択になった。それまでは抗不整脈薬や心臓手術しかなく，その成績も充分とはいえなかった。ICD治療は1980年の開発当初は開胸，開腹が必要で，手術合併症も高頻度であったが，経静脈的な電極固定となった現在では，手技がペースメーカー手術とさほど変わらない程度にまで簡単になった。ICDがSCDの1次予防に使用できるような夢の時代も，もうすぐそこかもしれない。ただ一つの大きな問題は，高価であることである。

SCDの2次予防におけるICDの有用性の検討は，1997年のAVID[45]，2000年のCIDS[46]およびCASH[47]で代表される。これらの報告では，2年生存率が薬物療法では76～79％なのに対し，ICDでは84～88％で，ハザード比が0.7前後を示し，ICDの有用性が明らかになった。

1次予防では1996年のMADIT[48]，1997年のCABG-Patch[49]や2002年のMUSTT[50]などが知られているが，MADITおよびMUSTT報告では，2年生存率はコントロールの約70%に比し，90%と著しく良好な予後を示した（**表3.2**）。

表3.2 ICDによるSCD2次予防の報告の比較異常

	症例数〔件〕	心不全の合併率〔%〕	特発性心室細動例〔%〕	薬物治療の2年後の死亡率〔%〕	ICD後の2年後の死亡率〔%〕	ハザード比
AVID	1 016	58	3	24	16	0.73
CIDS	659	50	3	21	15	0.70
CASH	288	73	10	22	12	0.61

3.4.4 薬物治療

（1） β遮断薬 β遮断薬は，交感神経抑制作用による心室性不整脈発生予防と心不全治療による心不全の改善により，SCDを予防する。β遮断薬は，① β選択性，② 内因性交感神経刺激作用，③ 脳血液関門通過性，④ α作用や膜安定化作用，抗酸化作用などの他の作用の有無などによるPrichet分類がされており，多種の薬剤が臨床上，用いられている。SCD予防作用も当然のことながら，β遮断薬のなかでも種々異なっている。臨床的には狭心症，高血圧，発作性頻拍，喘息の有無，閉塞性動脈硬化症の存在，などにより選択が行われている。

β遮断薬の抗心室細動作用には，① 抗心筋虚血，② 交感神経抑制，③ 抗不整脈作用，④ 低K血症の抑制やCaトランジェントの抑制が考えられている[51]。単純化された検討として，β遮断薬による安静時心拍数の減少が死亡率の減少と良い相関を示す結果が**図3.9**に示されている[52]。

β遮断薬の突然死予防効果は，MERIT HF研究[53]で41%減，CIBIS2[54]で44%減，COPEKNICUS[55]で41%減と，いずれの報告も40%以上のSCD減少という輝かしい結果が示

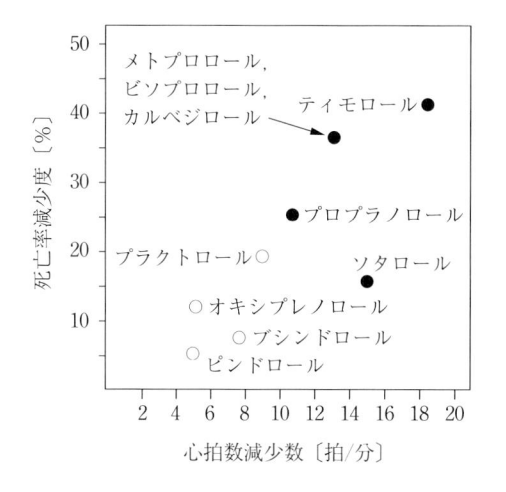

図3.9 β遮断薬の心拍数減少効果と突然死予防効果

されている。

（2） III群抗不整脈薬（Kチャネル遮断薬） 活動電位持続時間を延長させる薬は不応期を延長させ，SCDの原因となる旋回性興奮の停止や予防をすることが考えられている。CAST研究でI群抗不整脈薬（Vaughan-Williams分類）であるNaチャネル遮断薬の有害性が指摘されてから，心不全誘発の少ないIII群抗不整脈薬への期待が高まり，アミオダロンやソタロール，ニフェカラントなどのSCDへの効果が検討された。

アミオダロンの有用性の報告は，1993年に発表されたCASCADE研究でSCDの2次予防として始まった[56]。この報告では，VFからの生還例にアミオダロンを用いたところ，2年後の事故回避率が経験的治療法の69％に比し，82％と著しく良好であった。その後，EMIAT[57]およびCAMIAT[58]研究では，心筋梗塞後の低心機能症例へのSCD予防への有用性が検討された。これらの検討結果では，アミオダロンのSCD予防効果は認められたにもかかわらず，死亡率の改善は得られなかった。2004年3月のアメリカ心臓病学会（ACC）で報告されたSCD-HeFT研究やDINAMT研究結果でも，同様であった。しかしながら，非虚血性心筋症を対象としたGESICA研究[59]では，死亡率が28％減少しており，アミオダロンは非虚血性心筋症のSCD予防には有用と考えられる。しかしながら，アミオダロンはVFの電気ショックによる除細動閾値を上昇させる可能性があり，ICDと併用する際には注意が必要である。

VFに対する緊急処置として，経静脈性アミオダロン使用はアメリカFDAで承認されている[60],[61]。日本では，わが国で開発されたニフェカラントがVFや心不全を伴ったVTに使用されるようになり，その有用性も報告されている[62]。

ソタロールは**Kチャネル遮断作用**（III群抗不整脈薬）とβ遮断薬作用を併せ持っており，SCD予防効果を期待されたが，SWORD研究ではむしろ死亡率が増加した[63]（**図3.10**）。しかしながら，ICD植込み例の除細動ショック回数を減少させ[64]，除細動閾値を低下させた[65]。

これらのIII群抗不整脈薬の使用上最も注意が必要なのは，QT延長によるtorsades de pointes（**TdP**）である。VTやVFの停止や予防には，QT間隔が0.50秒程度に延長する

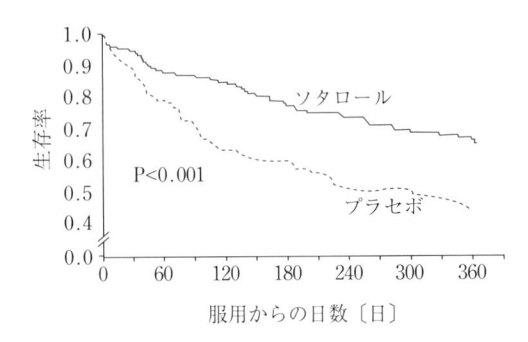

図3.10 ソタロール服用による突然死予防効果

ことが必要であるが，それ以上にならないような厳重な注意を行い，このためには繰り返し心電図でQTを測定することが必須である。

（3）**その他の抗不整脈薬** 他の抗不整脈薬のSCDに対する効果は，Naチャネル遮断薬（Ⅰ群抗不整脈）は心機能を低下させることにより，むしろSCDを増加させると考えられている。Caチャネル遮断薬（Ⅳ群抗不整脈薬）はSCDに対しての作用はなく，① 抗心筋虚血作用による間接的な効果，② ベラパミル感受性VTに対する使用，③ 後脱分極に誘発されると考えられるVT，などの特殊な条件以外では使用されていない。

VFを予防する治療薬はいまだに開発されていない。大規模研究では，アミオダロンやβ遮断薬に，ある程度の効果のあることが知られている。Kチャネル遮断薬も期待されており，日本で開発されたニフェカラントは，心不全に伴うVFに急性効果があると考えられている。VFの本態を突き止め，VF自体の停止，あるいは予防薬が現実に手に入るのはいつになるのだろうか。

このように，薬物療法はSCDの予防に限界がある。SCD対策にはICDやアブレーションなどの非薬物療法をまず選択し，非薬物療法の適応でない例や非薬物療法で不充分な部分を補うのが，現在の薬物療法の位置づけである。その反面，ICDはSCD予防はできても，SCDの原因となる心疾患を改善することはできない。薬物療法の役割は，① ACE阻害薬やβ遮断薬，アミオダロンなどによる心不全の改善，② 抗不整脈薬によるVTの徐拍化やVT頻度の減少，③ VT/VFの急性期の除細動回数の減少などが目的である。VFを起こす基礎心疾患の治療より，病状を改善することによって，結果としてSCDをある程度予防する。

3.4.5 電気治療

心臓ペーシング，**アブレーション**[66)]そして除細動が挙げられる。

心臓ペーシング治療は，① 肥大型閉塞性心筋症における心尖部ペーシング，② 徐脈性不整脈による心停止の予防，③ 両心室ペーシングによる心不全治療，④ Bachmann束ペーシングやオーバードライブペーシングによる心房細動の予防，⑤ より生理的なペーシング（DDD，レートレスポンス，モードスイッチ）および ⑥ 不整脈の停止や予防に試みられている。アブレーションについては，VTのフォーカスや旋回経路や，VFのきっかけとなる不整脈の発生部位の焼灼や，心房粗動やWPW症候群における旋回経路の切断が行われている。除細動は，これまでの記述ですでに取り上げられているため省略する。

3.4.6 その他：心不全の治療および自律神経コントロール

心臓迷走神経機能は，心筋梗塞症例のうちで冠動脈再灌流の不成功例では低下しており，再灌流治療は冠動脈血流再開のみならず，自律神経の障害を少なくしているが[67)]，再灌流

の後の心拍変動の異常が少ないことが，予後改善につながることが知られている[68]。心拍変動を増加させる方法として，運動[69]やリラクゼーション[70]も行われているが，SCD予防を認めた報告はまだ見当たらない。心不全症例では，運動で迷走神経機能が改善し[71]，夜間持続陽圧呼吸で血漿ノルエピネフリン濃度が低下する[72]ことが知られているが，これらも自律神経を介したSCD予防への応用として期待される。

3.5　おわりに：SCDにかかわる他の問題点

内因性の突然死には，心室細動以外に，肺梗塞や解離性大動脈瘤，脳出血，中毒などがある。救急外来におけるSCDの診療上大切な手順は，① 速やかな蘇生，② VFの早期診断と除細動，③ 素早いSCD原因の特定である。①，②については，ACLやBLSマニュアルができているが，SCDの原因の特定のためには，全身状態の把握と対応に加え，全身の血管系の異常のチェックと代謝障害や，薬物使用，脱水，低体温などの全身状態由来の原因を念頭に置く必要がある。

引用・参考文献

1) Valenzuela, T.D., Roe, D.J. and Nichol, G., et al.：Outcomes of rapid defibrillation by security officers after cardiac arrest in casinos, N. Engl. J. Med., **343**, pp.1206-1209（2000）

2) Lowel, H., Dobson, A. and Keil, U., et al.：Coronary heart disease case fatality in for countries. A community study. The acute myocardial infarction register teams of auckland, augsburg, bremen, FINMONICA, newcastle, and perth, Circulation, **88**, pp.2524-2531（1993）

3) Levine, J.H., Massumi, A. and Scheinman, M.M., et al.：Intravenous amiodarone for recurrent sustained hypotensive ventricular tachyarrhythmias. The intravenous amiodarone multicenter study group, J. Am. Coll. Cardiol., **27**, pp.67-75（1996）

4) Gras, D., Mabo, P. and Tang, T., et al.：Multisite pacing as a supplemental treatment of congestive heart failure：Preliminary results of the Medtronic Inc. In Sync study, Pacing Clin. Electrophysiol., **21**, pp.2249-2255（1998）

5) Krahnfeld, O., Vogt, J. and Tenderich, G., et al.：Changes in QRS duration in patients with biventricular pacing system for congestive heart failure treatment and clinical outcome, Pacing Clin. Electrophysiol., **22**, p.733（1999）

6) Zipes, D.P., Wyse, D.G. and Friedman, P.L., et al.：A comparison of antiarrhythmic drug therapy with implantable defibrillators in patients resuscitated from near-fatal ventricular arrhythmias, N. Engl. J. Med., **337**, pp.1576-1583（1997）

7) Nicod, P., Polikar, R. and Peteerson, K.L.：Hypertrophic cardiomyopathy and sudden death, N. Engl. J. Med., **318** pp.1255-1256（1988）

8) Maron, B.J., Shen, W.K. and Link, M.S., et al.：Efficacy of implantable cardioverter-defibrillators for the prevention of sudden death in patients with hypertrophic cardiomyopathy, N. Engl. J. Med., **342**

pp. 365-373 (2000)

9) Spirito, P., Sedman, C.E. and Maron, B.J., et al. : The management of hypertrophic cardiomyopathy, N. Engl. J. Med., **336**, pp. 775-785 (1997)

10) Antzelevitch, C., Brugada, P. and Brugada, I., et al. : Brugada syndrome : 1992-2002. A historial perspective, J. Am. Coll. Cardiol., **41**, pp. 1665-1671 (2003)

11) Schwartz, P.J., Priori, S.G. and Spazzolini, C., et al. : Genotype-phenotype correlation in the long QT syndrome. Gene-specific triggers for life-threatening arrhythmias, Circulation, **103**, pp. 89-95 (2001)

12) Priori, S.G., Napolitano, C. and Cantu, F., et al. : Differential response to Na$^+$ channel blockade, β-adrenergic stimulation, and rapid pacing in a cellular model mimicking the SCN5A and HERG defects present in the long QT syndrome, Circ. Res., **78**, pp. 1009-1015 (1996)

13) Priori, S.G., Schwartz, P.J. and Napolitano, C., et al. : Risk stratification in the long-QT syndrome, N. Engl. J. Med., **348**, pp. 1866-1874 (2003)

14) Schwartz, P.J. and Zipes, D.P. : Autonomic modulation of cardiac arrhythmias. In Zipes, D.P., Jalife, J. (ed.) : Cardiac Electrophysiology : From Cell to Bedside, 3rd ed., W.B. Saunders, pp. 300-314 (2000)

15) Zipes, D.P. and Wellens, H.J. : Sudden cardiac death., Circulation, **98**, pp. 2334-2351 (1998)

16) Senba, E. and Ueyama, T. : Stress-induced expression of immediate early genes in the brain and peripheral organs of the rat, Neurosci. Res., **29**, pp. 183-207 (1997)

17) Schneider, R.A. and Costiloe, J.P. : Relationship of sinus arrhythmia to age and its prognostic significance in ischemic heart disease, Clin. Res., **13**, p. 219 (1965)

18) Kleiger, R.E., Miller, J.P. and Bigger, J.T. Jr, et al. : Decreased heart rate variability and its association with increased mortality after acute myocardial infarction, Am. J. Cardiol., **59**, pp. 256-262 (1987)

19) Schwartz, P.J., Vanoli, E. and Stramba-Badiale, M., et al. : Autoautonomic mechanisms and sudden death : New insights from analysis of baroreceptor reflexes in conscious dogs with and without a myocardial infarction, Circulation, **78**, pp. 969-979 (1988)

20) Billman, G.E. and Hoskins, R.S. : Time-series analysis of heart rate variability during submaximal exercise : Evidence for reduced cardiac vagal tone in animals susceptible to ventricular fibrillation, Circulation, **80**, pp. 146-157 (1989)

21) 早野順一郎：自律神経と心筋梗塞の予後, 循環器疾患と自律神経機能第2版, pp. 139-162, 井上 博編, 医学書院 (2001)

22) Cohn, J.N., Levine, T.B. and Olivari, M.T., et al. : Plasma norepinephrine as a guide to prognosis in patients with chronic congestive heart failure, N. Engl. J. Med., **311**, pp. 819-823 (1984)

23) Simmons, W.W., Freeman, M.R. and Grima, E.A., et al. : Abnormalities of cardiac sympathetic function in pacing-induced heart failure as assessed by [^{123}I] metaiodobenzyguanidine scintigraphy, Circulation, **89**, pp. 2843-2851 (1994)

24) Friedlandar, Y., Siscovick, D.S. and Weinmann, S., et al. : Family history as a risk factor for primary cardiac arrest, Circulation, **97**, pp. 155-160 (1998)

25) Burri, H., Chevalier, P. and Touboul., P. and et al. : Quantitative ECG analysis of survivors of idiopathic ventricular fibrillation, Circulation, **108**, pp. 4-506 (2003)

26) Breithardt, G., Schwarzmaier, J. and Borggrefe, M., et al. : Prognostic significance of late ventricular potentials after acute myocardial infarction, Eur. Heart J. 4 : pp. 487-495 (1983)

27) Lown, B. and Verrier, R.L. : Neural activity and ventricular fibrillation, N. Engl. J. Med., **294**, pp. 1165

-1170（1976）

28) Malik, M., Camm, A.J. and Janse, M.J., et al.：Depressed heart rate variability identifies postinfaction patients who might benefit from prophylactic treatment with amiodarone：A substudy of EMIAT（The european myocardial infarct amiodarone trial）, J. Am. Coll. Cardiol., **35**, pp.1263-1275（2000）

29) Task Force of the European Society of Cardiology and the North American Society of Pacing and Electrophysiology：Heart rate variability - Standards of measurement, physiological interpretation, and clinical use, Circulation, **93**, pp.1043-1065（1996）

30) La Rovere, M.T., Specchia, G. and Schwartz, P.J., et al.：Baroreflex sensitivity, clinical correlates, and cardiovascular mortality among patients with a first myocardial infarction. A prospective study, Circulation, **78**, pp.816-824（1988）

31) La Rovere, M.T., Pinna, G.D. and Hohnloser, S.H., et al.：Baroreflex sensitivity and heart rate variability in the identification of patients at risk for life-threatening arrhythmias：Implications for clinical trials, Circulation, **103**, pp.2072-2077（2001）

32) Huikuri, H.V., Castellanos, A. and Myerburg, R.J.：Sudden death due to cardiac arrhythmias, N. Engl. Med. **345**, pp.1473-1482（2001）

33) Hartikainen, J.E., Malik, M. and Staunton, A., et al.：Distinction between arrhythmic and nonarrhythmic death after acute myocardial infarction based on heart rate variability, signal-averaged electrocardiogram, ventricular arrhythmias and left ventricular ejection fraction, J. Am. Coll. Cardiol., **28**, pp.296-304（1996）

34) La Rovere, M.T., Bigger, J.T. Jr. and Marcus, F.I., et al.：Baroreflex sensitivity and heart-rate variability in prediction of total cardiac mortality after myocardial infarction：ATRAMI（autonomic tone and reflexes after myoardial infarction）investigators, Lanset, **351**, pp.478-484（1998）

35) Rosenbaum, D., Albrecht, P. and Cohen, R.J.：Predicting sudden cardiac death from T wave alternans of the surface electrocardiogram：Promise and pitfalls, J. Cardiovasc. Electrophysiol., **7**, pp.1095-1111（1996）

36) Kingenheben, T., Zabel, M. and D'Agostino, R.B., et al.：Predictive value of T-wave alternans for arrhythmic events in patients with congestive heart failure, Lanset, **356**, pp.651-652（2000）

37) Chow, T., Schloss, E. J. and Kereiakes, D. J., et al.：Microvolt T-wave alternans identifies MADIT Ⅱ type patients at low risk of ventricular tachyarrhythmic events, Circulation, **108**,（Ⅳ）, p.323（2003）

38) Rosenbaum, D.S., Jackson, L.E. and Joseph, B.S., et al.：Electrical alternans and vulnerability to ventricular arrhythmias, N. Engl. J. Med., **330**, pp.235-241（1994）

39) Capucci, A., Aschieri, D. and Arvedi, M., et al. CPR by first responders do not influences survival from out-of-hospital sudden cardiac arrest when a defibrillator is promptly available, Circulation, **108**, pp.4-320（2003）

40) Berg, M.D., Valenzuela, T.D. and Berg, R.A., et al.：Post-countershock chest compression delays with automated external defibrillator usage, Circulation, **108**, pp.4-582（2003）

41) Rea, T.D., Eisenberg, M.S. and Hearne, T., et al.：Temporal trends in sudden cardiac arrest, Circulation, **107**, p.2780（2003）

42) Caffrey, S.L., Willoughby, P.J. and Pepe, P.E., et al.：Public use of automated external defibrillators, N. Engl. J. Med., **347**, pp.1242-1247（2002）

43) Wik, L., Hansen, T.B. and Fylling, F., et al.：Delaying defibrillation to give basic cardiopulmonary

resuscitation to patients with out-of-hospital ventricular fibrillation: A randomized trial, JAMA, **289**, pp.1389-1395 (2003)

44) A cmparison of antiarrhythmic-drug therapy with implantable defibrillators in patients resuscitated from near-fatal ventricular arrhythmias. The Antiarrhythmics versus imolantable defibrillators (AVID) investigators, N. Engl. J. Med., **337,** pp.1576-1583 (1997)

45) The Antiarrhythmics versus Implantable Defibrillators (AVID) Investigatirs: A comparison of antiarrhythmic-drug therapy with implantable defibrillators in patients resuscitated from near-fatal ventricular arrhythmias, N. Engl. J. Med., **337**, pp.1576-1583 (1997)

46) Connolly, S., Gent, M. and Roberts, R., et al.: Canadian implantable defibrillator study (CIDS): A randomized trial of the implantable cardioverter defibrillator against amiodarone, Circulation, **101**, pp.1297-1302 (2000)

47) Kuck, K.H. Cappato, R. and Siebels, J. et al.: Rondomized comparison of antiarrhythmic drug therapy with implantable defibrillators in patients resuscitated from cardiac arrest. The cardiac arrest study hamburg (CASH), Circulation, **102**, pp.748-754 (2000)

48) Moss, A.J., Hall, W.J. and Cannom, D.S., et al.: Improved survival with an implantable defibrillators in patients with disease at high risk for ventricular arrhythmia. Multicenter automatic defibrillator implantation trial investigators, N. Engl. J. Med., **335**, pp.1933-1940 (1996)

49) Bigger, J.: The coronary artery bypass graft (CABG) patch trial investigators: Prophylactic use of implanted cardiac defibrillators in patients at high risk for ventricular arrhythmias after coronary artery bypass graft surgery, N. Engl. J Med., **337**, pp.1569-1575 (1997)

50) Ellison, K.E., Hafley, G.E. and Hickey, K., et al.: Effect of beta-blocking therapy on outcome in the multicenter unsustained tachycardia trial (MUSTT), Circulation, **106**, pp.2694-2699 (2002)

51) Reiter, M.J.: Antiarrhythmic impact of anti-ischemic, antifailure and other cardiovascular strategies, Cardiac Electrophysiol. Rev. 6, pp.194-205 (2000)

52) Kjekshus: Importance of heart rate in determining β-blocker efficacy in acute and long-term acute myocardial interventional trials, Am. J. Cardiol. **57**, pp.43F-49F (1985)

53) MERIT-HEFT Study Group: Effect of metoprolol CR/XL in chronic heart failure: Metoprolol CR/XL randomized intervention trial in congestive heart failure (MERIT-HF), Lancet, **353**, pp.2001-2007 (1999)

54) CIBIS2 Investigators and Committees: The cardiac insufficiency bisoprolo study 2 CIBIS2, Lancet, **353**, pp.9-13 (1999)

55) Packer, M., Corts and A.J., Fowler M.B., et al.: The carvediol, prospective randomized cumulative survival study group, N. Engl. J. Med., **344**, pp.1651-1658 (2001)

56) The CASCADE Investigators: Randomized antiarrhythmic drug therapy in survivors of cardiac arrest (the CASCADE study), Am. J. Cardiol., **72**, pp.280-287 (1993)

57) Julian, D.G., Camm, A.J. and Frangin, G., et al.: Randomized trial of effect of amiodarone on mortality in patients with left-ventricular dysfunction after recent myocardial infarction: EMAT. European myocardial infarction amiodarone trial investigators, Lancet, **349**, pp.667-674 (1997)

58) Cairns, J.A., Connolly S.J. and Roberts, R., et al.: Randomized trial of outcome after myocardial infarction in patients with frequent or repetitive ventricular premature depolarisations: CAMIAT. Canadian amiodarone myocardial infarction arrhythmia trial investigators, Lancet, **349**, pp.675-682

（1997）

59) Doval, H.C., Nul, D.R. and Grancelli, H.O., et al.：Randomized trial of low dose amiodarone in severe congestive heart failure, Lancet, **344**, pp.493-498（1994）

60) Goldschlager, N., Epstein, A.E. and Naccarelli, G., et al.：Practical guidelines for clinicians who treat with amiodarone, Arch. Intern. Med., **160**, pp.1741-1748（2000）

61) Dorian, P., Cass, D. and Schwartz, B., et al.：Amiodarone as compared with lidocaine for shock－resistant ventricular fibrillation, N. Engl. J. Med., **346**, pp.884-890（2001）

62) 網野真理，吉岡公一郎，岩田　理ほか：リドカイン抵抗性を示した難治性頻拍性心室不整脈に対するニフェカラントの有効性：院外心肺停止例における検討，J. Cardiol. **41**, 3 pp.127-134（2003）

63) Waldo, A.L., Camm, A.J. and de Ruyter, H., et al.：Effect of d-sotarol on mortality in patient with left ventricular dysfunction after recent and remote myocardial infarction. The SWORD investigators, Lancet, **348**, pp.7-12（1996）

64) Pacifico, A., Hohnloser, S.H. and Williams, J.H., et al.：Prevention of implantable-defibrillator shocks by treatment with sotalol, N. Engl. J. Med., **340**, pp.1855-1862（1999）

65) Drian, P., Newman, D. and Sheahan, R. et al.：d-Sotalol decreases defibrillation energy requirements in humans：A novel indication for drug therapy, J. Cardiovasc. Electrophysiol., **7**, pp.952-961（1996）

66) Morady, F.：Radio-frequency ablation as treatment for cardiac arrhythmias, N. Engl. J. Med., **340**, pp.532-544（1999）

67) Hermosillo, A.G., Dorado, M. and Casanova, J.M., et al.：Influence of infarct-related artery patency on the indexes of parasympathetic activity and prevalence of late potentials in survivors of acute myocardial infarction, J. Am. Coll. Cardiol., **22**, pp.695-706（1993）

68) Zuanetti, G., Neilson, J.M.M. and Latini, R., et al.：Prognostic significance of heart rate variability inpost-myocardial infarction patients in the fibrinolytic era - The GISSI2 results, Circulation, **94**, pp.432-436（1996）

69) Hull, S.S. Jr, Vanoli, E. and Adamson, P.B., et al.：Exercise training confer anticipatory protection from sudden death during acute myocardial ischemia, Circulation, **89**, pp.548-552（1994）

70) Sakakibara, M., Takeuchi, S. and Hayano, J.：Effect of relaxation training on cardiac parasympathetic tone, Psychophysiology, **31**, pp.223-228（1994）

71) Corts, A.J.S., Adamopoulos, S. and Radaelli, A., et al.：Controlled trial of physiocal training in chronic heart failure：Exercise performance, hemodynamics, ventilation, and autonomic function, Circulation, **85**, pp.2119-2131（1992）

72) Naughton, M.T., Lui, P.P. and Benerd, D.C., et al.：Treatment of congestive heart failure and Cheyne-Stokes respiration during sleep by continuous positive airway pressure, Am. J. Resp. Crit. Care Med., **151**, pp.92-97（1995）

Ⅱ編　心筋活動電位の工学的計測

4. 心臓興奮膜電位計測
　　－高輝度発光ダイオードを用いる心臓興奮
　　　　　　　　　　　　光マッピング計測－

5. 仮想電極分極現象の計測と解析
　　－高空間・時間分解能光学マッピングシステムの応用－

6. 高速度ビデオカメラで不整脈をみる
　　－スパイラルリエントリーのダイナミクスと
　　　　　　　　　　　　抗不整脈薬の効果－

4 心臓興奮膜電位計測
―高輝度発光ダイオードを用いる心臓興奮光マッピング計測―

佐久間一郎（東京大学）

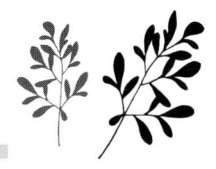

4.1 はじめに

　光学的膜電位測定法は，膜電位感受性色素により染色した細胞の膜電位変化に起因する色素の吸収あるいは蛍光スペクトルの変化を測定することにより，間接的に細胞膜電位を観測する手法であり，直流通電中でもアーティファクトなしに計測が可能である。また画像計測への応用も可能であり，スパイラルリエントリーなどの複雑な心臓興奮伝播パターンを動画像として計測可能で，現在不整脈研究における重要な実験技術となっている。

　本章では，心筋細胞膜電位計測の原理とその計測システムについて解説する。

4.2 光学的膜電位計測法の原理

4.2.1 膜電位感受性色素を用いる膜電位計測

　神経や心筋の組織を特殊な色素で染色し，励起光を照射すると蛍光強度が変化することは1970年代に報告されており，興奮伝播の様子を調べる実験に用いられてきた．その後，色素や励起光照射，蛍光シグナル計測技術の改良が進められ，1990年代には灌流心に発生させた心室頻拍中のスパイラルリエントリーがビデオ画像としても表示可能になった．

　光学的計測には細胞の放射光や透過光を計測する内因性の計測法もあるが，より強い信号を得るために薬や色素を組織に投与し，外因性蛍光を観測する方法が主となっている．

　膜電位感受性色素は，細胞膜電位変化に対してミリ秒単位の応答速度をもつ fast dye と，細胞のホルモンに対する応答や，エネルギー代謝に伴う膜電位変化などの比較的遅い電位変化測定に適している slow dye に分類される。fast dye では電界存性の分子内の色素基の移動が，その光特性変化の原因となっており，100 mV の膜電位変化に対し蛍光が 2～10 % 変化する。amino styryl pyridinium 発色基が，このような適した特性を有する官能基として知られている。一方，slow dye は，細胞外媒質と細胞質あるいは膜内の間の色素分配による変化を信号変換機構としていると考えられる。cyanine, oxonol, rhodamine がその代表例であ

るが，一般的に細胞膜や細胞器官膜に結合したときに蛍光強度が大きくなる．したがって slow dye は電荷を有しており，膜電位変化により引力を受ける．

膜電位感受性色素は，細胞膜との相互作用が不可欠であるため，疎水性を有する必要があるが，過度に長鎖のアルキル基を有すると可溶性が悪くなり，実験技術的にその取扱いに注意しなければならない．

心筋細胞膜活動電位計測に広く使用されている膜電位感受性色素は ANEP (amino napthyl ethenyl pyridium) の複合体である di-4-ANEPPS (molecular probe) で，styryl 系の fast response dye 色素である．化学式は $C_{24}H_{36}N_2O_3S$ で表される．di-4-ANEPPS の構造式を図 4.1 に示す[1]．

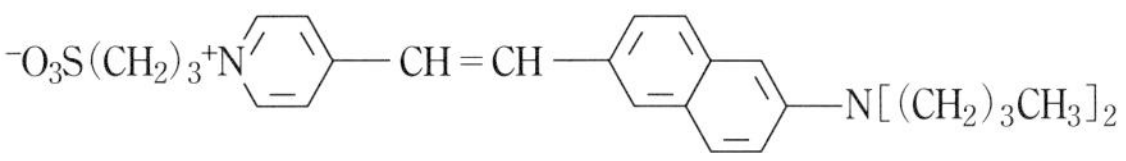

$$^-O_3S(CH_2)_3{}^+N \diagup\!\!\diagdown - CH=CH - \diagup\!\!\diagdown\!\!\diagup\!\!\diagdown - N[(CH_2)_3CH_3]_2$$

図 4.1 di-4-ANEPPS 構造式

di-4-ANEPPS はおよそ 100 mV の膜電位変化で 10 % 蛍光強度が変化し，種々の細胞や組織標本の実験に用いられる色素である．styryl 系色素は，溶液の環境が放出する蛍光スペクトルの特性に強く作用する．メタノール溶液中では吸収波長および蛍光波長は，それぞれ 498 nm，713 nm となっている．また di-4-ANEPPS が神経細胞と結合したときの蛍光励起波長および放出波長は，それぞれ 475 nm，617 nm となっている．

膜電位に伴う蛍光強度の変化については，Loew によって提唱された electro chromanism effect（色素発色団における電荷移動）の仮説があり，styryl 形色素で多くの実験がなされている．膜に色素が吸着している状態で，膜を挟んで電場がない場合，励起光 $h\nu_a$ によって発色団の荷電状態に変化が起こり，放射光 $h\nu_t$ によって遷移の状態は可逆的に変化する．膜電位のある状態では，膜電位による電場は膜電位 100 mV，膜の厚さ 2 nm として，5×10^5 V/cm にも達する．この電場が遷移を阻止するように働くため，電荷が移動するためには余分な励起光のエネルギーと放射光のエネルギーが必要となるが，このエネルギーを蛍光測定で信号として観測することとなる．このような electrochromic effect による光学的効果は 0.1 μs 以下の時間内に起こるとされている．

そのほかにアルキル基の長さを短くし，水溶性を向上させた di-2-ANEPPS がある．厚い組織試料に使用する場合は，水溶性を高くした色素を使用し，組織深部に色素溶液を浸透させなければならないので，このような場合に有効とされている．しかしながら水溶性が高いため，膜からの色素の washout が起こりやすい．一方，アルキル基の長さを長くした di-8-ANEPPS がある．これは疎水性が大きくなり，washout が抑制され安定性が向上している．

4.2.2 励起光源

励起光源としては，膜電位感受性色素 di-4-ANNEPS の最大吸収波長が 498 nm であることから，アルゴンレーザ，バンドパスフィルタとタングステンハロゲンランプ，キセノンランプなどが使用される。励起光源には，固体素子である発光ダイオード（LED）を使用することも可能である。発光ダイオードの個体光源は小型であり，効率が良く発熱も小さいことから，標本に接近して設置し，その出力強度を電子的に安定化することも可能である。

4.2.3 光センサ

活動電位に対応する光信号を計測するセンサとして，これまで報告されているものを大別すると，以下の5方式に分類される。

（1） 光ファイバなどにより励起光を伝送し，組織からの蛍光を同じく光ファイバを用いて集光する方式[2)～5)]

（2） レーザビームを走査して，組織上の特定の1点に励起光であるレーザビームを収束し，そこからの蛍光放射の空間伝播光を遠方においた光電子増倍管などの光センサで検出し，得られる時系列信号を再構成することにより多点での蛍光信号の時間変化を得る方式[6)～8)]

（3） 16×16＝256 個とフォトダイオードアレイにより画像計測する方法[9)～17)]

（4） 蛍光画像を 128×128 画素，256×256 画素といった解像度の高い CCD イメージセンサなどでとらえる方法[18)～20)]

（5） 高速度ディジタルビデオカメラ（以下，**高速度ビデオカメラ**）を使用する方式

（1）は原理的に1点計測であり，われわれが開発した光ファイバプローブ方式もこの範疇に入る。（2）は走査をすることから，測定点数を増加するためには1点当りの測定時間間隔が大きくなり，場所ごとの染色状況や照明状況の差などにより，S/N 比が悪くなる傾向のある欠点を有している。（3）は周波数帯域，S/N ともに優れた信号を多点で得ることが可能であるが，その空間分解能には限界がある。（4）は空間分解能が高いが，通常の TV 方式を使用した場合は，その測定時間間隔が 1/30 秒（33.3 ms）程度である。従来報告されている高速の測定システムでも，128×128 画素の CCD による 480 fps が最も高速なものであるが，その時間分解能を改善したものが（5）の方式である。

4.3 光ファイバを用いた1点での膜電位計測法

4.3.1 システムの構成

Di-4-ANEPPS で染色した心臓に，蛍光励起波長 500 nm の光を照射すると，色素よりそ

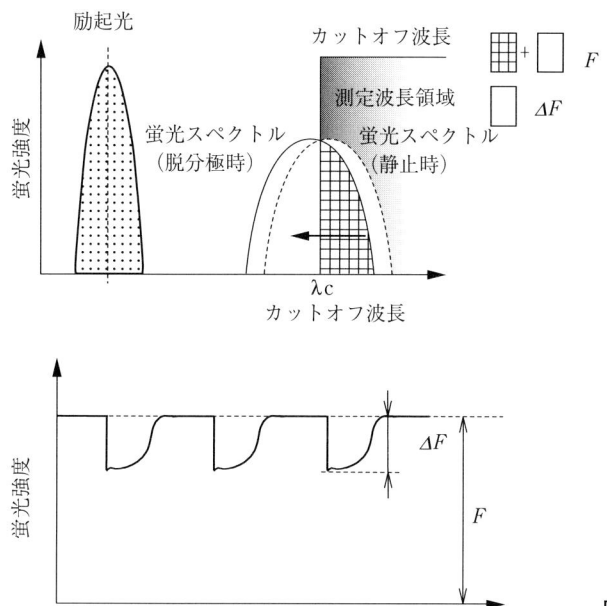

図 4.2 膜電位光学計測の原理模式図

の個所の細胞膜電位に応じたスペクトル分布をもつ蛍光が放射される．細胞興奮時には，放射蛍光のスペクトル分布が短波長側にシフトする．**図 4.2**に膜電位光学計測の原理模式図を示す．実線が興奮時の，破線が静止時のスペクトル分布を示す．光学的変化の大きさは通常，背景光強度に対する変化分の比として $\Delta F/F$ で表される．

ロングパスフィルタによりカットオフ波長 λ_c を定めると，細胞興奮時の観測光強度は静止電位時の観測光強度 F より ΔF だけ減少する．図 4.2 ではスペクトルの移動量を強調して描いている．なお興奮時と静止時の分布を定量的に評価した例はないが，強度変化分と細胞電位の変化の線形性は，±100 mV 程度の範囲では近似的に直線関係で対応付けられることが実験で確かめられている．

光ファイバを用いて，心筋組織の 1 点あるいは複数点からの膜電位光信号を検出する方式のシステムを紹介する[21]．この計測システムの概要図を**図 4.3**に示す．計測システムは，計測プローブ，励起光 LED 駆動回路，蛍光受光回路，波形処理回路で構成される．計測プローブは，28 本の蛍光信号受光用光ファイバ（φ1.0 mm）束に，励起光源に用いる高輝度青緑色発光ダイオード（NSPE 590 S：主波長 500 nm）2 個を埋め込んだモジュール型プローブである．励起光源に用いる高輝度 LED は，心表面でなるべく面積をとらないようにするため，発光部分を残し周囲が削られている．その LED の周囲には直径 1.0 mm の蛍光信号受光用光ファイバをそれぞれ 28 本，8 本配置している．計測プローブの先端における光出力は，100 μW～2 mW の範囲で調節可能とした．質の高い信号を得るためには，可能な限

4. 心臓興奮膜電位計測

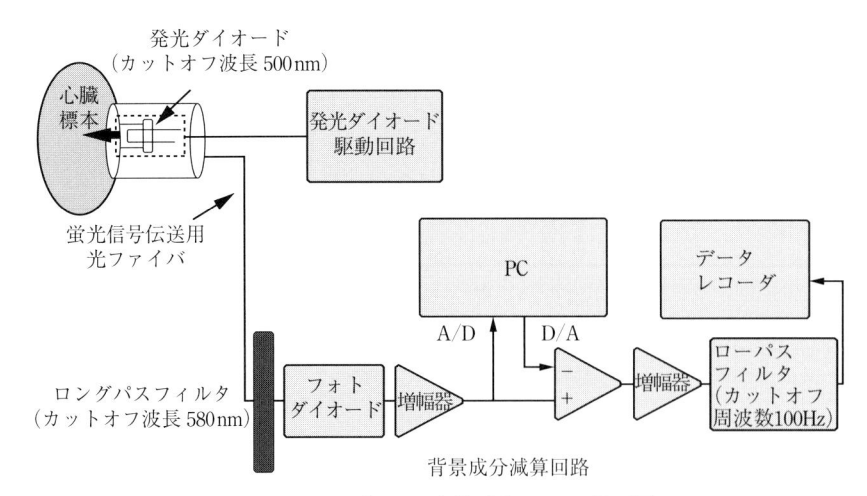

図 4.3 ファイバプローブ光学計測システム概要図

り励起光源強度が大きいことが望まれるが，その反面，後述するように励起光源を照射し続けると，膜電位感受色素の光誘起化学反応による分解を促進し，信号強度が経時に変化する現象，いわゆるフォトブリーチングによる信号のドリフトが大きくなるので，条件に合わせて励起光源強度を調節することが望ましい。

心臓標本から得られる蛍光放射の伝送には光ファイバを用い，光学ロングパスフィルタ（カットオフ波長 580 nm）を通し，フォトダイオードにより電気信号に変換して波形処理を

高輝度青色発光ダイオードの応用

膜電位感受性色素による細胞膜活動電位計測装置の開発を開始した当時，蛍光励起光源には高価な Ar レーザを用いることが文献で報告されていた。レーザを購入するための研究予算がなく，何か別の適当な安価な良い光源がないものかと悩んでいた。ある日エレクトロニクス技術を扱う雑誌の新製品紹介記事で高輝度青色発光ダイオードの出荷が始まったことを知った。通常の発光ダイオードに比べれば高価ではあったが，レーザ装置に比べれば格段に安価であり，これを用いて光学的膜電位計測のための光ファイバプローブシステムを開発したことが，一連の光学的膜電位マッピングシステム開発のスタートであった。結果として高輝度青緑色発光ダイオードは，膜電位感受性色素 di-4-ANEPPS を使用する場合には，優れた特性を持つ光源であることがわかった。最近では，Johns Hopkins 大学の Leslie Tung らも，この固体光源を使用した光学膜電位測定システムを報告している[22]。日本企業が世界に先駆けて開発に成功した高輝度青色発光ダイオードの新製品情報を偶然にも目にすることができ，本当に幸運であったと思っている。

（佐久間一郎）

行った.細胞膜電位を反映する信号成分は,蛍光強度信号の直流分に対して数%の振幅であるため,信号のバックグラウンドとなる直流分を減算しなければならない.そこで,信号をA/D変換してその直流成分をパーソナルコンピュータにて計測し,直流成分をD/A変換器より出力し,元の信号より減算する.このような測定システムを32 ch用意し,並列に動作させる多チャンネルマッピングシステムとすることもできる.

4.3.2 計 測 例

(1) 染 色 条 件 筆者らの研究グループではウサギのLangendorff灌流心を使用し,光シグナル計測を行っている.

染色は$2\,\mu$Mの膜電位感受性色素di-4-ANEPPSで実験前に10分間行い,実験中は灌流液中に同色素を$0.2\,\mu$M加え持続的に染色した.心臓は外部より基本刺激を一定周期(300〜400 ms)で加え,一定間隔で興奮させた.また心臓の収縮に伴う機械的な動きは測定波形に大きな雑音を加えるため,測定中の標本収縮による光信号アーティファクトを防ぐには,興奮収縮連関の抑制が必要である.そこで,diacetyl monoxime(2, 3-butanedione monoxime, BDM, 20 mM)を灌流液に加えている.BDMは心臓の電気的性質を損なわずに筋収縮作用を抑制するので,心筋の収縮を抑制したまま細胞の興奮および興奮伝播の観測が可能となる.

(2) 信号のS/Nならびに信号強度の減衰 得られた膜電信号の一例を図4.4に示す.32 chプローブで得られた膜活動電位を表す光信号の振幅(S)とベースラインノイズの振幅(N)の比で評価した信号のS/Nは平均で11.6であり,良好な膜電位波形を観測することが可能である.

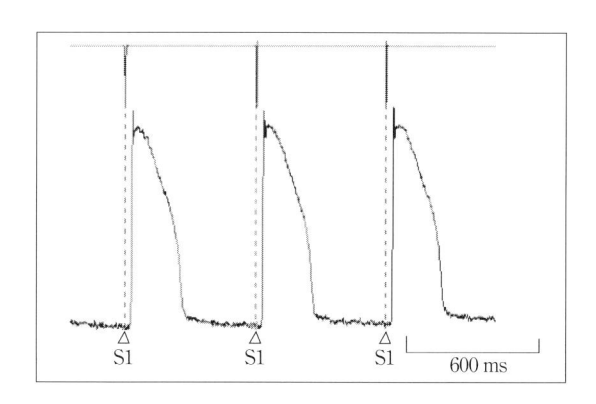

図4.4 ファイバプローブによる活動電位計測で得られた膜電信号の一例

(3) ガラス微小電極による細胞膜電位計測との比較 ウサギ右心室標本を組織浴内で動脈灌流し,膜電位感受性色素(di-4-ANEPPS, $2\,\mu$M)にて染色後計測を行った.心表面に光学的計測法の計測プローブ(8 ch型プローブ)を配置し,同じ部位の心筋の計測を行うため,その近傍にガラス微小電極法のガラス電極を配置した後,同時計測を行った.計測後の活

動電位波形からは，活動電位波形の特徴をよく表すS/N，最大立ち上がり速度$|dV/dt|_{max}$，90％再分極での活動電位持続時間（$APD_{90\%}$）について比較・評価を行った。**図4.5**に，ガラス電極により計測された膜活動電位と光学的に得られた膜活動電位信号を重ね書きしたものを示す。光学的に得られる信号は膜電位の絶対値を与えるものではなく，相対的な変化を示すものであることから，図4.5では，光学的に得られた信号の振幅をガラス微小電極法により得られた信号の振幅に合致するように，縦軸を変換して重ね合わせてある。**図4.6**に，光学的計測法とガラス微小電極法により求められた膜活動電位の最大立ち上がり速度$|dV/dt|_{max}$の比較を示す。ガラス微小電極法：110 V/s，光学的計測法：20 V/sであり，光学的計測法により得られた$|dV/dt|_{max}$は，ガラス電極による計測に比べ小さい値であった。光学的計測法によるAPD_{90}はガラス電極で測定されたものときわめて良好な一致を示している。

（4）**不整脈計測例**　ウサギ心臓標本に対して，基本刺激(S1)用電極を左心房に，また，

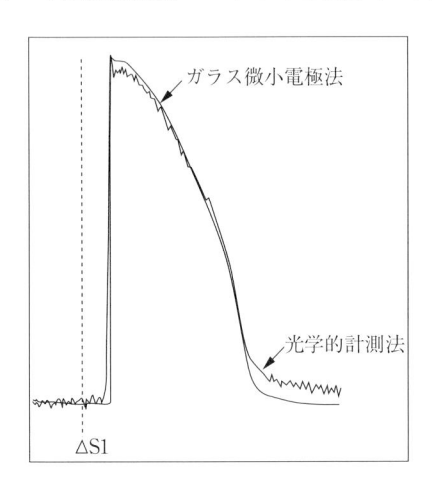

図4.5　ガラス微小電極法と光学的計測法それぞれの活動電位波形

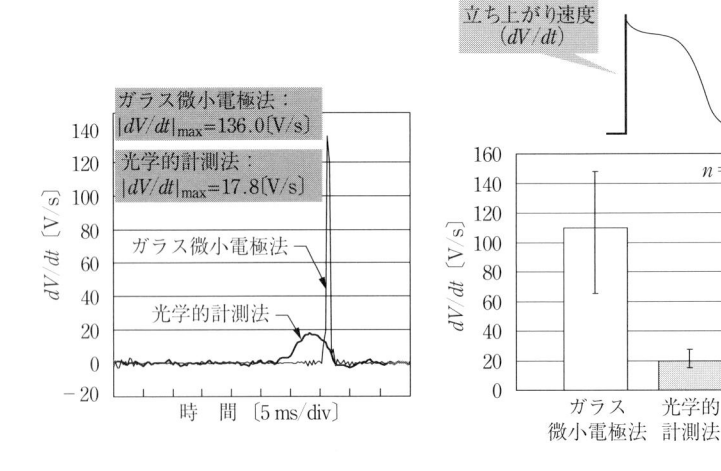

図4.6　ガラス微小電極法と光学的計測法の比較

直流通電刺激(S2)電極を標本の左心室(+)と右心室(−)に配置した．さらに，心電図(ECG)計測電極を心尖部に配置した．計測中は，灌流液中に 0.2 μMのdi-4-ANEPPSを添加して持続的に染色した．計測部位である左心室前面に計測プローブ（28 ch 型プローブ）を上下に2本配置し，さらに，8 ch 型プローブをその右側に配置した．その後励起光を照射し，多点同時計測を行った．心室頻拍を誘発するため，基本刺激−直流通電刺激間隔（S1−S2）を170〜250 ms 間で変えながら行った．図 4.7 に示すように，早期刺激（S2）により頻拍が誘発される過程を捕らえることが可能である．

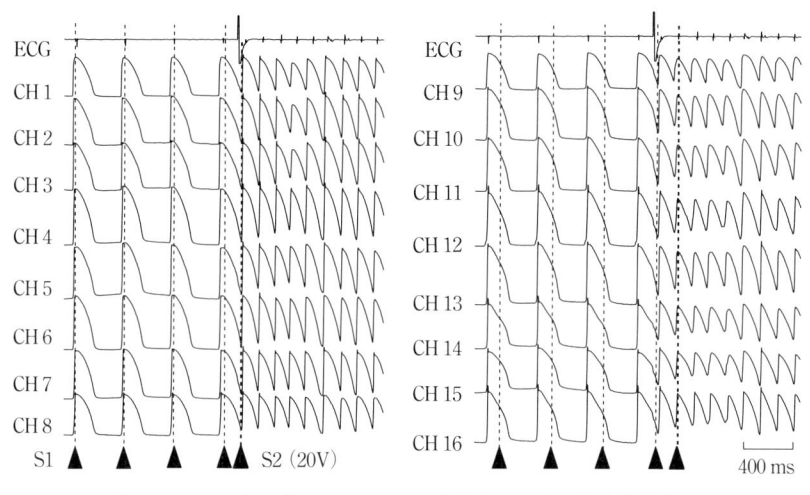

図 4.7 ファイバプローブによる不整脈中の活動電位波形計測結果

4.4 高速度ビデオカメラを用いた画像計測法

4.4.1 画像計測システム

活動電位の脱分極は1 ms 以下で起こる現象であることから，原理的には1 000 fps 以上での高速度撮影が求められる．また，ウサギ心臓全体を撮影できるよう，測定領域は35×35 mm と，それより小さい領域のズームが可能であるようにしてある．図 4.8 に高速度ビデオカメラを用いた計測システムの概要図を示す[21]．また，励起光源は心臓灌流標本全体を，一様に照明し，かつ画像計測を可能とするために，高輝度青緑色発光ダイオード（LED，NSPE-510S, Nichia）72個をリング状に配置し，定電流駆動回路で駆動した．高速度ビデオカメラシステムとLEDリングライト光源を図 4.9 に示す．照射面に均一に拡散するようLEDの指向特性は30°を選択した．この照明は同軸上の4 cm 先で最大20 mW の照射強度をもつ．1エピソードの計測を行う間は点灯し，撮影の終了で消灯している．この時間は10秒程度である．

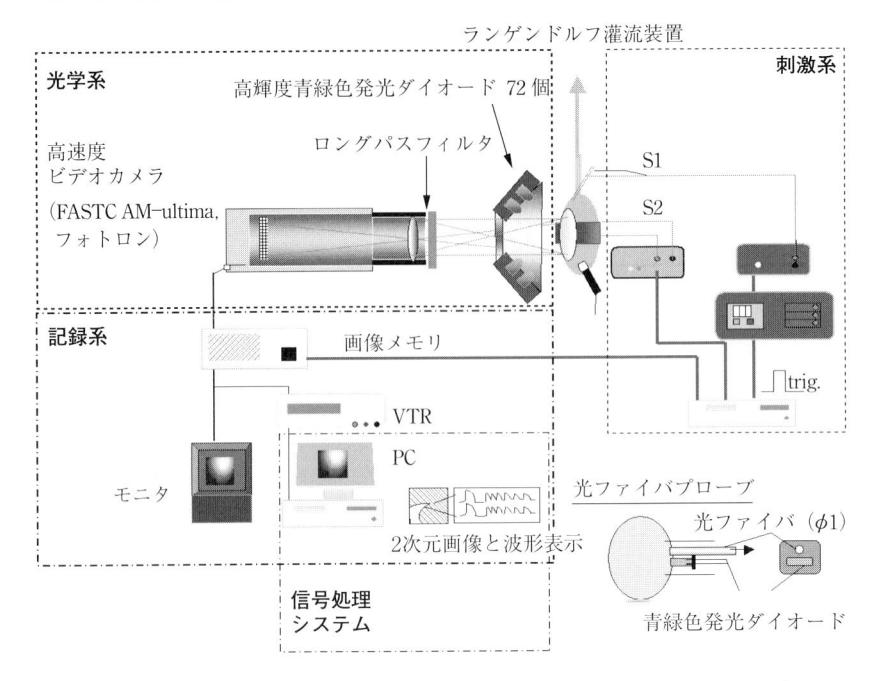

図4.8 高速度ビデオカメラを用いた光学的活動電位計測システム概要図[21]

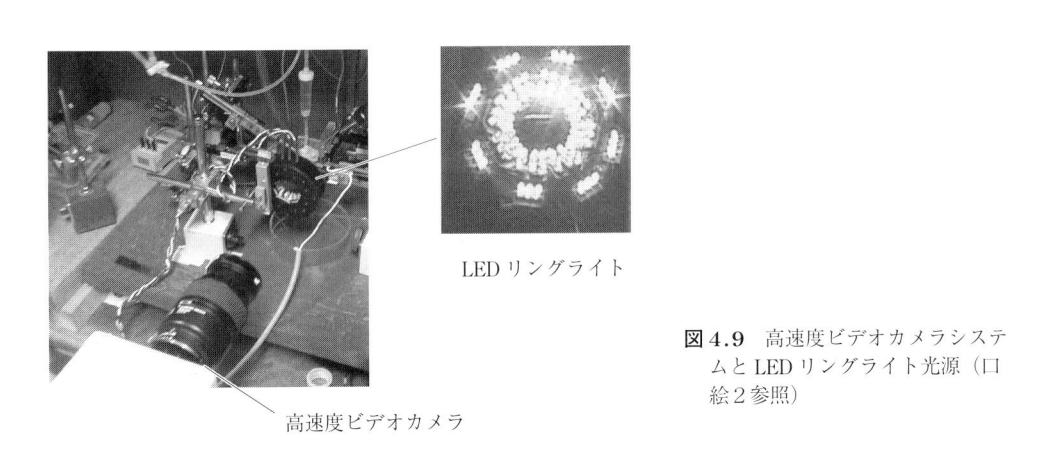

LEDリングライト

高速度ビデオカメラ

図4.9 高速度ビデオカメラシステムとLEDリングライト光源（口絵2参照）

心臓から放射された蛍光をロングパスフィルタ（> 600 nm）に通して観測する。光ファイバを用いる計測システムの場合より，カットオフ波長が長波長側に設定されている。これは画像計測の場合，光ファイバを用いた計測システムのように，蛍光信号の直流成分をハードウェア的に減算することができない。カットオフ波長を長くすると，全体の蛍光信号強度は減少するが，膜電位変化に対する変化の蛍光信号の直流成分に対する変化率は大きくなる。したがって，計測系の感度との兼ね合いでカットオフ波長を定めるべきであり，一定の信号強度を適当なS/N比で計測しつつ，できるだけ信号の直流成分に対する変化分を大きくする目的で，カットオフ波長を600 nmに設定した。蛍光の撮影は解像度256×256 ピクセ

ル，256 階調の高速度ビデオカメラを用い，高い時間分解能を得ている．撮影信号は高速度ビデオカメラのメモリユニットに蓄積される．原画像は計測直後に SCSI2 によって PC 転送し，8 ビット階調 raw ファイル形式で保存される．画像 1 枚当りのファイルサイズは 8 ビット，256×256 ピクセルであることから 64 KB となる．通常 1 計測で数十秒に当たる 1 000 ～ 8 000 枚の画像が画像処理用 PC に転送される．

ある観測点における活動電位波形は，画像内位置 (x, y) における画素値を連続フレーム，あるいは一定間隔に抽出することで再構成される．

心臓標本の表面では照明条件，染色状態，対物レンズとの距離等が部位ごとに異なる．そのため，記録される信号レベルは部位ごとに異なる．di-4-ANEPPS 使用時の光学信号変化分は全体の 5 ～ 10 ％ であり，直流成分を除いて，信号分 ΔF だけを抽出して表示することが望まれる．そこで波形から ΔF のみを取り出し，画面内の位置におけるレベルの違いを正規化する．

図 4.2 に示したように蛍光信号は細胞が脱分極すると減少する．そこで高速度ビデオカメラから画像を転送後，点 (x, y) ごとに画素値の最大値と最小値をとり，各時刻での信号強度を次式に従って正規化する．

$$S(i, j, t) = \frac{F_{\max}(i, j) - F(i, j, t)}{\Delta F(i, j)}$$

ただし

$S(i, j, t)$：正規化信号

$F(i, j, t)$：時刻 t の輝度値

$F_{\max}(i, j)$：点 (i, j) における輝度値の最大値

$\Delta F(i, j)$：点 (i, j) における輝度値変化分

4.4.2 計測結果例

図 4.10 に，高速度ビデオカメラにより計測された心臓標本でのスパイラルリエントリーを示す．また計測結果に基づいて作成されたスパイラルリエントリーの等時線図の例を図 4.11 に示す．また観測上の各点での膜活動電位波形の例をあわせて示す．膜活動電位波形を得るためには，通常ノイズが大きいため，空間平均ならびに時間平均をとり，平滑化によるノイズ除去を行うのが一般的である．

4.5 お わ り に

本章では，膜電位感受性色素を用いた心筋膜電位活動の光マッピング手法の原理ならびに，

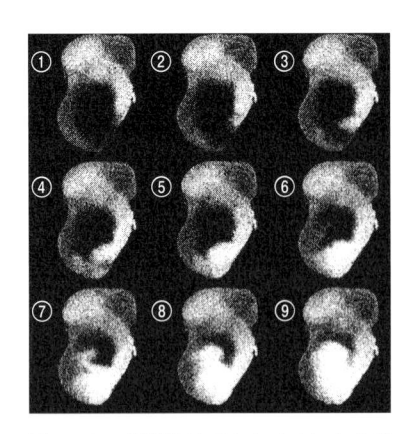

図 4.10 高速度ビデオカメラにより計測されたスパイラルリエントリー

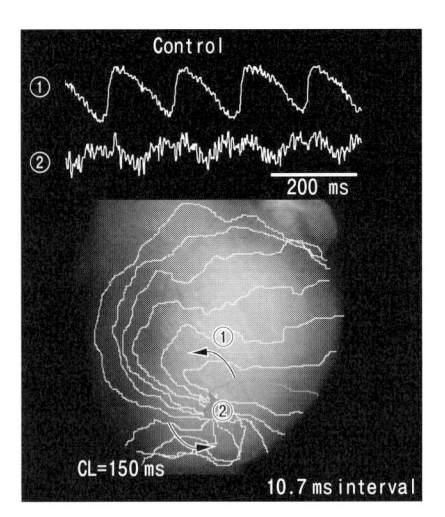

図 4.11 スパイラルリエントリーの等時線図の例（口絵3参照）

適用例を解説した。従来，使われてきたレーザ光源などの高価な光源に変わり，青緑色光輝度発光ダイオードを励起光源に使用することにより，使いやすくコンパクトなシステムを設計することができる。また，従来の画像計測の問題点であった時間分解能の限界，限られたS/N比なども，近年の急速な高速度ビデオカメラの性能向上により，かなり質の高い光膜電位信号を簡便に計測できるようになってきている。今後は，高時間・空間分解能で計測される膜電位信号光マッピング情報を効率よく解析するための画像処理技術の開発が重要な課題となるものと考えられる。

引用・参考文献

1) Loew, L. M. : Potentiometric membrane dyes and imaging memnbrane potential in single cells, In Manson, W.T. (ed.) : Fluorescent and Luminescent Probes for Biological Activity, Academic Press, pp.210-221 (1999)

2) Dillon, S. M. : Optical recordings in rabbit heart show that defibrillation strength shocks prolong the duration of depolarization and the refractory period, Circ. Res., **69**, pp.842-856 (1991)

3) Dillon, S. M. and Mehra, R. : Prolongation of ventricular refractoriness by defibrillation shocks may be due to additional depolarization of the action potential, J. Cardiovasc. Electrophysiol., **3**, pp.442-456 (1992)

4) Neunlist, M. and Tung, L. : Spatial distribution of cardiac transmembrane potentials around an extracellular electrode : Dependence on fiber orientation, Biophys. J., **68**, pp.2310-2322 (1995)

5) Rohr, S., Kucera, J. P. and Kleber, A. : Slow conduction in cardiacl tisue, I, Circ. Res., 83, pp.781-794 (1998)

6) Hill, B. C. and Courtney, K. R. : Design of a multi-point laser scanned optical monitor of cardiac

action potential propagation：Application to microreeentry in guinea pig atrium, Ann. Biomed. Eng., **15**, pp.567-577（1987）

7) Knisley, S. B., Blitchington, T. F. and Ideker, R. E., et al.：Optical measurement of transmembrane potential changes during electric field stimulation of ventricular cells, Circ. Res., **72**, pp.255-270（1993）

8) Stephan, B. K. and Bruce, C. H.：Fluorescence mapping of transmembrane potentials during cardiac stimulation, Proc. of SPIE, **2132**, pp.397-406（1994）

9) Mueller, W., Windisch, H. and Tritthart, H. A.：Fast optical monitoring of microscopic excitation patterns in cardiac muscle, Biophys. J., **56**, pp.623-629（1989）

10) Kanai, A. and Salama, G.：Optical mapping reveals that repolarization spreads anisotropically and is guided by fiber orientation in guinea pig hearts, Circ. Res., **77**, pp.784-802（1995）

11) Efimov, I.R., Huang, D. and Salama, G., et al.：Optical mapping of repolarization and refractoriness from intact hearts, Cirulation, **90**, pp.1469-1480（1994）

12) Rohr, S. and Salzberg, B. M.：Multiple site recording of transmembrane voltage（MSORTV）in patterned growth heart cell cultures：Assessing electrical behavior, with microsecond resolution, on a cellular and subcellular scale, Biophys. J., **67**, pp.1301-1315（1994）

13) Laurita, K. R., Girouard, S. D. and Rosenbaum, D. S.：Modulation of ventricular repolarization by a premature stimulus, role of epicardial dispersion of repolarization kinetics demonstrated by optical mapping of the intact guinea pig heart, Circ. Res., **79**, pp.93-503（1996）

14) Choi, B.R. and Salama, G.：Optical mapping of atrioventricular node reveals a conduction barrier between atrial and nodal cell, Am. J. Physiol. **274**, pp.H829-H845（1998）

15) Efimov, I.R., Cheng, Y. and Tchou, P. J. et al.：Virtual electrode-induced phase singularity：A basic mechanism of defibrillation failure, Circ. Res., **82**, pp.918-925（1998）

16) Entcheva, E., Eason, J. and Claydon, F. et al.：Virtual electrode effects in transvenous defibrillation-modulation by structiures and interface：Evidence from bidomain simulation and optical mapping, J. Cadiovasc. Electrophyisiol., **9**, pp.949-961（1998）

17) Efimov, I.R., Sidorov, V. and Wollenzier, B., et al.：Evidence of three-dimensional scroll waves with ribbon-shaped filament as a mechanism of ventricular tachycardia in the isolated rabbit heart, J. Cadiovasc. Electrophyisiol., **10**, pp.1452-1462（1999）

18) Zhou, X., Ideker, R.E. and Knisley, S. B., et al.：Optical transmembrane potential measurements during defibrillation-strength shocks in perfused rabbit hearts, Circ. Res., **77**, pp.593-602（1995）

19) Gray, R. A., Jalife, J. and Pertsov, A., et al.：Nonstationary vortexlike reentrant activity as a mechanism of polymorphic ventricular tachycardia in the isolated rabbit heart, Circulation, **91**, pp.2454-2469（1995）

20) Banville, I., Gray, R. A. and Smith, W. M., et al.：Shock induced figure-of-eight reentry in the isolated rabbit heart, Circ. Res., **85**, pp.742-752（1999）

21) 佐久間一郎，三嶋　晶，児玉逸雄ほか：高輝度発光ダイオードと高速度ビデオカメラを用いる心臓膜電位光マッピングシステム，心臓，**33**, pp.439-448（2001）

22) Entcheva, E., Kostov, Y., Tchernev, E., et al.：Fluorescence imaging of electrical activity in cardiac cells using an all-solid-state system, IEEE Trans. Biomed. Eng., **51**, pp.333-341（2004）

5 仮想電極分極現象の計測と解析
― 高空間・時間分解能光学マッピングシステムの応用 ―

荒船 龍彦（東京大学）

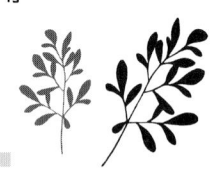

5.1 はじめに

近年の生体計測技術の進歩およびシミュレーション研究の計算能力の向上は，実験とコンピュータシミュレーションの両面から，心臓興奮伝播現象の解析を飛躍的に進めたといえる。最新の実験研究の結果がシミュレーションモデルに組み込まれる"実験からシミュレーションへの寄与"だけではなく，近年では再現性が向上したシミュレーションモデルによる解析結果が後に計測技術の向上によって，それが非常に真実に近い現象であったことが明らかとなる"シミュレーションから実験へのフィードバック"も見られ，確実にその有効性を示している。

本章では，おもに除細動機序の解明を目的とした心筋数値シミュレーション研究において以前より示唆されてきた，心筋組織への通電刺激によって発生する"仮想電極分極現象（virtual electrode polarization, VEP）"を題材に取り上げ，実験的に VEP 現象を観察する計測システムの開発，そして VEP 計測システムを用いた興奮電波現象の解析について紹介する。

5.1.1 心筋電気刺激による興奮応答

心臓にいったん発生した不整脈を止めるには，強い電気刺激を印加して興奮波を変化させてリエントリーを停止させ，心臓の正常興奮調律に戻す電気的除細動刺激が最も有効である。通電刺激の印加には，胸部体外表面に電極板を設置し通電する方法や，心室内に電極リードを挿入し，心内膜側から通電する方法が用いられている。

体外式除細動通電の場合，印加する電気刺激のエネルギーが大きく，除細動通電で電極設置面の皮膚が熱傷等の傷害を受けることもある。さらに1回の通電で心室細動や持続性頻拍が停止しない場合は，これらの致死性不整脈が停止するまで電気刺激が繰り返して印加されるため，患者への負担は大きい。そのため，少ないエネルギー量で頻拍や細動を停止させる治療法の確立が求められている。

通電刺激を局所的に印加すると，電極直下あるいはそのごく近傍に複雑な分極現象が生じ

る。この分極現象から新たな興奮波が先行興奮波の不応期領域にはばまれることなく周囲へ伝播することを，**電気的心筋捕捉**（myocardial capture）と呼ぶ。通電刺激によって生じる電極直下とその近傍の分極現象はおもに心筋の組織構築と細胞間電気結合特性により規定され，先行興奮には依存しない。一方，電気的心筋捕捉による新たな興奮波の伝播は，先行興奮波の不応期の影響を強く受けるため，この両者を分けて議論する必要がある。

コンピュータシミュレーション研究としては，心筋数値モデルである（Luo-Rudy モデルなど）[1],[2]を用いて，2次元，3次元的な心筋組織をバイドメインモデルで再現し，スパイラルリエントリーに対する局所電気刺激が興奮波にどのような影響を与えるかを調べた研究はこれまで多く報告されている[3],[4]。動物実験では計測システムの空間的・時間的分解能に限界があり，局所電気刺激がリエントリー興奮波に与える影響を詳細に解析した報告はほとんどない。

5.1.2 仮想電極分極現象

心筋組織へ点通電刺激を加えた場合，通電を印加している間，通電電極から近傍数ミリの範囲で脱分極領域と過分極領域が混在する複雑な膜電位の分極現象が発生する。

このように通電電極から離れた領域に，あたかもその直上に電極が配置されているかのような分極が生じる現象を**仮想電極分極現象**（virtual electrode polarization, VEP）と呼ぶ。

心筋組織へ通電刺激を加えた場合の心臓興奮応答については，古くから数多くの研究がなされてきた。心筋の局所に陰極刺激を加えると，通電電極直下の心筋の膜電位は脱分極するため，そこから周囲に興奮波が広がることは容易に理解される。しかし陽極刺激の場合，電極直下では膜電位が過分極するので，どのような興奮伝播が生じるかは不明であった。

1970 年に Dekker らは，陽極刺激，陰極刺激とも，心筋組織への通電刺激の開始とともに発生する make 興奮と，通電終了から開始する break 興奮の2種類の興奮様式が存在することを示した[5]。その後，心筋細胞膜内外の電位分布を再現したバイドメインモデルを用いたコンピュータシミュレーション研究によって VEP が示唆され，VEP と make, break 興奮の発生とが密接に関係することが明らかにされた[6]〜[8]。さらに Wikswo らはウサギ摘出心を用いた動物実験によって，このようなコンピュータシミュレーションから予測される現象が生体心臓で実際に起こることを初めて示した[9]。

心筋組織の組織構築やギャップ結合分布には心筋線維走向に基づく異方性（anisotropy）が存在し，興奮伝導特性はこの影響を強く受ける。心筋線維走向に沿う長軸方向（L 方向，longitudinal direction）は単軸方向（T 方向，transverse direction）に比べて伝導性が高い。細胞内と細胞外とでは伝導性が異なり，さらに L 方向，T 方向の伝導性の比も細胞内と細胞外では異なる。Clerc らによる実験的な計測では，ウシ右心室筋における誘電率は，それぞれ

σil = 0.17 S/m, σit = 0.019 S/m, σel = 0.62 S/m, σet = 0.24 S/m（i：細胞内，e：細胞外，l：L方向，t：T方向）と報告されている[10),11)]。

図5.1にVEPとそれから発生するmake興奮，break興奮の模式図を示す。静止電位をグレー，脱分極領域を白，過分極領域を黒，のグラデーションで示した。図の上段は陽極，陰極刺激により形成される分極現象，下段は通電の開始とともに発生するmake興奮と，通電終了後に生じるbreak興奮の興奮伝播の様子を図示した。

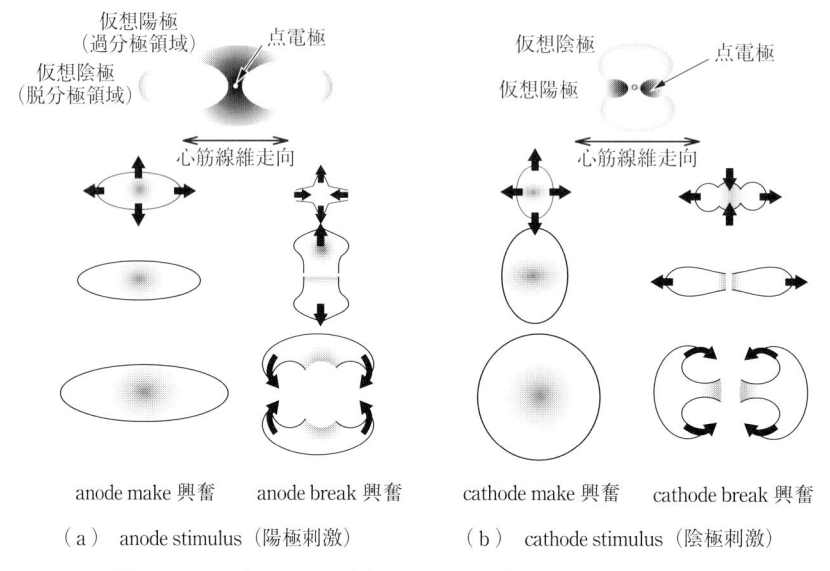

図5.1 VEPとそれから発生するmake興奮，break興奮の模式図

（1） anode make 興奮と anode break 興奮　図5.1（a）に示した陽極刺激の場合，通電電極の直下では膜電位が過分極し，電極直下から繋がる過分極領域はT方向にdog-bone状に拡がる（仮想陽極，virtual anode）。一方，電極からL方向に沿った方向に，仮想陽極領域を挟むように二つの脱分極領域が形成される（仮想陰極，virtual cathode）。

静止電位の心筋に陽極刺激を印加した場合，電極直下からL方向に離れた二つの脱分極領域の外周が興奮前面となってそこから興奮が放射状に拡がり，やがて二つの興奮波は融合して，断裂することなく周辺へと伝播する（anode make 興奮）。

一方，先行興奮の相対不応期に比較的強い陽極刺激を加えた場合には，周囲が不応期領域で囲まれているために仮想陰極の領域外周から新たな興奮波が開始しない。そのため，仮想陰極に隣接する，心筋組織が再び興奮可能な仮想陽極の領域へと興奮波が進入し，仮想陽極領域が脱分極し，仮想陰極領域は再分極する。

通電終了の後，仮想陽極領域が脱分極した時に隣接する周囲の心筋組織が不応期を脱していれば，仮想陽極領域の外周より新たな興奮波が周囲へ伝播する（anode break 興奮）。その際，

仮想陰極領域は再分極過程にあることから不応期領域となるため，L方向に沿って電極直下を挟んだ二つの仮想陰極領域を回りこむように興奮が旋回して伝播する。

（2） cathode make 興奮と cathode break 興奮　図5.1（b）に示した陰極刺激の場合，通電電極の直下では膜電位が脱分極し，電極直下からつながる脱分極領域は，心筋線維走向に垂直なT方向にdog-bone状に拡がる（仮想陰極，virtual cathode）。心筋線維に沿った方向では脱分極領域に接して電極近傍の離れた2か所に過分極領域が形成される（仮想陽極，virtual anode）。あたかも陰極刺激のときのVEPの形状（図左側）の脱分極，過分極を反転した形に似たVEPが形成されるが，厳密には両者の形状は一致しない。

静止電位の心筋に陰極刺激を加えると，電極直下から心筋線維走向に垂直方向にdog-bone状に形成された脱分極領域の外周が興奮前面となり，そこから興奮が放射状に拡がる（cathode make 興奮）。一方，先行興奮の相対不応期に比較的強い陰極刺激を加えた場合には，通電中の脱分極領域は，その周囲を不応期領域で囲まれているため，その外周から周囲に興奮波が伝播することはできない。しかし仮想陽極の領域では，膜電位が過分極することによりNaチャネルが不活性化から回復して心筋組織が再び興奮可能な状態となっている。このため通電が終了すると，まず周囲の脱分極領域（仮想陰極および先行興奮の不応期領域）から過分極領域へと興奮が流れ込み，仮想陽極領域の外周と隣接する先行興奮の不応期の興奮性が回復している場合，その外周から新たな興奮波が周囲に伝播する（cathode break 興奮）。cathode break 興奮が発生する際，仮想陰極領域は再分極過程にあるため，不応期領域となっている可能性がある。その場合には，仮想陰極領域を避けるように興奮が伝播するため，dog-bone形状の両端の太い領域に沿って興奮が旋回する。

なお，陰極，陽極刺激ともに通電後に周囲の興奮が仮想陽極領域に流入しても，電極近傍の心筋組織の興奮性が回復してない場合には仮想陽極外周から新たな興奮伝播が開始せず，break 興奮は発生しない。すなわち通電刺激が電気的心筋捕捉ができない（not capture）。

VEPはおもに心筋組織構築や細胞間電気結合特性により生じる現象であり，除細動通電時にも発生していることは容易に想像される。Efimovらは通電刺激誘発VEPから位相特異点が形成され，それを中心として旋回するリエントリーが形成されることが，電気的除細動失敗の原因であることを動物実験で示唆した[12]。このようにVEPは電極近傍の局所に発生する分極現象でありながら，心臓全体の興奮状態に影響を与え得ると考えられる。

5.1.3　VEP現象計測の課題

これらの現象を詳細に検討するためには，通電印加中ならびに直後の微小時間，微小領域において発生するVEPからの興奮伝播波面の挙動を高分解能で観察する必要がある。

心筋活動電位の伝播を把握するには，膜電位感受性色素と蛍光励起を用いた光学計測が有

用である。刺激電極近傍の膜電位変化やそれから生じる興奮伝播を観察する計測システムとしては従来 Efimov らにより，16×16＝256個のフォトダイオードを配列した光学マッピングシステム[13)～15)]や，Wikswo らによる CCD カメラを用いたシステム[9)]などが報告されている。これらのシステムのうちあるものでは，繰り返し同じ通電条件で刺激を印加したものを計測し，得られた多数の結果を加算平均することで信号対雑音（S/N 比）を向上させている。これでは静止電位レベルへの通電刺激により発生する VEP 現象は計測できても，興奮波の伝播が毎回異なるような心室細動や多形性心室頻拍に対する通電刺激の観察は技術的に困難であった。また，計測システムの空間分解能が低く，ソフトウエア的に各計測点間の信号を空間補完して表示することによって見かけの分解能を向上させる計測システム[13)]では，微小領域における膜電位変化や興奮波の断裂（wave breakup）の観察には適していない。

細動や頻拍などの不整脈に対する通電刺激の効果について詳細に検討するためには，静止電位や興奮間隙など，進行の興奮性が充分回復状態から不応期までさまざまに異なる状態にある心筋組織での VEP 現象を，充分高い空間・時間分解能で観察可能な計測システムが必要となる。

5.2 VEP 現象の計測方法

摘出動物心標本での通電刺激誘発 VEP パターン，および VEP からの make 興奮，break 興奮を，繰り返し計測による加算平均手法を用いずに1回の計測で詳細な観察を実現したのが荒船，佐久間らによる高分解能光学マッピングシステムである[16),17)]。本章ではこのシステムを取り上げて解説する。

5.2.1 膜電位光学計測の原理

光学的膜電位測定法は，膜電位感受性色素で染色した細胞の膜電位変化に起因する色素の吸収あるいは蛍光スペクトルの変化を測定することで，間接的に細胞膜電位を観測する手法であり，直流通電中でも通電に伴う電気的アーティファクトの影響を受けることなく計測が可能である。

膜電位感受性色素 di-4-ANEPPS で染色された心筋細胞は特定の波長の励起光を照射すると励起光とは異なる主波長の放射蛍光を発する。さらに心筋細胞が興奮して膜電位が脱分極すると，放射蛍光の主波長は短波長側にシフトする。したがって静止電位時の放射蛍光の主波長をカットオフ波長に持つロングパスフィルタを介して放射蛍光を撮影すると，光シグナルの変化から心筋細胞の活動電位を反映した膜電位変化を効率的にとらえることができる[18)～20)]。

5.2.2 光学マッピングシステム

心筋膜電位変化を同時多点観測する光学マッピングシステムは,光学計測系,通電刺激系,パーソナルコンピュータ (PC) によるオフライン処理系から構成される (図 5.2)。

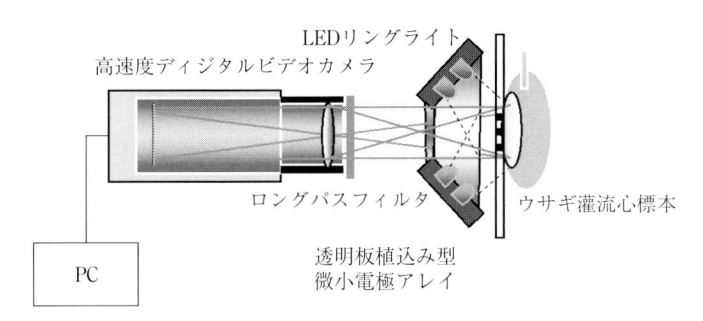

図 5.2 心筋活動電位光学マッピングシステム概要図

膜電位感受性色素で染色されたウサギ摘出心に Langendorff 灌流を施し,主波長 500 nm の青緑色高輝度発光ダイオード (LED NSPE-510S,日亜化学) 120 個をリング状に配したリングライトを光源として励起光を照射した。di-4-ANEPPS の放射蛍光の主波長とほぼ一致する 600 nm をカットオフ波長に持つロングパスフィルタを介して高速度ディジタルビデオカメラ (以下,高速度ビデオカメラ,Fastcam-Ultima 40K,Photron) で撮影し,取得データは PC によるオフライン処理して興奮伝播をマッピングした。

本計測システムは 1 125 frames/s の撮影速度 (時間分解能 0.88 ms/frame),$256 \times 256 = 65\,536$ pixel の解像度で約 30 mm 四方の領域を撮影可能であり,空間分解能は 0.11 mm/pixel である。一度に撮影できる最大フレーム数は 8 192 frame であり,最長で約 7 200 ms の連続計測が可能である[21]。これらの性能は心筋膜電位マッピングシステムとしては世界最高水準であり,心筋への電気刺激によって生じる VEP 現象を詳細に解析するための条件をすべて満たしている。

5.2.3 透明板植込み型微小電極アレイ

膜電位の光学計測を行いながら心筋組織へ局所電気刺激を印加するためには,光学マッピングの妨げにならない特殊な微小電極が必要となる。本研究では径 0.1 mm の白金線を厚さ 2 mm の透明アクリル板に植え込んだ微小電極を作成した。電極からの導線には径 0.04 mm のウレタンコート銅線を用いてアクリル板の心臓に接する面とは反対面に配置した[16]。微小電極はアクリル板上に 4 (2×2) 点配置し,各電極間距離は 3 mm とした (図 5.3)。各電極は独立しており,任意の電極から個別に電気刺激を印加することが可能である。対極板には心臓背面に配置した銀板を用いた。アクリル板の電極面を心臓の左心室前面に軽く押し当て,任意の点から通電刺激を印加して通電に伴う膜電位変化と興奮伝播の様子を,高速度

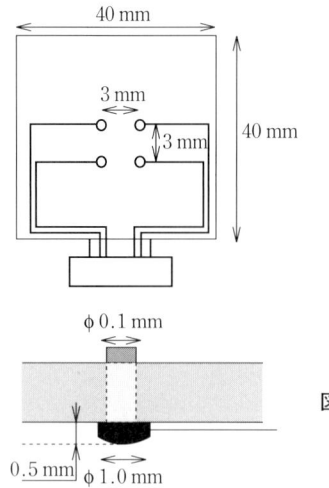

図 5.3　透明板植込み型微小電極アレイおよび電極断面図

ビデオカメラを用いた光学計測システムにより観察した。

5.2.4　ウサギの Langendorff 灌流心標本

実験標本にはウサギの Langendorff 灌流心を使用した。房室結節を絹糸で結紮した完全房室ブロックを作成し，左心室の心尖部あるいは心基部に設置した双極電極から基本刺激を一定周期（300〜400 ms）で加えた。また心臓の収縮に伴う機械的な動きは，膜電位測定に大きなアーティファクトを加えるため，心筋の興奮–収縮脱共役剤 2,3-butanedione monoxime（BDM）を加え，機械的な収縮を抑制して実験を行った。染色は 2 μM の膜電位感受性色素 di-4-ANEPPS で実験前に 10 分間行い，実験中は灌流液中に同色素を 0.2 μM 加え持続的に染色した。

5.3　VEP 現象の計測

5.3.1　静止電位の心筋への局所電気刺激

まず心筋組織が静止電位レベルにある状態へ局所電気刺激を印加して，形成される VEP とそれから生じる興奮伝播を観察した。

（1）静止電位への陽極電気刺激　刺激電圧 +20 V，刺激パルス幅 10 ms で透明板植込み電極の左上の 1 点から陽極刺激を印加した時の膜電位変化を図 5.4 に示す。各画像は 2 ms ごとの膜電位光シグナル画像である（白い部分が脱分極領域を示す）。

陽極刺激を加えると刺激電極直下と T 方向の電極近傍では dog-bone 状の過分極領域が形成された。一方，L 方向では刺激電極直下の過分極領域を挟んで二つの脱分極領域が出現し，

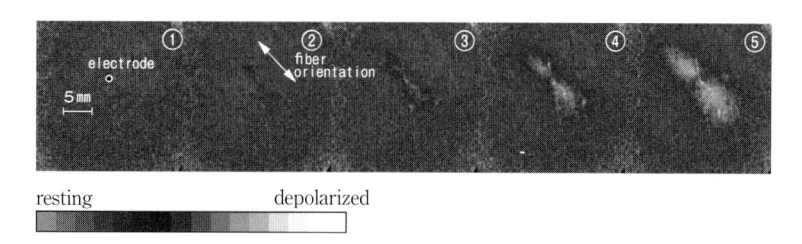

図 5.4 静止電位の心筋組織への陽極点刺激印加による
anode make 興奮の光学マッピング計測画像
（口絵5参照）

この脱分極領域は時間とともに周囲へ拡大した（anode make 興奮）。刺激パルス終了後は過分極領域が消滅し，二つの脱分極領域は互いに融合して長軸方向に延びた楕円状となった。

（2） 静止電位への陰極電気刺激　　刺激強度−20 V，刺激パルス幅 10 ms の陰極刺激を印加した結果を**図 5.5**（2 ms ごとの膜電位光シグナル画像）に示す。

陽極刺激の場合とは逆に，陰極刺激を加えると刺激電極直下と T 方向では dog-bone 状の脱分極領域が形成され，一方で長軸方向には刺激電極から少し離れた位置に二つの過分極領域が形成された。電極直下とその近傍の脱分極領域は時間とともに周囲に広がる cathode make 興奮が観察された。通電終了後は，過分極領域が消失し，L 方向に沿う方向を長軸とする楕円状の興奮波が形成され，周囲に伝播した。

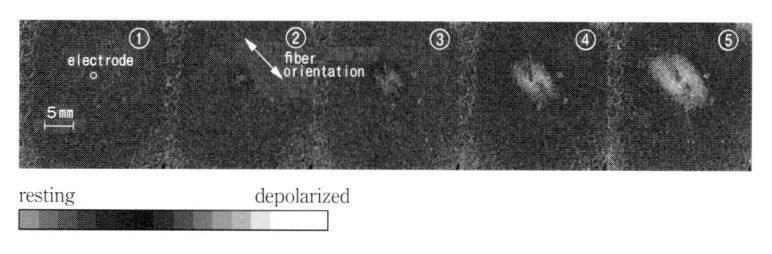

図 5.5 静止電位の心筋組織への陰極点刺激印加による
cathode make 興奮の光学マッピング計測画像
（口絵5参照）

5.3.2　不応期領域への通電刺激

前章で述べたように，静止電位の心筋組織へ電気刺激を加えると，電極直下ならびにその周囲の組織も興奮可能な環境にあるため，陽極/陰極刺激ともに make 興奮が生じる。一方，通電時間を数百〜数千 ms 延長した場合や先行興奮波の不応領域（再分極相）に通電刺激を加えた場合には，通電中に形成される脱分極が周囲に伝播することができないので，通電終了から開始する break 興奮が生じる。ただし通電時間を極度に延長した場合には通電による心筋組織傷害が発生しやすいため，break 興奮観察の実験法としては適当でない。そのため

68   5. 仮想電極分極現象の計測と解析

本研究では先行興奮の再分極相への電気刺激印加によって break 興奮が発生する様子を観察した。

（1） 興奮波再分極相への陽極電気刺激　透明板植込み電極の1点より電気刺激を加えて興奮（S1）を発生させ，その再分極相へ隣接する別の電極から +20 V，刺激パルス幅 10 ms の陽極刺激（S2）を印加した。**図 5.6** は 9 ms ごとの光学マッピング図である。

先行興奮の活動電位プラトー相に電気刺激を加えた場合にも，静止電位の領域に刺激を加えた時にみられたのと同様な形状の VEP 現象が生じた。すなわち，陽極刺激では，通電電極直下から T 方向では dog-bone 状の過分極領域が形成され，それを挟むようにして L 方向の通電電極から離れた位置に二つの脱分極領域が形成された。この脱分極領域によって通電中に VEP が形成され（図 5.6 の①），通電終了（図 5.6 の②）とともに電極直下を含めて T 方向に発生した過分極領域（仮想陽極）外周より T 方向へと興奮が伝播する anode break 興奮が観察された（図 5.6 の②～⑤）。

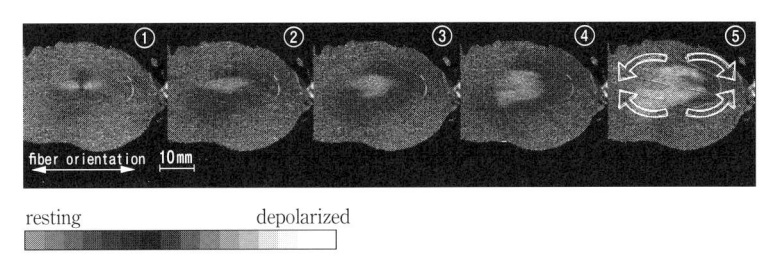

図 5.6　興奮波再分極相への陽極点通電刺激印加による
anodal break 興奮の光学マッピング計測画像
（各画像 9 ms 間隔）（口絵 5 参照）

（2） 興奮波再分極相への陰極刺激　陽極刺激と同様に，透明板植込み電極1点からS1 刺激を印加し，その再分極相へ隣接する電極1点より -20 V，刺激パルス幅 10 ms の陰極刺激（S2）を印加した。**図 5.7** は 9 ms ごとの光学マッピング図である。

通電中は前述した静止電位領域への陰極刺激を印加した場合と同様に，通電電極直下から

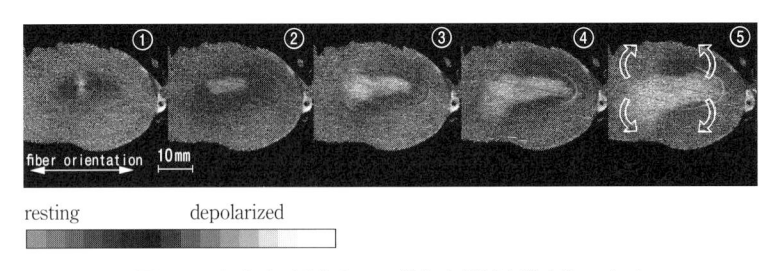

図 5.7　興奮波再分極相への陰極点通電刺激印加による
cathode break 興奮の光学マッピング計測画像
（各画像 9 ms 間隔）（口絵 5 参照）

T方向に延びるdog-bone状の脱分極領域が形成され，それを挟むようにL方向に二つの過分極領域が形成された．通電終了（図5.7の②）とともに脱分極領域から過分極領域に興奮波が進入し，過分極領域（仮想陽極）外周からL方向へと興奮が伝播するcathode break興奮が観察された（図5.7の②〜⑤）．

5.3.3 心室頻拍の興奮波に対する局所電気刺激

上記の基礎実験をふまえ，VTの興奮波に対して局所電気刺激を印加しその結果を観察した．

バーストペーシングを加えて誘発した持続性VT（興奮周期90〜100 ms）に対して，刺激電圧+20 V，パルス幅10 msの電気刺激を刺激間隔135 msで5発加え，興奮伝播を観察した．

（1）等時線図 誘発されたVT中の興奮伝播を等時線図（isochrone map）として示す（**図5.8**）．等時線図とは，短く区切った時相ごとに興奮波面前面を描出し1枚の画像に統合して提示したもので，図中各色相は4 msごとの興奮波面前面をプロットしたものである．

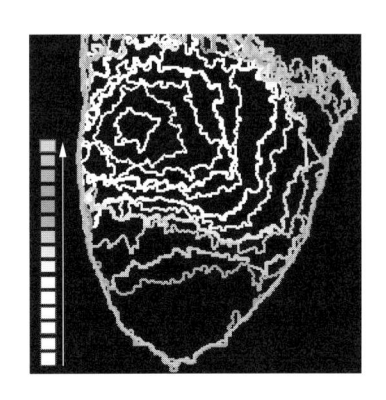

図5.8 バーストペーシングにより誘発された
VT中の興奮伝播の等時線図
（isochrone map，4 ms 間隔）

VTの興奮波面は繰り返し画面右上方より左下下方へと進行しており，中央やや左付近に興奮伝導の遅延が見られるが興奮の旋回や断裂はない．波面形状は比較的平面波に近い波面伝播であった．

（2）光学マッピング画像 VTへの点通電刺激によってVEPが形成され，通電印加後誘発されたbreak興奮から旋回性の新たな興奮波が発生した結果を**図5.9**に示す．図は4 msごとの光学マッピング図である．

通電終了直前（図5.9の①）には基礎実験で見られたような，電極直下からT方向に延びるdog-bone状の過分極領域と，L方向に二つの脱分極領域のVEPが形成された．通電終了直後には仮想陰極領域の興奮が仮想陽極領域へと進入し，あたかも電極直下の領域へ周囲の興奮が集中するように興奮波が伝播した（図5.9の②〜⑤）．仮想陽極領域が脱分極し

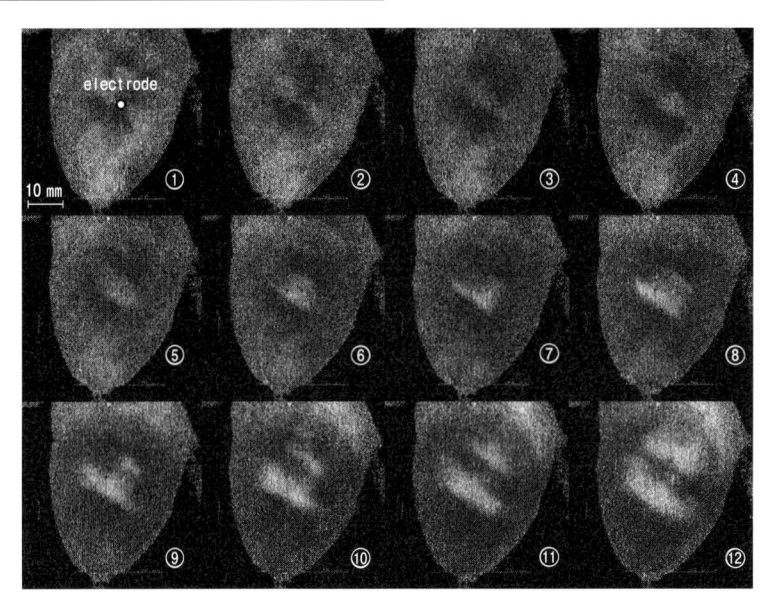

図5.9 VT中の通電刺激印加における光学マッピング計測画像（4 ms 間隔）
（口絵6参照）

た後，まず先に仮想陽極領域外周から画面左下方向（T方向）へと興奮波が進行し（図5.9の⑥，⑦），遅れて画面右上方向（T方向）へと興奮波が進行を開始した（図5.9の⑧，⑨）。T方向へと進行を開始した興奮波は同時にその両端からL方向への伸長を開始する（図5.9の⑦〜⑪）。通電によって脱分極した二つの仮想陰極領域を迂回するように興奮波が断裂し（wave-breakup），break興奮は結果的に四つの旋回興奮へと発展した（図5.9の⑫）。

旋回興奮はその後消滅することなく，つぎからつぎへと新たな wave-breakup を誘発し，多数のスパイラルリエントリーを発生させ，複雑なVFと発展した。

（3）**擬似心電図**　取得画像における心臓の左半分と右半分のそれぞれの領域において活動電位信号を加算した。加算した右側と左側の活動電位信号の差を取り，擬似心電図として導出した結果を**図5.10**に示す。通電刺激により比較的規則的な波形を示す単形性VTが通電刺激の後，複数の興奮波が同時に存在していることを示唆する double potential 型の複雑な波形に変化することが多かった。

（4）**ま と め**　静止電位の心筋組織への局所通電刺激においては，VEP現象からの興奮波（make興奮）は興奮波の断裂や旋回を直接導かないため，融合して周囲に伝播した後に消滅した。

一方，心室頻拍の興奮波に対する局所電気刺激において，VEP現象から発生するbreak興奮が旋回性の興奮を誘発し，さらにその旋回性の興奮が衝突あるいは融合による消滅をせずに持続するケースが多数観察された。

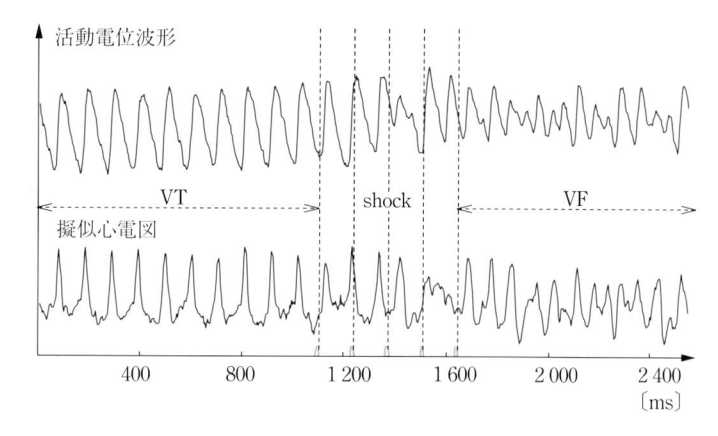

図 5.10 VT 中の電気刺激印加における活動電位波形（action potential）および光学マッピング画像より計算された擬似心電図（artificial ECG）

通電刺激による VEP 現象からの break 興奮は，陰極/陽極刺激ともに局所の旋回性興奮波を誘発する場合があり，本計測結果はそれらの旋回性興奮が発生後に持続したり，あるいはつぎの興奮波面の断裂を誘発することで，スパイラルリエントリーに発展する可能性を示唆した。

5.4 考　　　察

通電刺激直後の心筋組織での興奮伝播状況を正確に計測し解析することは，通電刺激によるスパイラルリエントリーの生成・消失過程を理解するうえで重要な実験的研究である。点電極刺激部位周辺で観測される仮想電極分極現象が近年注目を集めており，VEP の結果として生じる興奮波の変化が，点電気刺激による除細動の成否に大きな影響を与えているという報告がなされている。電気刺激に伴う心筋活動電位の変化やそれから生じる興奮の伝播過程を詳細に解析するには，膜電位感受性色素と蛍光励起を用いた光学計測が有用である。刺激電極近傍で発生する VEP を観察する従来の計測システムとしては，信号計測にフォトダイオードを2次元的に配列した光学マッピングシステムがあるが，計測の空間・時間分解能や S/N 比の観点から限界があり，さらに非定常状態である VT/VF 中の局所電気刺激による VEP の観察は困難であった。

本章で解説した計測システムは，計測部に高速度ビデオカメラ，励起光源に青緑色高輝度発光ダイオードを用いた光学計測システム，ならびに光学マッピングを行いながら電気刺激を印加できる透明板植込み型微小電極を用いることで，心筋局所電気刺激印加時の心筋膜電位変化とそれから発生する興奮波伝播の詳細な観察を実現した。

本システムでは心筋細胞の膜電位変化を空間分解能 0.11 mm/pixel，時間分解能 0.88 ms/

frame での高分解能による VEP の観測が可能となり，この性能は現在世界最高の水準である。それと同時に今後の VEP 現象の計測・解析にはこの水準の計測装置性能が必要であることも示している。

さらに，画像の加算平均を用いることなく高分解能で心筋活動電位を計測することが可能になったことから，興奮伝播パターンが1拍ごとに変化するような不整脈中の興奮に対する電気刺激の効果の観測も可能となった。

また VT 中の心筋組織に対する心筋組織に対する通電点刺激印加により，点刺激誘発 VEP を起点として，VT 興奮波面の断裂から多形性のスパイラルリエントリーへと発展する一連の興奮伝播の変化を計測した。

リエントリーに対する通電刺激の効果と，そのメカニズムについては，いまだ不明な点が多く，数多くの研究が進められている[22]。Efimov らは，通電刺激を印加することによって発生する過分極により，心筋組織を強制的に短時間で再分極させ，再び脱分極可能にする現象を de-excitation と定義した。リエントリー中の電気刺激において，この興奮可能な領域から新たなリエントリーが発生する場合や，逆に de-excitation 効果が興奮波の伝播速度を加速させ，興奮間隙の短縮を導いて除細動効率を上げる場合がある，と報告している[23]。本システムにより計測された VT 中の VEP 現象からの多形性リエントリー誘発過程は，Efimov らの報告とも合致するものであるとともに，この過程をより詳細に観察したものであると考えられる。

本システムによる VT 中の電気刺激の計測をさらに進め，除細動刺激の成否への VEP 現象の関与について今後検討する必要がある。

5.5 お わ り に

本章では，心筋組織への通電点刺激印加により発生する仮想電極分極（VEP）現象を詳細に観察する活動電位画像計測システムを紹介した。本システムは空間分解能 0.17 mm/pixel，時間分解能 0.89 ms/frame での高空間時間分解能での心筋興奮伝播計測が可能である。これにより静止電位レベルにある心筋組織への通電刺激印加によって発生する基礎的な VEP 現象の光学マッピング，ならびに心室頻拍中の心筋組織への通電刺激による VEP 現象と VEP から開始する break 興奮までを連続して詳細に計測することが可能となった。

本システムを用いた VEP 計測・解析によって，興奮波面の受攻期への通電刺激印加によって発生する VEP 誘発 break 興奮が，スパイラルリエントリーに発展する詳細なメカニズムが報告されている[16],[17]。

将来的な展望として，より低エネルギーかつ高効率な次世代除細動器を開発するために

は，微小電極を用いた低エネルギー通電刺激印加により発生するVEPが，先行する心筋組織の興奮状態をどのように変化させるのか充分に理解することが重要である。本章で紹介したVEP計測システムは，従来不可能であった計測条件下でのVEPの観察と高分解能計測を両立させたものである。近い将来の課題・発展研究としては，VEPの影響を考慮した最適な除細動電極形状，電極配置，通電刺激印加タイミングの決定，およびさまざまに変化する興奮状態に応じて通電刺激印加条件を選択できるリアルタイム興奮伝播モニタリングシステムの開発，などをシミュレーションと臨床・実験研究の両面から進めていく必要があるだろう。

引用・参考文献

1) Luo, C.H. and Rudy, Y.：A model of the ventricular cardiac action potential：Depolarization, reolarization, and their interaction, Circ. Res., **68**, pp.1501-1526（1991）

2) Luo, C.H. and Rudy, Y.：A dynamic model of the cardiac ventricular action potential. I. Simulations of ionic currents and concentration changes, Circ. Res., **74**, pp.1071-1096（1994）

3) Ashihara, T., Namba, T. and Trayanova, N., et al.：Mechanisms of myocardial capture and temporal excitable gap during spiral wave reentry in a bidmain model, Circulation, **109**, pp.920-925（2004）

4) Basser, P. J. and Roth, B. J.：New currents in electrical stiulation of excitable tissues, Annu. Rev. Biomed. Eng., **2**, pp.377-397（2000）

5) Dekker, E.：Direct current make and break thresholds for pacemaker electrodes on the canine ventricle, Circ. Res., **27**, pp.811-823（1970）

6) Knisley, S. B., Hill, B. C. and Ideker, R. E.：Virtual electrode effects in myocardial fibers, Biophys. J., **66**, pp.719-728（1994）

7) Neunlist, M. and Tung, L.：Spatial distribution of cardiac transmembrane potentials around an extracellular electrode：Dependence on fiber orientation, Biophys. J., **68**, pp.2310-2322（1995）

8) Sepulveda, N. G., Roth, B. J. and Wikswo, J. P.Jr.：Current injection into a two-dimensional anisotropic bidmain, Biophys J., **55**, pp.987-999（1989）

9) Wikswo, J. P. Jr., Lin, S. F. and Abbas, R. A.：Virtual electrodes in cardiac tissue：A common mechanism for anodal and cathode stimulation, Biophys. J. **69**, pp.2195-2210（1995）

10) Clerc, L.：Directional differences of impulse spread in trabecular muscle from mammalian heart, J. Physiol. **255**, pp.335-346（1976）

11) Sobie, E. A. Susil, R. C. and Tung, L.：A generalized activating function for predicting virtual electrodes in cardiac tissue, Biophys. J., **73**, pp.1410-1423（Sep, 1997）

12) Efimov, I. R., Agul, F. and Trayanova, N., et al.：Virtual electrode polarization in the far field：Implications for external defibrillation, Am. J. Physiol. Heart Circ. Physiol., **279**, pp.1055-1070（2000）

13) Efimov, I. R., Cheng, Y. and Tehou, P. J., et al.：Virtual electrode-induced phase singularity：A basic mechanism of deflbrillation failure to defibrillate, Circ. Res., **82**, pp.918-925（1998）

14) Efimov, I. R., Cheng, Y. N. and Tehou, P. J., et al.：Transmembrane voltage changes produced by real and virtual electrodes during monophasic defibrillaton shock delivered by an implantable electrode, J.

Cardiovasc. Electrophysiol., **8**, pp.1031-1045 (1997)

15) Cheng, Y., Mowrey, K. A. and Efimov, I. R., et al.：Virtual electrode - induced reexcitation, A mechanism of defibrillation, Circ. Res., **85**, pp.1056-1066 (1999)

16) Arafune, T., Mishima, A. and Kodama, I., et al.：Virtual electrode-induced spiral reentry in ventricular myocardium perfused in-vitro, Environ. Med., **47**, pp.72-75 (2003)

17) 荒船龍彦, 三嶋　晶, 児玉逸雄ほか：高空間時間分解能の心筋通電刺激誘発 Virtual Electrode 現象光学マッピングシステム, 生体医工学, **41**, pp.314-320 (2003)

18) Salama, G. and Morad, M.：Merocyanine 540 as an optical probe of transmembrane electrical activity in the heart, Science, **191**, pp.485-487 (1976)

19) Efimov, I.R., Huang, D. and Salama, G.,et al.：Optical mapping of repolarization and refractoriness from intact hearts, Circulation, **90**, pp.1469-1480 (1994)

20) 児玉逸雄, 佐久間一郎, 本荘晴朗ほか：除細動通電時の活動電位波形変化－膜電位感受性色素を用いた光計測実験, 心臓, **29**, pp.685-687 (1997)

21) 佐久間一郎, 三嶋　晶, 児玉逸雄ほか：高輝度発光ダイオードと高速度ビデオカメラを用いる心臓膜電位マッピングシステム, 心臓, **33**, pp.439-448 (2001)

22) Mitchell, L. B., Pineda, E. A. and Benditt, D. G., et al.：Sudden death in patients with implantable cardioverter defibrillators, J. Am. Coll. Cardiol., **39**, pp.1323-1328 (2002)

23) Efimov, I. R., Gray, R. A. and Roth, B. J.：Virtual electrodes and deexcitation：New insights into fibrillation induction and defibrillation, J. Cardiovasc. Electrophysiol., **11**, pp.339-353 (2000)

6 高速度ビデオカメラで不整脈をみる
― スパイラルリエントリーのダイナミクスと抗不整脈薬の効果 ―

本荘　晴朗（名古屋大学）
児玉　逸雄（名古屋大学）

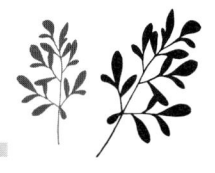

6.1　はじめに

　心室細動や心室頻拍は致死性不整脈であり，心臓突然死の 80 ～ 90% はこれらの不整脈によることが示されている。また心房細動は加齢とともにその発生頻度が増加し，自覚症状や心機能障害による生活の質（quality of life, QOL）の低下に加えて，血栓塞栓症による脳梗塞の発生をもたらすことから，高齢化社会における大きな問題となっている。したがって，細動や頻拍の発生機構を解明し，それに対する有効な予防・治療法を確立することは社会的な急務である。

　近年，細動や頻拍の発生に**スパイラルリエントリー**（spiral reentry）が重要な役割を果たすことが示され，頻脈性不整脈の成立機構や制御を考えるうえで注目を集めている[1)～6)]。スパイラル興奮波（**図6.1**）の概念は，1960年代に特殊な化学反応（Belousov-Zhabotinsky反応，循環性酸化還元反応の一種）の解析から提唱された考え方であるが[7),8)]，この現象は非線形興奮媒体の普遍的特性の一つであることから，生体の電気的活動や細胞内 Ca 濃度変化などの生体現象にも生じることが理論的に予想されていた[9),10)]。膜電位感受性色素を用いた心

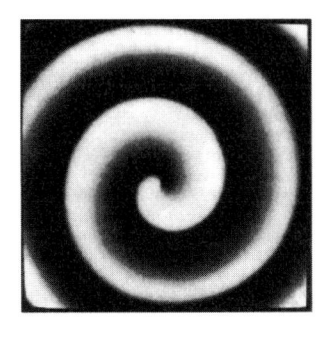

（a）Belousov-Zhabotinsky 反応　　（b）イヌ心室筋の電気興奮
　　　　　　　　　　　　　　　　　　　　（膜電位光学マッピング）

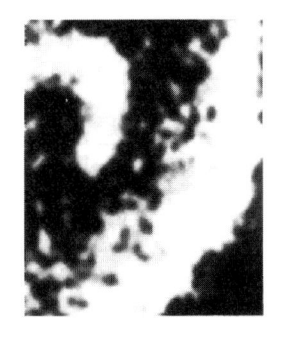

図6.1　スパイラル興奮波〔（文献 16）より改変〕

筋膜電位の光学マッピング法の技術が1990年代に確立され，細動や頻拍における刻一刻と複雑に変化する興奮波の伝播過程を詳細に解析することが可能となり[11)～13)]，そのダイナミクスがスパイラルリエントリーの理論により合理的に説明されることが示された[3),4)]。

これに続いて，多くの実験動物を用いた実験的検討と，コンピュータシミュレーションを駆使した理論的考察が行われるようになり，スパイラル興奮波ダイナミクスの観点から心臓不整脈の成立・維持・停止機構が解明されつつある[4)～6),14),15)]。本章では，このスパイラルリエントリーのダイナミクスと，抗不整脈薬がそれに及ぼす作用について，われわれが独自に開発した高分解能光学マッピングシステムによる研究結果を交えて概説する。

6.2 スパイラルリエントリーの成立機構

心臓におけるリエントリーは，解剖学的リエントリーと機能的リエントリーに分けることができる。解剖学的リエントリーは旋回経路が解剖学的構造により固定されており，そのダイナミクスはリング状の1次元モデルで理論的に考察することができる。一方，スパイラルリエントリーなど，心臓の解剖学的構造に依存しない機能的リエントリーは，2次元および3次元空間における興奮波の旋回現象であり，そのダイナミクスは解剖学的リエントリーよりも複雑である。

スパイラルリエントリーの特徴は，興奮前面の湾曲度（曲率，curvature）が旋回の中心部と，そこから遠く離れた場所では大幅に異なることである。すなわち，興奮前面の曲率はスパイラルの中心に近づくにつれて大きくなる（図6.2）。ここで，このような興奮前面の幾何学的形状が伝導特性に及ぼす影響について考えてみる。興奮の下流に向かって凸の形状をした興奮波では，その興奮前面の曲率が大きくなるほど，未興奮部に対する既興奮部の相対的な比率が小さくなり，興奮前面における局所電流の流出先（sink）に対する供給源（source）の割合が減じ（source-sink mismatch），その結果，興奮伝導速度が低下する[16)～18)]。したがって，スパイラル興奮波の旋回中心付近では，興奮前面の強い湾曲のため，興奮伝導が維持できなくなり，興奮波の断端（wave break）が生じる。このような端が途切れた興奮波は旋回

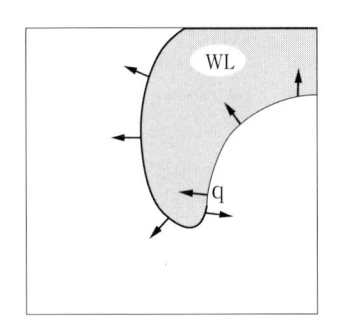

太い実線は興奮前面を示す
WL：興奮波長（wave length）
q：特異点（singularity point）

図6.2 スパイラル興奮波の特徴
〔(文献13) より改変〕

を始め,興奮波の断端が存在する限り,旋回が持続する.この旋回の中心を特異点(singularity point あるいは phase singularity)と呼ぶ.

スパイラルリエントリーの成立に必須な興奮波の断端(wave break)と湾曲は,心臓内を進行する興奮波が先行する興奮によって生じた不応期領域や,梗塞巣や線維化組織など構造的な非興奮障壁とぶつかり,興奮波がそれらから離れていく過程で形成される(**図 6.3**)[13),14),16),19)]。

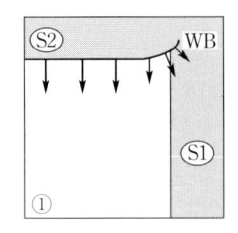

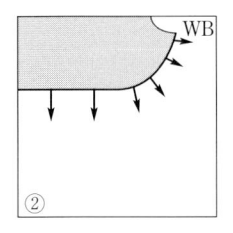

（a） 先行興奮波の不応期領域との衝突によるスパイラル興奮波の形成（WB：wave berak）

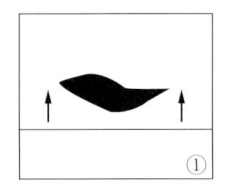

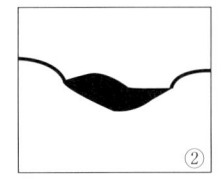

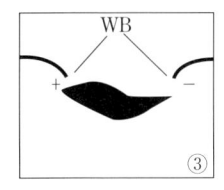

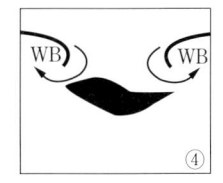

（b） 構造的非興奮障壁との衝突によるスパイラル興奮波の形成（WB：wave berak）

図 6.3 スパイラル興奮波の形成〔(文献 14) より改変〕

図 6.3（a）は,下方に方向に進む平面波（S2）が,それと垂直方向に右向きに進む先行興奮波（S1）の不応期領域に衝突したときの様子を模式的に示す[13)]。先行興奮の相対不応期領域（斜線の領域）では興奮波に湾曲が生じ,絶対不応の領域では興奮伝導が途絶する。このようにして形成されたスパイラル興奮波は,心筋が先行興奮の不応期から回復するのに伴って,旋回をはじめることになる。

図 6.3（b）は,興奮波が構造的な非興奮障壁から離れることに伴って,スパイラル興奮波が形成される過程を示す[14)]。非興奮障壁にぶつかり分裂した興奮波は,非興奮障壁の端に達して興奮波の進行方向が急激に変わると,興奮前面に湾曲が生じる。ここで,心筋の興奮性が充分に高い場合には,湾曲した興奮波は非興奮障壁の後面から離れることなく進行し,やがて二つの興奮波は融合してもとの興奮波に戻る。しかし,心筋興奮性が低下した状態では,興奮前面にわずかの湾曲が生じただけでも伝導が途絶するため,非興奮障壁近傍の湾曲の強い部分で興奮波の断端が生じ,興奮波は非興奮障壁から離れていく。この結果,非興奮障壁の後方に,たがいに反対方向に旋回する二つのスパイラル興奮波が形成されることになる。さらに心筋興奮性が低下すると,非興奮障壁から離れた興奮波は減衰伝導のため消滅する。

6.3 スパイラルリエントリーのダイナミクスと不整脈

旋回経路が固定されている解剖学的リエントリーでは，心筋興奮の回復特性による興奮波前面と再分極終末部との相互作用が，興奮波の複雑な振動現象をもたらすことが知られている[20)〜23)]。旋回経路が1拍ごとに変化し得るスパイラルリエントリーでは，このような興奮波の進行に伴う振動現象（longitudinal spatial mode）に加えて，興奮波の進行と垂直方向の不均一性（transverse spatial mode）が加わり，さらに複雑な不安定性が生じる[24)〜26)]。心室スパイラルリエントリーのダイナミクスと，その表現形である心電図波形，不整脈を**表6.1**に示す。

表6.1 心室スパイラルリエントリーのダイナミクスと不整脈〔文献27より改変〕

メカニズム	スパイラルダイナミクス	心電図	不整脈（心室）
安定したスパイラル			単形性 VT
周期的なさまよい運動			torsades de pointes（TdP）
無秩序なさまよい運動			多形性 VT
スパイラルの分裂			VF

スパイラル興奮波の旋回中心が狭い領域に留まって安定した旋回が持続する場合には，その心電図波形は単形性頻拍（monomorphic tachycardia）を示す[27),28)]。心筋内に存在する血管や線維化巣などによる不連続性は，スパイラル興奮波の断端をこれらの構造に固定（anchoring）し，スパイラル興奮波の旋回を安定化させる。

しかし，生体心臓におけるスパイラル興奮波は，通常，コマの旋回軸が首をふるのと同じように，旋回中心がゆっくり移動するさまよい運動（meandering）を示す。この歳差運動は，スパイラル興奮波の旋回周期にドップラー効果による変動を与え，新たな周期性を加える（動的不安定化の第1段階）。さまよい運動の軌跡が単純な円形あるいはサイクロイド状の場合（quasi-periodic meandering），旋回周期にも規則的な変動が生じる。この場合の心電図波形は，

電気軸がねじれたような torsades de pointes（TdP）を示す[27),28)]。

スパイラル興奮波の興奮前面がそれ自身の再分極終末部と相互作用を生じて，さまよい運動が無秩序になると（chaotic meandering），興奮周期の変動は一層複雑になり，多形性頻拍（polymorphic tachycardia）あるいは粗い細動（coarse fibrillation）の心電図波形を示す[27),28)]。

さらに，スパイラル興奮波の旋回中心から離れた領域でも，興奮前面と再分極終末部との相互作用が生じるようになると，スパイラル興奮波は分裂する（breakup）。このような機序

回復特性仮説

頻拍から細動への移行には，電気活動の動的不安定性（dynamic instability）に基づくリエントリー興奮波の分裂が重要な役割を果たす。回復特性仮説（restitution hypothesis）は，この不安定性を活動電位持続時間（action potential duration, APD）の回復特性から説明する概念である。心筋の APD は，それに先行する電気的拡張期の長さ（diastolic interval, DI）に依存して変化する（回復曲線，restitution curve）。ここで，APD 回復曲線の傾きが 1 よりも大きい場合，DI がわずかに変わるだけで，それに続く APD と DI が 1 拍ごとに長短を繰り返す交代現象（alternans）が始まり，その振幅が次第に増加する。その結果，興奮波の分裂が起こる。一方，APD 回復曲線の傾きを 1 以下に下げる薬物は興奮波の分裂を防いで，抗細動作用を発揮すると考えられる。ベラパミル（verapamil）やブレチリウム（bretylium）は APD 回復曲線の傾きを 1 以下に下げて，細動を規則的な頻拍に移行させることが実験的に示されている。（本荘晴朗）

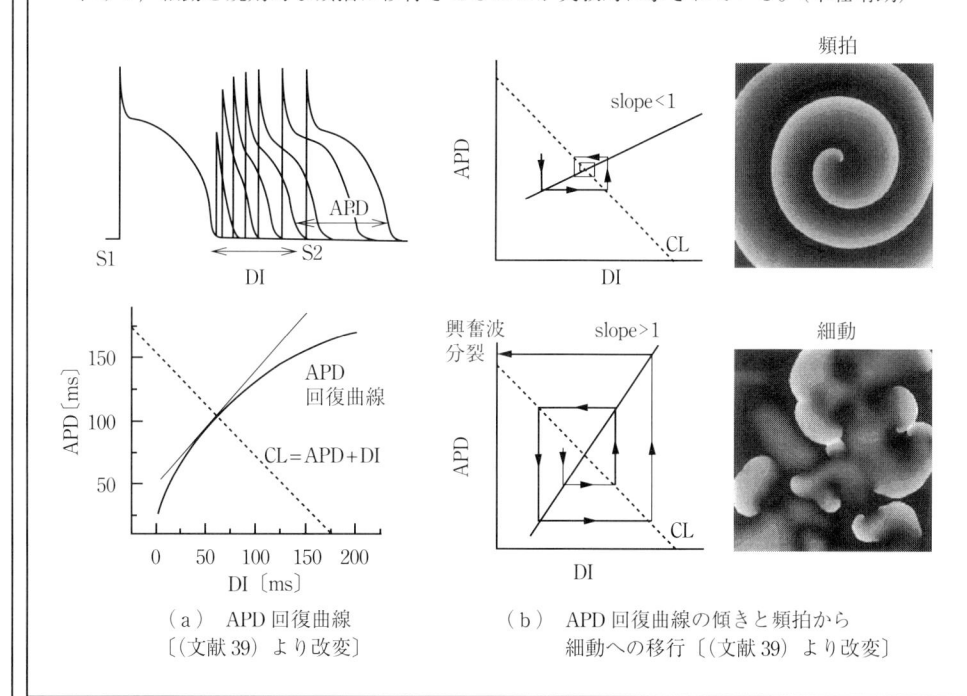

（a）APD 回復曲線　〔（文献 39）より改変〕

（b）APD 回復曲線の傾きと頻拍から細動への移行　〔（文献 39）より改変〕

による新たな興奮波の生成と消滅が絶えず繰り返す状態では，心電図波形は細動（fibrillation）を呈する[27),28)]。細動では興奮周期が一見ランダムに変動しているように見えるが，実際には一定の周期性が認められ，時空間のカオス（chaos）であることが数学的解析により示されている[29)~34)]。（例えば，興奮周期のポアンカレ（Poincre）プロットは，中心部が抜けたリング状の構造を呈する。）[32)~34)]。ただし，細動の発生については，ここに述べたような興奮波の動的不安定性による持続的分裂が，細動の維持に本質的な役割を果たすとする"動的興奮波分裂（dynamic wave break）仮説"に対して，周期の短い単一あるいは少数のスパイラルリエントリーが安定して存在し，そこから遠心性に伝播する興奮波が心筋特性の恒常的不均一性により複雑にブロックされることにより，不規則な心電図と呈するとする"マザーローター（mother rotor）仮説"も提唱されている[35)~37)]。

2次元リエントリーのさまよい運動や興奮波分裂の発生には，心筋電気的特性の恒常的不均一性（興奮伝導の異方性や活動電位や不応期の部位差など）やミクロおよびマクロレベルの不連続性に加えて，心筋興奮の回復特性（活動電位持続時間と興奮伝導速度の回復特性）による動的不安定性（dynamic instability）が中心的な役割を果たすことが示唆されている（回復特性仮説，restitution hypothesis）[38)~41)]。

6.4 3次元リエントリー

心筋は厚みのある3次元の興奮媒体であり，旋回興奮波も3次元構造をとる。3次元リエントリーは一般に**スクロール**（scroll）と呼ばれ，2次元リエントリーであるスパイラルも含めた旋回運動の総称として，**ローター**（rotor）あるいは**ボルテクス**（vortex）という用語も用いられる。スクロールは，2次元スパイラルの特異点に相当する線（**フィラメント**，filamentと呼ばれる）の周りを旋回し，そのダイナミクスはフィラメントの形状によりさまざまに変化する（**図6.4**）[42)~47)]。

ある断面にフィラメントが現れている場合にはスパイラル興奮波が観察されるが，その断面にフィラメントが現れない場合には，1方向に伝播する興奮波や，1点から湧き出す（breakthrough）ような興奮波のみが認められる。したがって，心表面の興奮伝播様式のみから厚みのある心筋全体のリエントリー構造を推定することは一般に困難である。また，スクロールでは，フィラメント形状変化に伴う新たな不安定性が加わり，その旋回ダイナミクスは2次元スパイラルよりもさらに複雑になる。

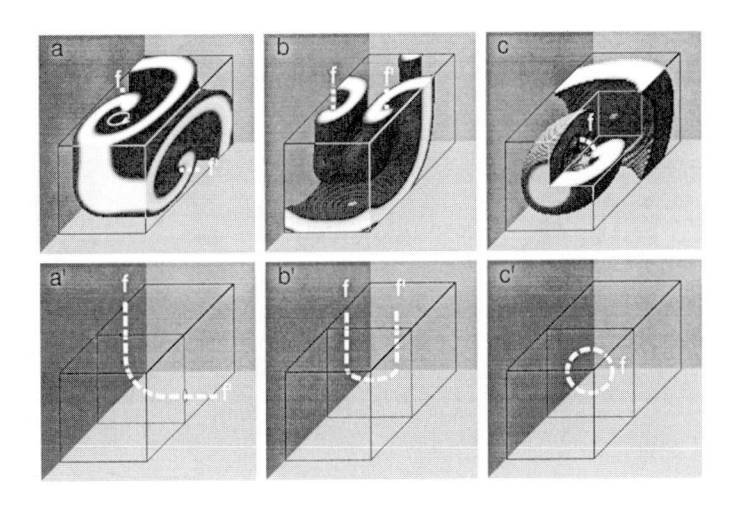

破線はフィラメントを示す。
図 6.4 スクロール興奮波（3次元旋回興奮波）〔（文献 42）より改変〕

6.5 心臓スパイラルリエントリーの実験的観察

6.5.1 心筋活動電位の光学マッピング

1拍ごとに興奮伝播過程が複雑に変化する心臓スパイラルリエントリーのダイナミクスを実験的に解析するためには，時間および空間分解能に優れたマッピングシステムが必要となる。そのため，膜電位感受性色素を用いた光学マッピング法が一般に用いられている[48)〜50)]。この光学マッピングでは，興奮波の脱分極過程のみならず再分極過程の観察も可能な利点もあわせもつ。

われわれは，東京大学大学院工学系研究科の佐久間一郎教授との共同研究により，高速度デジタルビデオカメラ（以下，高速度ビデオカメラ）を用いた2次元画像解析システムと，信号S/N比の良好な光ファイバプローブによる活動電位シグナルオンラインモニタリングを組み合わせ，従来報告されている装置の問題点を解決した新たなシステムを開発した（**図 6.5**）[51)〜53)]。

この2次元画像解析システムの時間および空間分解能は，現在世界最高の水準（1.3 ms および 0.12 mm）である。また，励起光の光源に出力調節が容易な高輝度発光ダイオード（LED）を使用することにより，光照射による細胞傷害作用や色素の光退色（photo bleaching）を最小限に抑えることができ，蛍光画像の撮影を繰り返して行うことを可能とした。さらに，連続記録時間が数秒間に限られる高速度ビデオカメラに加えて，連続記録が可能な光ファイバプローブシステムを併用することにより，活動電位のオンラインモニタにより心臓の状態の把握が可能になることも，このシステムの特長である。膜電位感受性色素は di-4-ANEPPS を用いた。

図6.5 心筋膜電位光学マッピングシステム

6.5.2 2次元灌流心のスパイラルリエントリー

生体心における機能的リエントリーは，そのフィラメント形状により，スパイラル興奮波が常に心表面に現れるとは限らない。そこで，この実験では，ランゲンドルフ（Langendorff）灌流したウサギ心臓の左心室心内膜側を液体窒素で凍結し，心外膜下心室筋相（厚さ約1mm）のみを残存させる[54),55)]ことで，リエントリーのダイナミクスをつねに心表面から観察することができる実験系を作成した（**図6.6**）[53)]。

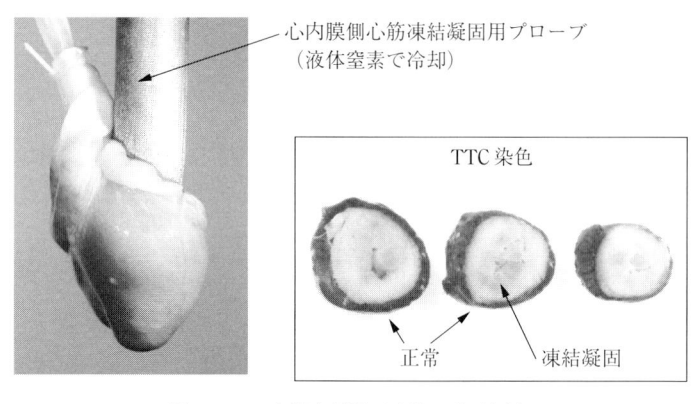

図6.6 ウサギ心外膜下心筋2次元標本

この2次元灌流心筋の左室前面中央部から基本刺激を与えたときの心表面興奮伝播過程を観察すると，等時線（isochrone）は心筋線維走向に沿う方向を長軸とする楕円形を呈し，均一な異方性（uniform anisotropy）興奮伝導特性を示すことが確認された。長軸方向と短軸方向の伝導速度の比（anisotropic ratio）は約3.2であった。

スパイラルリエントリーは，心尖部あるいは心基部から基本刺激（S1）を400 ms間隔で与え，S1活動電位再分極途中の受攻期に，S1興奮波の伝播方向と直行する方向に電場刺激（S2, 20 V, 10 ms）を加える（直交電場刺激，cross field stimulation）ことにより誘発した。光ファ

6.5 心臓スパイラルリエントリーの実験的観察

イバプローブを用いて記録した活動電位光シグナルを**図 6.7** に示す。S2 に続いて心室頻拍（ventricular tachycardia, VT）が誘発され，数秒から数十秒持続した。心室頻拍の活動電位は再分極の途中から次々と発生し，電位的拡張期はほとんど認めなかった。また，誘発直後は，活動電位波形が 1 拍ごとに変化する多形性心室頻拍（polymorphic VT）を示したが，数秒間の間に単形性心室頻拍（monomorphic VT）に移行する場合が多かった。心室頻拍が安定した状態で高速度ビデオカメラシステムを用いて，左心室前面と右心室の一部を含む領域の膜電位蛍光シグナルの 2 次元画像を撮影し，その興奮伝播の様子を解析した。

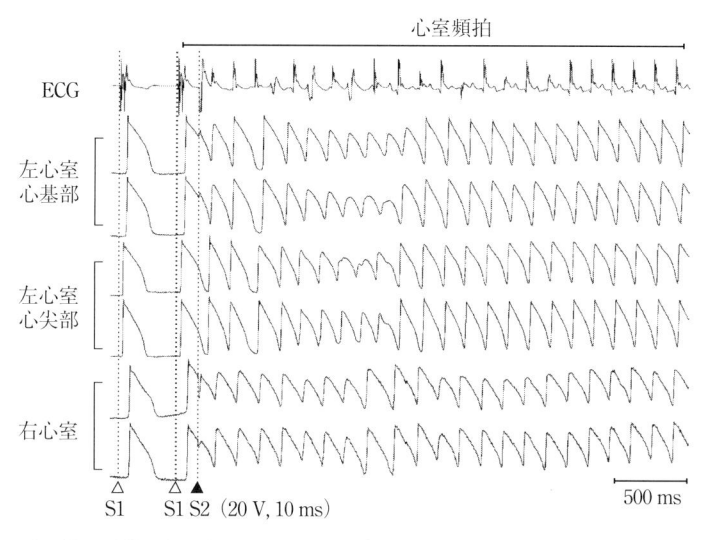

最上段は近接双極電極による心電図（ECG），下段は光ファイバプローブを用いて記録した活動電位光シグナルを示す。

図 6.7 cross field stimulation による心室頻拍の誘発

2 次元灌流心筋に cross field stimulation を加えて誘発した合計 282 回の心室頻拍のうち，約半数では観察領域にスパイラルリエントリーを認めたが，残りの半数では，心室の一部から興奮波が湧き出すように見える（breakthrough）パターンや，興奮波が一方向に横切るような興奮伝播パターン，あるいは興奮波が衝突するパターンなど，観察領域内にリエントリーを認めなかった。一方，スパイラルリエントリーが認められたものをさらに詳細に解析すると，そのうちの約 40％では，旋回の中心に線状の機能的ブロックが認められ（functional block line pattern），約 30％は，円形の小領域（**コア**, core）の周囲を旋回する興奮パターン（core pattern）であった。また，残りの約 30％では，観察領域内に 2 個以上のリエントリー興奮波が同時に存在する **8 の字型リエントリー**（figure-of-eight reentry）などの複雑なパターンを示した。

6.5.3 ブロックライン型スパイラルリエントリー

ブロックライン型スパイラルリエントリーの興奮前面の isochrone map を図 6.8 に示す。この例では，直流通電により誘発された心室頻拍中に，左室前面にL字型の機能的ブロックラインの周囲を反時計方向に旋回するリエントリー興奮波が観察された。ブロックラインと旋回興奮波との関係を詳細に観察すると，機能的ブロックラインが二つの部分から成り立っていることがわかる。L字型のブロックラインのうち心尖部に近い部分では，その両側で活動電位の位相が大幅に異なっており（phase shift），興奮前面（wave front）がそれ自身の再分極終末部（wave tail）を追いかけるように進行していた。一方，ブロックラインの心基部側では，興奮波が向きを変える旋回中心（pivot point）付近では，興奮前面の等時線が一部で重なっており，局所的な興奮伝導遅延（localized conduction delay）が認められた。伝導遅延によるブロックラインは心筋線維走向に沿う方向（L方向）と一致していたが，活動電位 phase shift を伴うブロックラインについては，心筋線維走向との間に一定の関係を認めなかった。

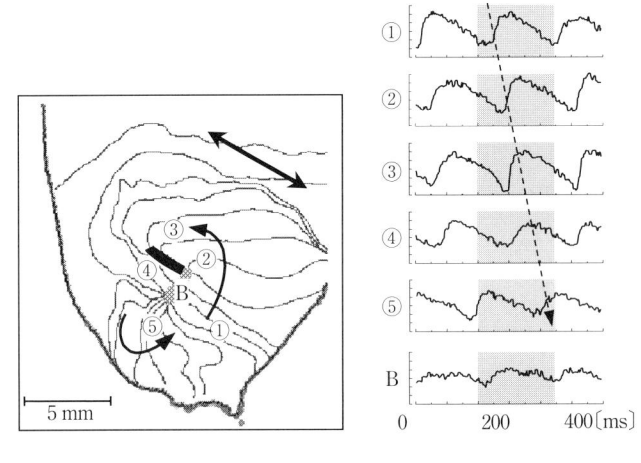

（a）左室前面の興奮伝播等時線図（10.7 ms 間隔）　（b）旋回経路（①〜⑤）とブロックライン（B）上の活動電位光シグナル波形

図 6.8　ブロックライン型スパイラルリエントリー

旋回経路の活動電位波形（①〜⑤）では，いずれも再分極の途中からつぎの活動電位の脱分極が生じており，連続する活動電位の間に電気的拡張期はほとんど認めなかった。ブロックラインの端で興奮伝導の方向が急激に変化する pivot point 付近では，活動電位の立ち上がりが緩やかになっていた。また，活動電位 phase shift を伴うブロックライン（B）上では，振幅の比較的小さな2峰性電位（double potential）が観察された。

活動電位位相シフトを伴う機能的ブロックライン付近では，double potential が記録される

ことから，その成立にリーディングサークル（leading circle）と同様な電気緊張効果（electrotonic effect）が，重要な役割を果たしていると考えられる[56]。すなわち，ブロックラインのこの部分では，興奮波の脱分極前面がその再分極終末部を追いかけるようにして進行する。したがって，ブロックラインのこの部分は，心筋線維走向との間には一定の関係がない。リエントリー興奮波が向きを変える pivot point 付近では，旋回中心に近い部位ほど，興奮前面の湾曲が強くなるスパイラル興奮波が形成され，この興奮前面の湾曲に伴う**局所電流**の source-sink mismatch により局所的伝導遅延が生じる。pivot point 付近の活動電位波形で立ち上がり速度が低下することは，このような効果を反映していると考えられる。さらに，局所電流の source-sink mismatch による伝導遅延は，心筋電気結合の異方性（anisotropy）の影響を強く受ける。すなわち，心筋線維の軸抵抗は線維走向を横切る方向（T 方向）に比べて，それに平行な方向（L 方向）では小さいため，興奮波の進行方向が T 方向から L 方向に変わる部分では，局所電流の大部分が L 方向の下流の心筋に流れ込んで，細胞膜を脱分極させる効果が弱くなり，著しい伝導遅延が生じる。したがって，この局所伝導遅延によるブロックラインは，心筋線維走向と平行に形成されることになる。

6.5.4 Na チャネル遮断薬の効果

ブロックライン型スパイラルリエントリーに対する I 群抗不整脈薬の効果について検討した。**図 6.9** はジソピラミド（disopyramide，30 μM）を添加後に誘発した心室リエントリーの興奮伝播過程を示す（図 6.8 と同一の標本）。

（a）左室前面の興奮伝播等時線図（10.7 ms 間隔）　（b）旋回経路（①～④）とブロックライン上（B）の活動電位光シグナル波形

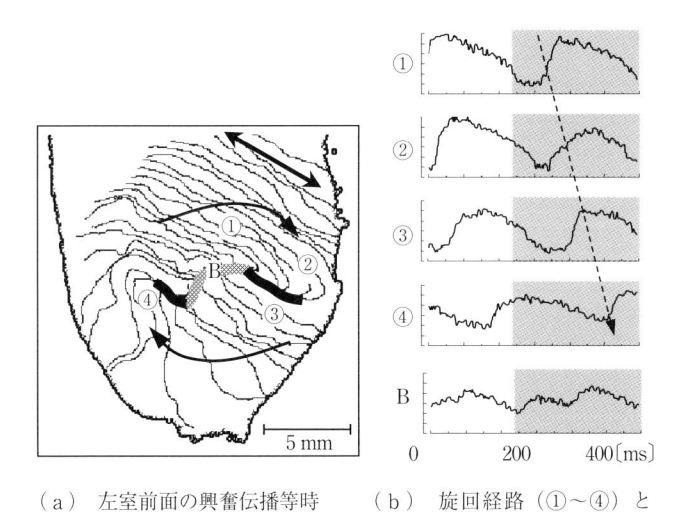

図 6.9 ジソピラミド（30 μM）存在下におけるブロックライン型スパイラルリエントリー

ジソピラミド作用下においても薬物添加前のコントロールと同様に，機能的ブロックラインの周囲を旋回するリエントリーが認められた．リエントリーの等時線図では，ジソピラミドのNaチャネル遮断作用による興奮伝導速度の低下を遮断して，等時線がコントロールよりも密集していた．機能的ブロックラインはZ字型を呈し，興奮波の進行方向が急激に変わるpivot point付近では，興奮前面が大きな波面を形成してから旋回するようになり，著しい伝導遅延が生じてブロックラインが延長した．この伝導遅延によるブロックラインはコントロールと同様に，心筋線維走向に沿う方向に一致していた．また，活動電位の位相偏位（phase shift）を伴う中央部分のブロックラインも，コントロールに比べて延長した．リエントリーの旋回周期は，全般的な伝導速度低下とpivot point付近の局所的興奮伝導遅延の増強により，コントロールの160 msから226 msまで延長した．

リエントリー旋回経路の活動電位波形をみると，pivot point付近（②および④の部位）では活動電位の立ち上がり速度が低下しており，電気的拡張期はほとんど認められない．一方，興奮波がターンした後の部位（①および③）では，活動電位の立ち上がりは比較的速く，再分極後に明らかな電気的拡張期が生じた．この電気的拡張期は，pivot point付近で局所的な著しい伝導遅延が生じ，旋回経路のそれ以外の部位で興奮間隙が拡大したことによると考えられる．同様な現象は，線状の構造的非興奮障壁の周囲を旋回する興奮波においても，心筋の興奮性を低下させると見られることが報告されている．活動電位phase shiftを伴うブロックライン（B）上ではコントロールと同様に，振幅の小さなdouble potentialが観察された．

Naチャネル遮断をおもな作用とするI群抗不整脈薬であるジソピラミド，ピルジカイニド（pilsicainide）およびシベンゾリン（cibenzolin）がブロックライン型スパイラルリエントリーに及ぼす作用を図6.10に示す．3種類のI群抗不整脈薬はすべて，局所的伝導遅延によるブロックラインを延長させた．この作用は，Naチャネル遮断による心筋興奮性の低下が曲

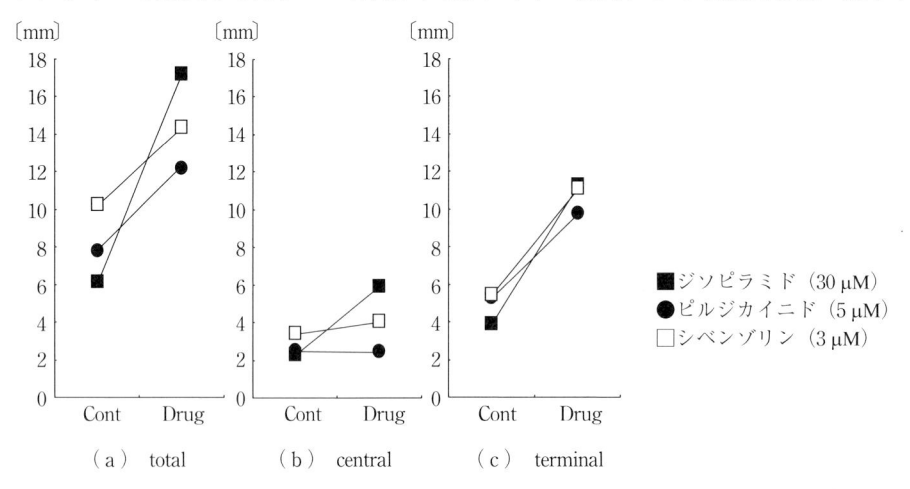

図6.10 Naチャネル遮断薬がブロックライン型スパイラルリエントリーに及ぼす作用

率効果を増強させたことによると考えられる。pivot point 付近における局所伝導遅延の増強は，興奮間隙（excitable gap）の拡大をもたらす。

ジソピラミドはブロックライン中央部の活動電位 phase shift を伴うブロックラインも延長させた（前述）が，ピルジカイニドやシベンゾリンは，この部分にはほとんど影響を与えなかった。ジソピラミドは Na チャネル遮断作用に加えて，種々の K チャネルに対しても遮断作用示し，活動電位持続時間や不応期を延長させる。ピルジカイニドは選択的な Na チャネル遮断薬であり，シベンゾリンは，Na チャネルに加えて K チャネルと Ca チャネルに対しても遮断作用を示すため，これらの薬物には活動電位持続時間や不応期の延長作用はない。活動電位 phase shift を伴う中央部分のブロックラインに対する作用がこれらの薬物で異なることは，不応期延長作用の有無によるものと考えられる。

6.5.5 コア型成型スパイラルリエントリー

リエントリー興奮波の断端がほぼ円形の軌跡を描くコア（core）型成型スパリラルリエントリーは，心尖部付近に生じることが多かった（**図 6.11**）。その活動電位波形では，ブロックライン型スパイラルリエントリーと同様に，旋回経路の部位（①）では，電気的拡張期がほとんど認められなかった。コアの内部（②）では，振幅の小さな電位変化が観察された。ピルジカイニドによる Na チャネル抑制は，スパリラルリエントリーのコアの領域を拡大するとともに，旋回経路の活動電位波形に興奮間隙に相当する電気的拡張期を出現させた。コア形成型スパイラルリエントリーが心尖部付近に多く見られる原因ははっきりしないが，心尖部付近では，心筋線維走向が一様ではなくねじれていることが，その成立に寄与している

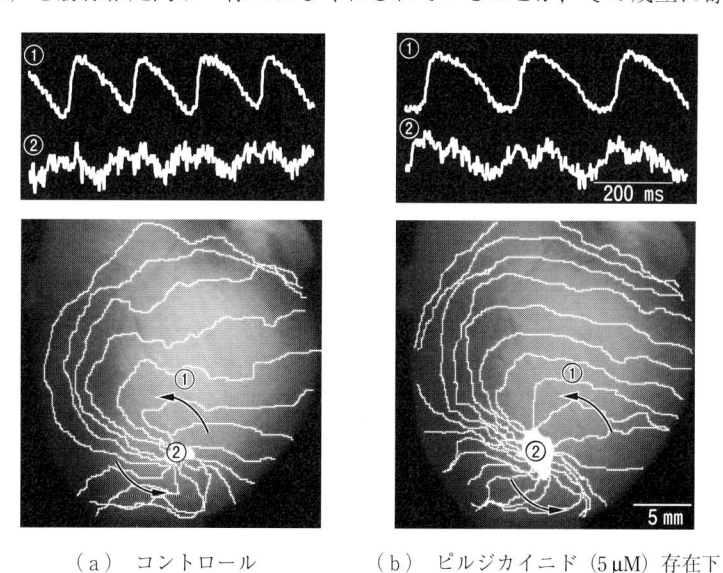

（a）コントロール　　（b）ピルジカイニド（5 μM）存在下

図 6.11 コア形成型スパイラルリエントリー

のかもしれない。あるいは，このコア型成型スパイラルリエントリーは，血管などの構造的非興奮障壁にスパイラル興奮波が固定される（anchoring）ことが，その成立に関与している可能性も考えられる。

6.5.6 心室2次元スパイラルリエントリーのダイナミクス

心筋活動電位の高分解能光学マッピングシステムを用いた心室筋2次元灌流心の心室スパイラルリエントリーの解析から，そのダイナミクスが，① 興奮前面の湾曲効果（curvature effect），② 興奮前面と再分極終末部との相互作用（wave front-tail interaction）および ③ 心筋構築の異方性（anisotropy）の三つの因子により複雑に規定されていることが明らかになった。心筋イオンチャネル遮断薬は，これらの因子を修飾することによって抗不整脈作用あるいは催不整脈作用を示すと考えられる。

引用・参考文献

1) Jalife, J., Davidenko, J.M. and Michaels, D.C.：A new perspective on the mechanisms of arrhythmias and sudden cardiac death：Spiral waves of excitation in heart muscle, J. Cardiovasc. Electrophysiol., **2**, pp.S133-S152（1991）
2) Davidenko, J.M.：Spiral wave activity：A possible common mechanism for polymorphic and monomorphic ventricular tachycardias, J. Cardiovasc. Elecrrophysiol., **4**, pp.730-746（1993）
3) Winfree, A.T.："Theory of spirals", In Zipes, D.P. and Jalife, J.（ed.）：Cardiac Electrophysiology：From Cell to Bedside, 2nd ed., Saunders,W.B. pp.378-389（1995）
4) Davidenko, J.M.：Spiral waves in the heart：Experimental demonstaration of a theory, In Zipes, D.P. and Jalife, J.（ed.）：Cardiac Electrophysiology：From Cell to Bedside, 2nd ed., W.B. Saunders, pp.478-488（1995）
5) Beaumont, J. and Jalife, J.：Rotors and spiral waves in two dimensions, In Zipes ,D.P. and Jalife J.（ed.）：Cardiac Electrophysiology：From Cell to Bedside, 3rd ed., W.B. Saunders, pp.327-335（2000）
6) Jalife, J., Gray, R.A. and Chen, J.：Mechanisms of venricular fibrillation：Drifting scroll waves and phase singularities of electrical activation, In Zipes, D.P. and Jalife, J.（ed.）：Cardiac Electrophysiology：From Cell to Bedside, 3rd ed., W.B. Saunders, pp.386-394（2000）
7) Winfree , A.T.：Spiral waves of chemical activity, Science, **175**, pp.634-635（1972）
8) Winfree, A.T.：Scroll-shaped waves of chemical activity in three dimensions, Science, **181**, pp.937-939（1973）
9) Winfree, A.T.：Electrical instability in cardiac muscle：Phase singularities and rotors, J. Theor. Biol., **138**, pp.353-405（1989）
10) Krinsky, V.：Qualitative theory of reentry, In Zipes, D.P. and Jalife, J.（ed.）：Cardiac Electrophysiology：From Cell to Bedside, 3rd ed., W.B. Saunders, pp.320-327（2000）
11) Davidenko, J.M., Kent, P.F. and Jalife, J., et al.：Sustained vortex-like waves in normal isolated ventricular muscle, Proc. Natl. Acad. Sci. USA, **87**, pp.8785-8789（1990）

12) Davidenko, J.M., Pertsov, AV. and Jalife, J., et al.：Stationary and drifting spiral waves of excitation in isolated cardiac muscle, Nature, **355**, pp.349-351 (1992)
13) Pertsov, A.M., Davidenko, J.M. and Jalife, J., et al.：Spiral waves of excitation underlie reentrant activity in isolated cardiac muscle, Circ. Res., **72**, pp.631-650 (1993)
14) Jalife, J.：Ventricular fibrillation：mechanisms of initiation and maintenance, Annu. Rev. Physiol., **62**, pp.25-50 (2000)
15) Tung, L., Bursac, N. and Aguel, F.：Rotors and spiral waves in two dimensions, In Zipes, D.P. and Jalife, J. (ed.)：Cardiac Electrophysiology：From Cell to Bedside, 4th ed., W.B. Saunders, pp.336-344 (2004)
16) Kleber, A.G., Janse, M.J. and Fast, V.G.：Normal and abnormal conduction in the heart, In Handbook of Physiology, Section 2, The Cardiovascular System Vol. 1：The Heart, Oxford University Press, pp.455-530 (2001)
17) Fast V. and Kleber A.G.：Role of wavefront curvature in propagation of cardiac impulse, Cardiovasc. Res., **33**, pp.258-271 (1997)
18) Cabo, C., Pertsov, A.M. and Jalife, J., et al.：Wave-front curvature as a cuase of slow conduction and block in isolated cardiac muscle, Circ. Res., **75**, pp.1014-1028 (1994)
19) Cabo, C., Pertsov,A.M. and Jalife, J., et al：Vortex shedding as a precursor of turbulent electrical activity in cardiac muscle, Biophys. J., **70**, pp.1105-1111 (1996)
20) Frame, L.H. and Simson, M.B.：Oscillations of conduction, action potential duration, and refractoriness：A mechanism for spontaneous termination of reentrant tachycardia, Circulation, **78**, pp.1277-1287 (1988)
21) Courtemamche, M.：Complex spiral wave dynamics in a spatially distributed ionic model of cardiac electrical activity, Chaos, **6**, pp.579-600 (1996)
22) Watanabe, M.A., Fenton, F.H. and Karma, A., et al.：Mechanisms for discordant alternans, J. Cardiovasc. Electrophysiol., **12**, pp.196-206 (2001)
23) Fox, J.J., Riccio, M.L. and Gilmour, R.F.Jr., et al.：Spatiotemporal transition to conduction block in canine ventricle, Circ. Res., **90**, pp.289-296 (2002)
24) Karma, A.：Electrical alternans and spiral wave breakup in cardiac tissue, Chaos, **4**, pp.461-472 (1994)
25) Qu, Z., Xie, F. and Weiss, J.N., et al.：Origins of spiral wave meander and breakup in a two-dimensional cardiac tissue model, Ann. Biomed. Eng., **28**, pp.755-771 (2000)
26) Fenton, F.H., Cherry, E.M. and Evans, S.J., et al.：Multiple mechanisms of spiral wave breakup in a model of cardiac electrical activity, Chaos, **12**, pp.852-892 (2002)
27) Garfinkel, A. and Qu, Z.：Nonlinear dynamics of excitation and propagation in cardiac muscle, In Zipes, D.P. and Jalife, J. (ed.)：Cardiac Electrophysiology：From Cell to Bedside, 3rd ed., W.B. Saunders, pp.315-320 (2000)
28) Qu, Z. and Garfinkel, A.：Nonlinear dynamics of excitation and propagation in cardiac muscle, In Zipes, D.P. and Jalife, J. (ed.)：Cardiac Electrophysiology：From Cell to Bedside, 4th ed., W.B. Saunders, pp.327-335 (2004)
29) Garfinkel, A., Chen, P.S. and Weiss, J.N., et al.：Quasiperiodicity and chaos in cardiac fibrillation, J. Clin. Invest., **99**, pp.305-314 (1997)
30) Gray, R.A., Pertsov, A.M. and Jalife, J.：Spatiotemporal organization during cardiac fibrillation, Nature, **392**, pp.75-78 (1995)

31) Witkowski, F.X., Leon, L.J. and Winfree, A.T., et al.：Spatiotemporal evolution of ventricular fibrillation, Nature, **392**, pp.78-82（1998）

32) Pastore, J.M., Girouard, S.D. and Rosenbaum, D.S., et al.：Mechanism linking T-wave alternans to the genesis of cardiac fibrillation, Circulation, **99**, pp.1385-1394（1999）

33) Gray, R.A., Jalife, J. and Pertsov, A.M., et al.：Mechanisms of cardiac fibrillation, Science, **270**, pp.1222-1223（1995）

34) Weiss, J.N., Garfinkel, A. and Chen, P.S., et al.：Chaos and the transition to ventricular fibrillation：A new approach to antiarrhythmic drug evaluation, Circulation, **99**, pp.2819-2826（1999）

35) Chen, J., Mandapati, R. and Jalife, J., et al.：High-frequency periodic sources underlie ventricular fibrillation in the isolated rabbit heart, Circ. Res., **86**, pp.86-93（2000）

36) Samie, F.H., Brenfeld, O. and Jalife, J., et al.：Rectification of the background potassium current：A determinant of rotor dynamics in ventricular fibrillation, Circ. Res., **89**, pp.1216-1223（2001）

37) Jalife, J.：Dynamics and molecular mechanisms of ventricular fibrillation in normal hearts, In Zipes, D.P. and Jalife, J.（ed.）：Cardiac Electrophysiology：From Cell to Bedside, 4th ed., W.B. Saunders, pp.390-398（2004）

38) Riccio, M.L., Koller, M.L. and Gilmour, R.F.Jr.：Electrical restitution and spatiotemporal organization during ventricular fibrillation, Circ. Res., **84**, pp.955-963（1999）

39) Weiss, J.N., Chen, P.S. and Garfinkel, A., et al.：Ventricular fibrillation：How do we stop the wave from breaking?, Circ. Res., **87**, pp.1103-1107（2000）

40) Garfinkel, A., Kim,Y.H. and Chen, P.S., et al.：Preventing ventricular fibrillation by flattening cardiac restitution, Proc. Natl. Acad. Sci. USA, **97**, pp.6061-6066（2000）

41) Weiss, J.N., Chen, P.S. and Garfinkel, A., et al.：Electrical restitution and cardiac fibrillation, J. Cardiovasc. Electrophysiol., **13**, pp.292-295（2002）

42) Pertsov, A.M. and Jalife, J.：Three-dimensional vortex-like reentry, In Zipes, D.P. and Jalife, J.（ed.）：Cardiac Electrophysiology：From Cell to Bedside, 2nd ed., W.B. Saunders, pp.403-410（1995）

43) Efimov, I.R., Sidorov, V. and Wollenzier, B., et al.：Evidence of three-dimensional scroll waves with ribbon-shaped filament as a mechanism of ventricular tachycardia in the isolated rabbit heart. J. Cardiovasc. Electophysiol., **10**, pp.1452-1462（1999）

44) Pertsov, A.M. and Jalife, J.：Scroll waves in three-dimensional cardiac muscle, In Zipes, D.P. and Jalife, J.（ed.）：Cardiac Electrophysiology：From Cell to Bedside, 3rd ed., W.B. Saunders, pp.336-344（2000）

45) Qu, Z., Kil, J., and Weiss, J.N., et al.：Scroll wave dynamics in a three-dimensional cardiac tissue model：Role of restitution, thickness, and fiber rotation, Biophys. J., **78**, pp.2761-2775（2000）

46) Wellner, M., Brenfeld, O. and Pertsov, A.M., et al.：Minimal principle for rotor filament, Proc. Natl. Acad. Sci. USA, **99**, pp.8015-8018（2002）

47) Xie, F., Qu, Z. and Garfinkel, A., et al.：A simulation study of the effects of cardiac anatomy in ventricular fibrillation, J. Clin. Invest., **113**, pp.686-693（2004）

48) Salama, G. and Choi, B.R.：Images of action potential propagation in heart, News Physiol. Sci., **15**, pp.33-41（2000）

49) Rosenbaum, D.S. and Jalife, J.（ed.）：Optical mapping of cardiac excitation and arrhythmias, Futura,（2001）

50) Kodama, I., Sakuma, I. and Honjo, H., et al.：Regional differences in arrhythmogenic aftereffects of

high intensity DC stimulation in the ventricles, Pacing Clin. Electrophysiol., **23**, pp.807-817 (2000)

51) 佐久間一郎, 三嶋　晶, 児玉逸雄ほか：高輝度発光ダイオードと高速度ビデオカメラを用いる心臓膜電位光マッピングシステム, 心臓, **33**, pp.439-448 (2001)

52) 本荘晴朗, 佐久間一郎, 児玉逸雄ほか：心室スパイラルリエントリーの成立機構と薬物作用, 心臓, **33**, pp.449-455 (2001)

53) 児玉逸雄, 本荘晴朗：心室のスパイラル・リエントリー, 心臓, **34**, pp.918-925 (2002)

54) Schalij, M.J., Boersma, L. and Allessie M.A., et al.：Anisotropic reentry in a perfused 2-dimensional layer of rabbit ventricular myocardium, Circulation, **102**, pp.2650-2658 (2000)

55) Danse, P.W., Garratt, C.J. and Allessie, M.A., et al.：Preferential depression of conduction around a pivot point in rabbit ventricular myocardium by potassium and flecainide, J. Cadiovasc. Electrophysiol., **11**, pp.263-273 (2000)

56) Allessie, M.A., Bonke, F.I.M. and Schopman, F.J.G.：Circus movement in rabbit atrial muscle as a mechanism of tachycardia. III. The "leading circle" concept：A new model of circus movement in cardiac tissue without the involvement of an anatomical obstacle, Circ. Res., **41**, pp.9-18 (1977)

Ⅲ編　多電極マッピングを用いての不整脈の解析

7. 心房細動はどのようにして発生するか
    －基本的な考え方と現在のコンセンサス－

8. ヒトでのスパイラルリエントリーは実際に起こるのか
    －バスケットカテーテルによるヒトでの観測－

7 心房細動はどのようにして発生するか
― 基本的な考え方と現在のコンセンサス ―

池田　隆徳（杏林大学）

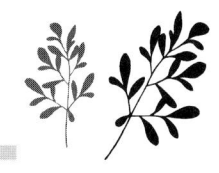

7.1　はじめに

心房細動は，迅速で，不規則，多形態の心房興奮波を有する頻脈性不整脈である。臨床的には房室結節を経由する心室応答の頻度（心拍数）と，心房収縮の低下によって生じる血栓・塞栓によって重症度が決定される不整脈である。心房細動を含めた頻脈の電気生理学的研究は，100年以上も前から行われており，当初は心房と心室，あるいは細動と粗動などに区別することなく，心臓で発生する"頻脈性不整脈"すべてを総じての研究であった。しかし，心電図上の波形の違いで細動と粗動とが区別され，また心房と心室では，電気生理学的現象に違いがあることがわかるようになると，心房細動そのものに焦点をあてた研究が行われるようになった。当初は，局所の細胞内の活動電位記録あるいは数点の細胞外電位記録により，心房細動の電気生理学的特性が論じられていたが，近年のシミュレーションやマッピング技術の進歩により，"興奮伝播"という観点から心房細動の研究が行われるようになり，この領域の研究が飛躍的に進んだ。特に，1990年代中ごろからはその機序に関する研究報告が数多く出され，心房細動の電気生理学的解釈に大きな変化が訪れている。

心房細動の機序としては，**多数興奮波説**（multiple wavelet hypothesis）[2]が支持されているが，最近の動物実験による高精度のマッピング解析は，この考え方にいくつかの疑問を投げかけており，spiral wave（rotor）という新しい理論が提唱され，心房細動の機序を理解するうえで多くの知見を提供している。また，最近の**カテーテルアブレーション**による治療成績から，肺静脈内から生じる局所巣状興奮が心房細動の発生に強く関与することが報告され，心房細動の発生機序の解明につながっている。

本章では，**多電極マッピング**を用いて評価されたこれまでの心房細動の電気生理学に関する研究報告をレビューし，同時に，最近のわれわれの研究結果を提示することによって，現在考えられている心房細動の機序あるいはその概念について論じてみたい。

7.2　心房細動の機序の考え方について

不整脈の機序は，教科書的には①異常自動能，②トリガードアクティビティ（撃発活動），③リエントリーの三つに分けられる[1]が，心房細動に関しては，マッピング解析を用いて研究されてきたというこれまでの歴史的背景から，①局所からの**巣状興奮**（focal mechanism）と，②**旋回興奮**である**リエントリー**（reentrant mechanism）の二つに分けて論じられることが多い[2]（**図7.1**）。異常自動能とトリガードアクティビティは前者に属するが，心室で発現する不整脈のように両者を区別して扱うことは少ない。その理由は，これらの機序が心室の活動電位の記録でもって理解されてきた歴史にある。両機序とも，洞結節以外の部位から正常心拍よりも速く出現する不整脈の機序であるが，異常自動能は，何らかの原因で深い膜電位を維持できずに浅い膜電位となることがその原因であり，一方，トリガードアクティビティは，先行する活動電位の早期後脱分極（early afterdepolarization, EAD）あるいは遅延後脱分極（delayed afterdepolarization, DAD）が生じることが，その原因であると説明されている。心房においては，心房筋の活動電位の持続時間は心室筋と比べて極端に短いということもあってか，その機序は前述したようにマッピング上の興奮伝播によって検討されてきた。異常自動能とトリガードアクティビティを機序とする不整脈は，マッピングを用いて解析すると，いずれも巣状に伝播する興奮波を形成するため，単に局所巣状興奮と分類したほうが理解しやすいといえる。リエントリーについては，通常，解剖学的基盤で発生する場合（解剖学的リエントリー）と機能的に発生する場合（機能的リエントリー）に分けて論じられるが，心房細動は，主として後者に基づくリエントリーとされている。機能的リエントリーは，心臓内の構造物や既定の伝導路とは関連性がなく，心臓内のどこにおいても成立することが可能であるため，別名 **random reentry**[3] とも呼ばれており，その代表格が心房細動ということになる。"random" は，「無秩序」という意味でとらえている研究者がいるが，Hoffman ら[3]はあくまでも「どの領域においても」という意味で記載している。

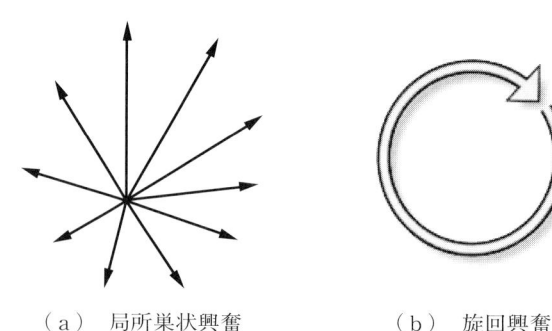

　　　　（a）　局所巣状興奮　　　　（b）　旋回興奮

図7.1　マッピング解析からみた心房細動の機序

7.3 リエントリーの成因にはどういうものがあるか

心房細動は局所巣状興奮でも成り立つが，多くはリエントリーによって形成されると考えられている．ここではまず，心房においてリエントリーが形成されるその成因について述べる．

機能的リエントリー（functional reentry）の成因として**図7.2**の（a）〜（d）に示すように，現在，**leading circle モデル**，**anisotropic モデル**，**figure 8 モデル**，**spiral wave モデル**が提唱されている[4)〜6)]．anisotropic モデルと figure 8 モデルは心筋の組織構造との関連で成立しやすいリエントリーであるため，他の機能的なモデルとは区別して取り扱われることがあるが[7)]，本来の解剖学的な心筋構造を基盤としているため，機能的リエントリーとして分類することに問題はないと思われる．

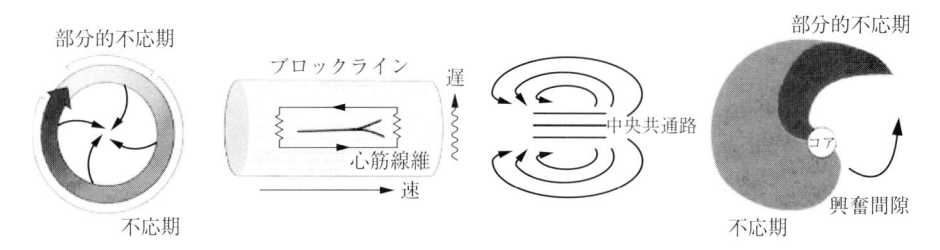

（a） leading circle モデル　（b） anisotropic モデル　（c） figure 8 モデル　（d） spiral wave モデル

（a） リエントリー中の興奮の先端は，不応期の時期を脱したその尾端を追いかけるように旋回する．リエントリーの旋回路の中心部は，周囲からの興奮波の進入により，つねに電気的不応の状態にある．このモデルでは，興奮間隙はほとんど存在しない．
（b） リエントリーは線維走向に沿って形成されるブロックラインの周囲を旋回する．縦方向と横方向の伝導差に基づくリエントリーであり，ブロックラインに対して垂直に旋回するときに伝導遅延が生じる．
（c） リエントリーは時計方向と反時計方向に旋回する二つの興奮波の融合として形成される．その中央には共通路が存在する．
（d） リエントリーは渦巻き状に興奮しており，その中心部に興奮可能であるが実際には興奮していないコアが存在する．興奮旋回において広い興奮間隙を有する．

図7.2　機能的リエントリーの成因

7.3.1　leading circle モデル

従来，機能的リエントリーの機序は，主としてAllessieら[8)]が提唱したleading circle説によって説明されてきた．彼らは，ウサギの孤立左房筋を用いてリエントリーを誘発し，微小ガラス電極を用いて，多点でリエントリー中の活動電位を記録することにより，その成立機序を説明した．彼らによれば，リエントリーの旋回路の中心部は，周囲からの興奮波の進入によりつねに電気的不応の状態であり，また，興奮の先端が不応期の時期を脱したその尾端を追いかけるように旋回するため，興奮間隙は存在しないか，仮に存在してもごくわずかである

と説明している。また，この説では，リエントリーの旋回する経路を"circuit"としてとらえていることもその特徴の一つといえる。

7.3.2 anisotropic モデル

心筋の組織構造を基盤として出現するリエントリーとして anisotropic reentry[7),9)] がある。このモデルの基本的な考え方は，Spach ら[7)]が報告したように anisotropy（**異方性**）の存在下，すなわち縦（L）方向と横（T）方向の伝導差に基づいて成立するリエントリーで，組織の線維走向が関与するものである。Wit ら[9)]は，マッピング解析により，anisotropic reentry の興奮伝播の特性を評価している。彼らによれば，興奮波は線維走向と平行して形成される機能的なブロックラインに沿って旋回しており，興奮波がブロックラインに対して垂直に旋回するときに伝導遅延が生じる。この伝導遅延はリエントリーの維持に重要な役割を果たしており，旋回興奮の途絶は，このブロックラインの両端で生じるのではなく，むしろ L 方向で生じることを指摘した。この場合，L 方向では，ブロックラインとは無関係の局所の心筋傷害が存在するか，何らかの原因で不応期の延長が生じることが必要となる。

7.3.3 figure 8 モデル

リエントリーを興奮パターンから分類したものとして，figure 8 reentry がある。このリエントリーは，機能的な基盤よりも，むしろ心筋梗塞などの組織障害下で生じやすい。El-Sherif ら[10)]は，梗塞犬において心室細動中のマッピング解析を行い，figure 8 reentry の電気生理学的性質を評価した。彼らは，8字の両サイドの円弧が小さい場合は興奮波の伝導速度が遅く，大きい場合は速いことを確かめ，8字の共通路では通常，伝導遅延が生じていることを報告している。共通路の伝導速度については異なる報告もあり，イヌ健常心房における実験では，El-Sherif らの結果とは逆に，8字の共通路の伝導速度は他の部位よりもむしろ亢進することが示されている[11)]。障害心筋とそうでない場合とで，共通路の伝導特性が異なることが考えられる。

7.3.4 spiral wave モデル

コンピュータシミュレーション上で論じられていた spiral wave 理論[12)]が，Davidenko と Jalife ら[13)]によって動物心筋で生じることが立証され，さらに心房の機能的リエントリーの機序として矛盾しないことが，Ikeda ら[14)]によって報告された。その概略は，リエントリーの興奮前面は渦巻き様であり，リエントリーには興奮可能であるが，実際には興奮していない領域（コア，core）がその中心部に存在し，そのコアがリエントリーの維持に必須であるとする仮説である。興奮波の伝導速度は，興奮前面の曲率（curvature）によって規定され

る。コアの性質は，双極電位記録[13]のみならずガラス電極を用いた活動電位記録[15]でも確認されている。spiral wave リエントリーでは，leading circle 型リエントリーと異なり，十分な興奮間隙を有することもその特徴として挙げられる。また，spiral wave は，さまよい運動（meandering）や自己分裂（breakup）を呈しやすいことが知られており[11),16]，これはヒト心房においても示されている[17]。leading circle モデルとの違いがよく議論されるが，両仮説の決定的な違いは，その旋回様式と，リエントリー中心部（コア）の興奮性および興奮間隙の存在にあるといえよう。

7.4 孤立心房における心房細動の実験方法について

7.4.1 実験の準備

ここでは，現在われわれが用いている多電極マッピングを用いたイヌ心房における実験モデル（冠動脈内および表面灌流孤立両心房モデル）について紹介する（図7.3）。実験準備として，まず雑種成犬を使用し，ケタミン筋注およびペントバルビタール静注による全身麻酔を行い，人工呼吸管理下の状態とする。開胸術を行い，ヘパリン静注後に心臓を素早く摘出し，氷片を混ぜた冷タイロード液に浸し，同時に酸素化を行う。つぎに，冷タイロード液からときおり心臓を取り出しながら，左冠動脈回旋枝と右冠動脈を含めた状態で心房のみを孤立化させ，右心耳および左心耳の辺縁に沿って慎重にハサミを入れ，さらに心房中隔を切除することで心房を平たくする。そして，心内膜面を下にした状態で，酸素化した温タイロード液（37℃）で満たした組織浴槽に孤立心房を入れ，（底部に備え付けた）高密度電極板の上に孤立心房が位置するように針ピンを用いて固定する。ただちに温タイロード液により2

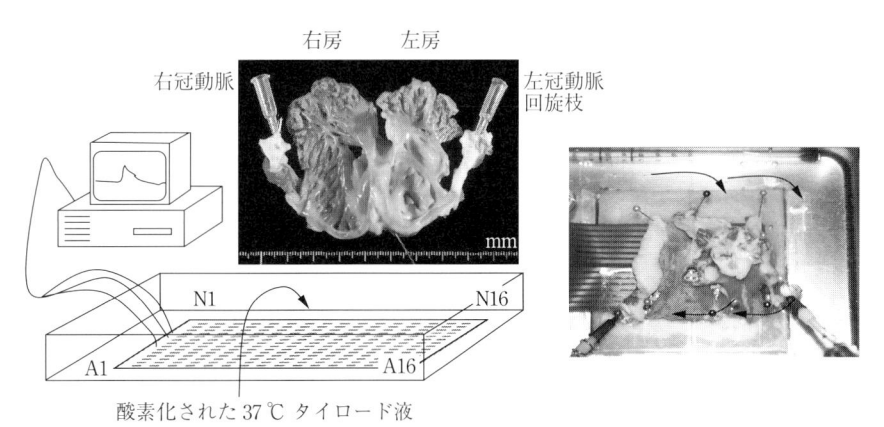

イヌの孤立両心房モデル（冠動脈および表面灌流）が使用され，多電極板（縦14極〔A～N〕，横16極〔1～16〕）が組織浴槽に備え付けられている。

図7.3　多電極マッピングのための実験モデル（口絵4参照）

本の冠動脈を灌流し，同時に組織浴槽内において孤立心房の表面灌流を行う。このようにして，心房を生理的な状態に維持させる。図7.3に示されているように，この実験モデルでは，両心房の自由壁と心耳，肺静脈領域，上下大静脈口，冠動脈洞口，Bachmann束など，心房中隔以外の心房の組織をすべて含むことができる。また，高密度電極板のサイズを実験で使用するイヌ心房の大きさとほぼ同一にしているため，心房内で発生するすべての現象をマップ上で観察することが可能な実験モデルとなっている。

7.4.2 心房細動の誘発法

孤立心房が組織浴槽内で安定した後，灌流液にアセチルコリンを加える。アセチルコリンは心房筋の不応期を短縮することによって心房細動の誘発性を高め，また，その濃度により心房細動の持続時間をある程度調節できる薬剤であることが多くの実験で示されている[11),19),20)]。したがって，加えるアセチルコリンの容量はきわめて重要であり，量が少なければ心房細動は誘発されず，逆に多すぎれば心房細動ではなく，きわめて迅速な心房粗動へと変化してしまう[21)]。われわれの冠動脈内および表面灌流孤立両心房モデルでは，$1 \sim 5\,\mu M$のアセチルコリンの濃度が実験に最も適しており，臨床でみられるのと同一の心房細動を誘発させることができる。われわれの施設では，アセチルコリンはなるべく低濃度で開始し，心房細動の誘発の有無および持続時間を見て，徐々に濃度を高めていくようにしている。心房細動はAChの負荷のみでは自然発生しないため，これに加えて，早期刺激あるいは高頻度

リエントリーの成因の呼び方について

　数年前からspiral waveあるいはleading circleといった用語は，あまり使用されなくなっている。この理由は，spiral waveの名付け親でもあるWinfree博士が，生前に書籍[19)]あるいはE-mailを通じて，「用語にこだわるのではなくその現象で議論しよう」と，この領域の多くの研究者に呼びかけたことにある。私のところにもそのメールが送られてきた。一時，これらの仮説の是非を巡って過激な議論が交わされたことがあり，また，vortexやscroll waveといったspiral waveの類似語も使用されるようになり，専門用語としての統一性をとり難くなったこともその原因の一つである。彼の呼びかけに共感した研究者は，spiral waveと表現したほうがよい場合でも，学術誌上では単にreentryあるいはrotorと記載している。なお，コンピュータモデルの分野では，"spiral wave"を2次元における渦巻き興奮波，"vortex"あるいは"scroll wave"を3次元における渦巻き興奮波として，明確に区別する研究者が多いのが実情である。さらに，spiral waveの中心部を"core"と称するが，3次元ではそのcoreのことを"filament"と呼び区別している。

　　　　　　　　　　　　　　　　　　　　　　　　　　　　（池田隆徳）

刺激などの電気刺激を行うことが必要である．われわれは，銀線を加工して作成した2本の近接双極電極を用いて，心外膜面から早期刺激を行うことにより，心房細動を誘発している．

7.5 多電極マッピングを用いて興奮伝播を構築する方法について

7.5.1 マッピングシステム

われわれの施設では，12ビット，1 kHzのサンプリングレートで，最大9.7秒間の連続解析が可能なマッピングシステム（CardioMapp®, Prucka Engineering[†]）を用い，データを解析している[22),23)]．このマッピングシステムは，最高で224点の電位波形を同時かつ瞬時に解析することが可能である．電位波形の記録は双極電位で行っており，興奮時間の選択は dV/dt 法を採用している．その理由として，双極記録は単極記録と比べて，電位波形の幅が狭く，また電位の立ち上がりが急峻であるため，dV/dt 法を用いて波形選択を行うと，コンピュータによる自動解析がきわめて容易となることによる．われわれの施設では，すべての電位は解析者によって視覚的に検閲され，もし適切でなかった場合は手動で変更することで，データの正確性を保っている[22)]．

7.5.2 マップの構築法

興奮伝播の観察は，コンピュータのディスプレイ上で行われ，カラーコード化されたドット（興奮伝導により赤→黄→緑の順に変化）で示す**等時点マップ**（isodotted map）として表される（**図7.4**）．描写された各ドットは双極電極の位置に相当しており，それぞれの色の

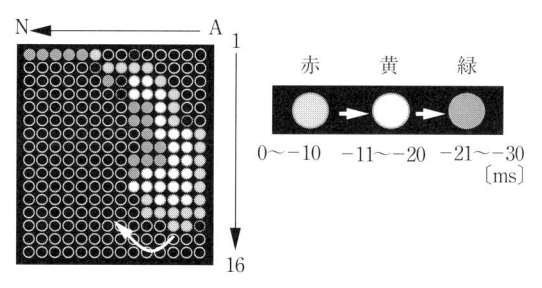

各ドットは双極電極の位置を表している．興奮伝導によりドットの色が赤→黄→緑の順に変化するように設定してある．それぞれの色の持続時間は 10～15 ms であるため，各ドットは計 30～45 ms の間隔で興奮の伝導パターンを表すことになる．図は，それぞれの色の持続時間を 10 ms に設定した場合のサンプルである．

図7.4 等時点マップ（口絵7参照）

[†] CardioMapp は Prucka Engineering 社の登録商標です．

持続時間は10〜15 msに設定している。そのため，各ドットは計30〜45 msの間，色を変えて興奮の伝導パターンを表すことになる[21]。この描写は，興奮前面を観察するのに適しており，同時に興奮波の軌跡を見るのにも適している。われわれのマッピングシステムでは，**等時線マップ**（isochrone map）としてもディスプレイ上に表すことが可能であるが，心房細動のような複雑な興奮パターンを理解するには，等時線マップでは限界があると思われ，このような方法を採用している。

7.6　多電極マッピングからみた心房細動の成立機序について

7.6.1　心房細動とmultiple wavelet説

　心房細動の機序を理解するには，multiple wavelet説[24]について掘り下げて理解する必要がある。心房細動が多数の興奮波（multiple wavelet）によって形成されるという概念を確立させたのは，Moeが1962年にコンピュータシミュレーションによる解析を用いて提唱したことに端を発する[25]。その概要は，31×32のセルで形成される2次元のセルオートマトンモデルで細動を誘発したところ，20〜30にも及ぶ多数の興奮波が観察され，それらが衝突，分裂，消失，融合を繰り返し，その位置，サイズ，形状，数を変化させることで心房細動が成立するというものである。彼はその報告のなかで，広い範囲で大きく旋回するwaveletもあれば，局所から出現してすぐに消えていくような小さなwaveletもあったと記載している。言い換えれば，waveletには，リエントリー性の興奮旋回様式を呈するものがあるが，すべてがそのような興奮様式をとるかについては明らかにされていないということである。したがって，Moeのmultiple wavelet説は，機序としての異常自動能やトリガードアクティビティの要素も充分含んでいるといえる。個々のwaveletが，multiple independent reentrant wavelets，すなわちすべて独立したリエントリー性興奮であると理解されるようになったのは，1985年あるいはそれ以降に出版されたAllessie[19]あるいはJanseら[26]による多電極マッピングを用いて評価された研究によるところが大きい。彼らは，イヌのアセチルコリン注入下のLangendorff灌流心において，電気刺激で心房細動を誘発し，左右の心房それぞれにおいて，心外膜側192点からの電位記録を行い，等時線マップを構築した。その結果，個々のwaveletが"multiple independent reentry"を呈していると考えた。そして，細動の成立には，個々の独立したリエントリーの数が，左右においてそれぞれ少なくとも2〜3個，心房全体として4〜6個が必要であると述べた。彼らの報告の印象度が高かったこともあり，その後multiple wavelet説における個々の興奮波は，すべてリエントリー，しかも先に述べたleading circle型のリエントリーを呈していると理解されるようになった（**図7.5**）。この考え方は，1990年後半ごろまで広く支持されることになる。

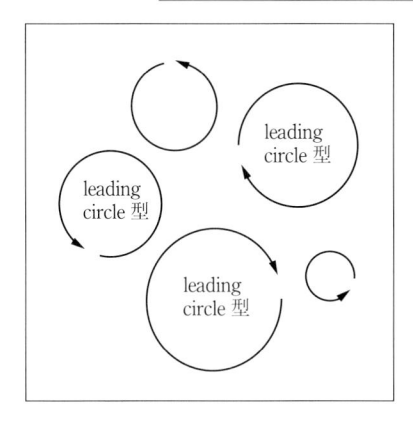

図 7.5 leading circle 型を呈する multiple independent reentry を説明した模式図

7.6.2 心房細動の維持と新たな概念

心房細動がいったん発現すると，その維持はおもにリエントリーによってなされる．近年，高密度多電極マッピング（electrode mapping），さらには光学マッピング（optical mapping）と興奮伝播の解析技術が格段に進歩し，心房細動中の興奮様式を詳細に観察することが可能となった．その結果，従来，multiple reentry で説明されてきた心房細動の興奮様式の考え方に変化が生じてきた．その代表的な考え方が，**single meandering reentry 説**[11),17)] と **mother rotor 説**[27),28)] である．前説は多電極マッピング，後説は光学マッピングを用いて提唱されたものである．両仮説はともに，心房細動には中心となるリエントリーが存在し，リエントリーが一つあれば，言い換えれば single reentry でも細動は維持されるという点で一致している．若干，意味合いが異なるが，Schuessler ら[20)] も以前にアセチルコリン誘発性心房細動で，アセチルコリンの濃度を高めると，multiple reentry が逆に single reentry へと変化することを報告している．また，multiple independent reentry 説を提唱した Allessie らのグループも，後には single reentry によっても心房細動が成立することを暗示する多電極マッピングのデータ（右房マッピングにおいて，心房細動中には単一興奮波で伝導遅延がないタイプが 40％で最も多い）を示している[29)]．以下に，われわれが提唱している single meandering reentry 説について，最近の多電極マッピングによって得られたデータをもとに解説する．

先に述べたように，spiral wave は meandering，すなわち，さまよい運動を呈する（**図 7.6**）．

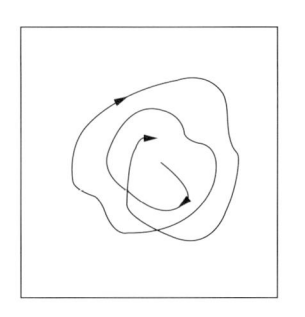

図 7.6 single reentry のさまよい運動（meandering）を説明した模式図

102   7. 心房細動はどのようにして発生するか

定位置を旋回する spiral wave が示されていることがあるが，これはあくまでも心筋領域が限定されている場合に起こる現象であって，meandering するほうが自然といえる．われわれは，以前に非冠動脈灌流下イヌ右房孤立モデルにおいて，アセチルコリン誘発性の心房細動中に多電極マッピングを行い，単一の spiral wave のみが meandering することで心房細動が成立することを示した[10],[17]．現在，われわれは，より生理的な状態である冠動脈灌流下の右房，左房，そしてほとんどの解剖学的構造物を含めた両心房モデルで，心房細動の機序として，single meandering reentry が矛盾しないことを多電極マッピングで示している．図 7.7 にその実例を示した．リエントリー性の旋回様式を呈した興奮前面の軌跡をみると，リエントリーが2個存在することはあるが，1個のリエントリーでも心房細動は維持されている．ただし，興奮波はつねに複数存在しており，単一興奮波のみで心房細動が維持されることはない．したがって，われわれが観察した現象は，Moe が提唱した multiple wavelet 説とは矛盾しない．しかし，心房細動の維持に多くのリエントリーの存在が必須ということになれば，明らかに違いが生じる．

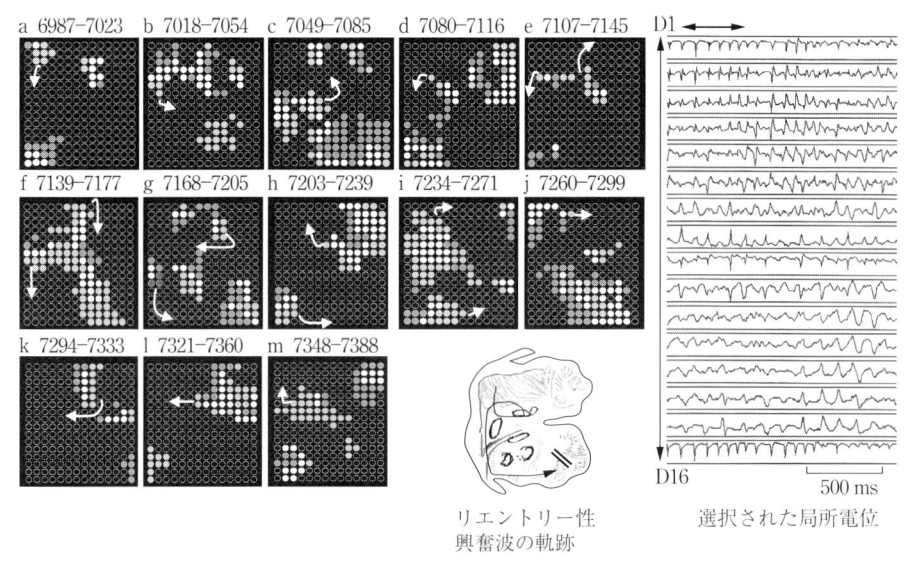

図右は D 列 16 極のみの電位を示しており，図左は両矢印（←→）の時間帯における興奮伝播を示したマップである．
各マップ上では多くの興奮波が観察されるものの，リエントリー性の旋回様式を示す興奮波が 1 あるいは 2 個存在することで心房細動が成り立っている．

図 7.7　イヌの冠動脈内および表面灌流孤立両心房モデルで誘発された心房細動中の興奮伝播パターン（口絵 8 参照）

7.7 心房細動を構成するリエントリーに興奮間隙はあるか

　リエントリーによる旋回運動において，不応期と伝導速度の積として表される興奮波長（wavelength）[30]が，抗不整脈薬による心房細動の効果判定の指標として，これまで重要視されてきた。wavelengthの測定法は，leading circle型リエントリーを基盤として考案されたものであるため，あくまでも興奮間隙（excitable gap）が，リエントリーには存在しないことを前提としている。しかし，近年の電極マッピングを用いた解析で示されたように，現在では心房細動中でも，それを形成するリエントリーには興奮間隙が存在すると考えられている[14]。最近，(wavelengthの測定法を提唱した) Allessieのグループから，自らその説を打ち消すかのように，心房細動中には興奮間隙が存在し，薬効判定には，波長の延長あるいはそのもととなる不応期の延長よりも，興奮間隙の開大のほうが重要であるとする報告が，多電極マッピングを用いた研究でなされ[31]，話題を集めた。彼らが用いたのは，シベンゾリン，キニジン，フレカイニド，d-ソタロールといった多チャネル遮断薬であったが，そのいずれにおいても，興奮間隙の開大が心房細動の除細動における最も重要な因子であったと述べている。また，彼らは，自分らが行った多電極マッピングを利用しての興奮間隙の測定法も論文上で紹介している[32]。われわれ[24]は，これまでwavelengthの測定法を用いては理解できなかった選択的なNaチャネル遮断薬（ピルジカイニド）の停止機序を，彼らと同様に多電極マッピング解析を用いて検討し，興奮間隙の開大とマップ上のspiral coreの拡大

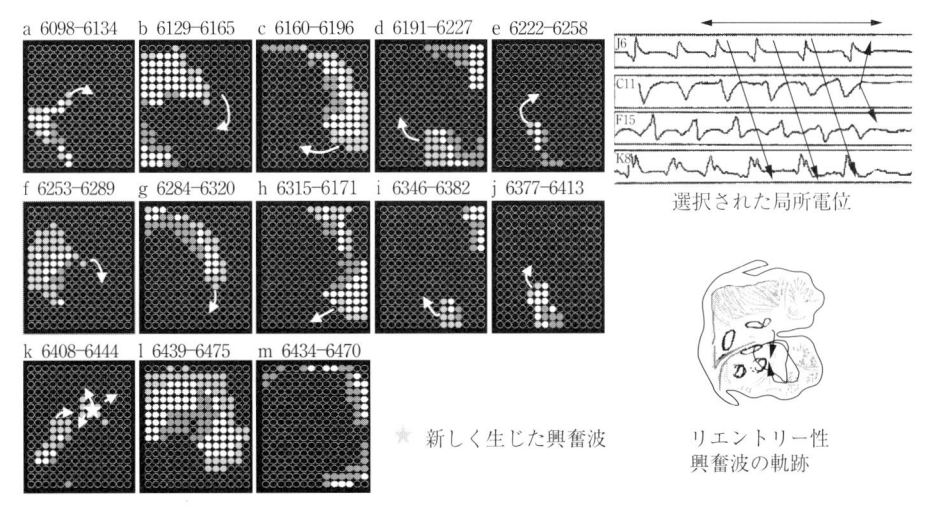

　図右は電極点J6, C11, F15, K8の電位を示しており，図左は両矢印（←→）の時間帯における興奮伝播を示したマップである。マップで示されているように，薬物によっての興奮間隙の開大とリエントリー中心部（spiral core）の拡大が，心房細動の停止に強く関与している。

図7.8 ピルジカイニドによる心房細動の停止時の興奮伝播パターン（口絵9参照）

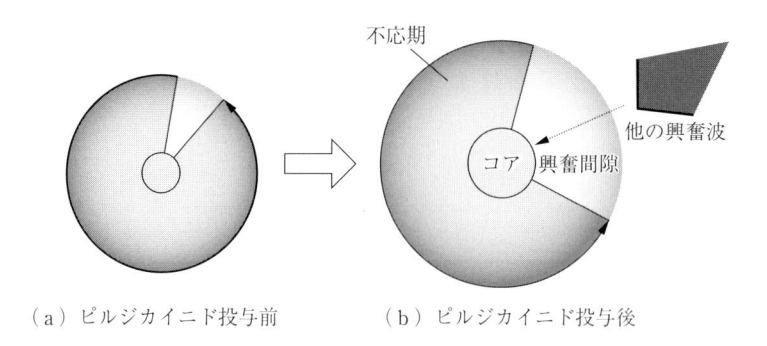

(a) ピルジカイニド投与前　　(b) ピルジカイニド投与後

図7.9　図7.8の機序を解説した模式図

が，心房細動の停止に大きく関与することを示している（図7.8）。図7.9は，その機序を説明した模式図である。このように現在では，心房細動を形成するリエントリーにも興奮間隙は存在することを認知し，抗不整脈薬による停止あるいは自然停止の機序を考える場合には，興奮間隙に対する影響を考慮に入れることが必要といえる。

7.8　解剖学的構造と興奮伝播の関連性について

近年，心房櫛状筋，分界稜，Bachmann束，あるいは先に述べた肺静脈開口部領域，冠静脈洞，Marshall靱帯などの解剖学的心筋構造が心房細動の興奮伝播に影響を及ぼすことが，多電極マッピングを用いた解析で示されている。心筋構造は心房細動の発生のみならず，その維持においても重要な役割を担っているといえる。

心房櫛状筋の関与については，Wuら[33]が多電極マッピングを用いた解析で，meandering中にリエントリーが太い櫛状筋に遭遇すると，そこでリエントリーは係留し，興奮波が太い櫛状筋の周囲を旋回することによって細動が粗動に変化することを示している。またIkedaら[18]は，興奮波が太い櫛状筋と直行して伝播する場合には，その領域で一時的な伝導遅延が形成されることを報告しており，太い心房櫛状筋は，心房細動の統合化あるいはリエントリーの形成に関与すると考えられる。Grayら[34]は，光学マッピングを用いて，櫛状筋と同様に分界稜も細動から粗動への変化に強く関与することを示している。

Bachmann束と心房細動に関しては，Kumagaiら[35]が心房内数点の多電極マッピングを用いて，Bachmann束は細動興奮の維持における必須伝導路であるとし，同部位のアブレーションは心房細動の停止に有効であると報告している。Mansourら[36]も多電極マッピングを用いて評価し，Bachmann束と下後壁心房に存在する伝導路は，細動維持における重要な経路であるとしており，Bachmann束は細動維持に重要な役割を担うと思われる。

局所から発火するfocal activityは，心房細動の発生において重要な役割を演ずることを

述べたが，このfocal activityは心房細動の維持においても関与すると考えられている。Oralら[37),38)]は，多電極カテーテルを用いた解析で，持続性心房細動中に肺静脈あるいは冠静脈洞から絶えずfocal activityの発火が起きているとしており，これが心房細動の持続に関与することを示している。またWuら[22)]は，肺静脈とMarshall靱帯からの連続的なfocal activityの発火が，細動維持において重要であると述べている。それらfocal activityの細動中の発火は，心房細動の停止を妨げている大きな要因であるとも彼らは説明している。

7.9 おわりに

心房細動の機序解明において，多電極マッピングは興奮伝播様式の解析のみならず，電位特性という観点からも多くの情報をもたらしてきた。興奮の伝播パターンを見るには，光学マッピングのほうが優れているのはいうまでもない。しかし，直接の電位記録でもって作成される多電極マッピングは，電気生理学的性質を絡めて論じる際，決して光学マッピングに劣ることのないマッピング解析法であるといえる。

引用・参考文献

1) Peters, N.S., Cabo, C. and Wit, A.L.：Arrhythmogenic mechanisms：Automaticity, triggered activity, and reentry, In Zipes, D.P., Jalife, J (ed.)：Cardiac Electrophysiology：From Cell to Bedside, 3rd ed., WB Saunders, pp.345-355（2000）

2) Janse, M.J.：Mechanisms of atrial fibrillation, In Zipes, D.P., Jalife, J. (ed.)：Cardiac Electrophysiology：From Cell to Bedside, 3rd ed., WB Saunders, pp.476-481（2000）

3) Hoffman, B.F. and Rosen, M.R.：Cellular mechanisms for cardiac arrhythmias. Circ. Res., **49**, pp.1-15（1981）

4) El-Sherif, N.：Reentrant mechanisms in ventricular arrhythmias, In Zipes, D.P., Jalife, J. (ed.)：Cardiac Electrophysiology From Cell to Bedside, 2nd ed., Saunders WB, pp.567-582（1995）

5) 池田隆徳：Spiral waveとリエントリー，新不整脈学（杉本恒明，井上　博　編）医学書院，pp.106-110（2003）

6) 池田隆徳：心房細動の電気生理学：基礎的視点から，心房細動（山下武志編），メジカルビュー，pp.30-51（2004）

7) Spach, M.S.：Microscopic basis of anisotropic propagation in the heart：The nature of current flow at a cellular level, In Zipes, D.P., Jalife, J. (ed.)：Cardiac Electrophysiology：From Cell to Bedside, 2nd ed., Saunders WB, pp.204-215（1995）

8) Allessie, M.A., Bonke, F.I.M. and Schopman, F.J.G.：Circus movement in rabbit atrial muscle as a mechanism of tachycardia. III. The "leading circle" concept：A new model of circus movement in cardiac tissue without the involvement of an anatomical obstacle, Circ. Res., **41**, pp.9-18（1977）

9) Wit, A.L. and Dillon, S.M.：Anisotropic reentry. In Zipes DP, Jalife J (ed.)：Cardiac Electrophysiology

From Cell to Bedside, Saunders WB, pp.353-364 (1990)

10) El-Sherif, N.: The figure 8 model of reentrant excitation in the canine post-infarction heart, In Zipes, D.P., Jalife, J. (ed.): Cardiac Electrophysiology, Grune & Stratton, pp.363-378 (1985)

11) Ikeda, T., Wu, T.-J. and Uchida, T., et al.: Meandering and unstable reentrant wave fronts induced by acetylcholine in isolated canine right atrium, Am. J. Physiol., **273**, pp.H356-H370 (1997)

12) Winfree, A.T.: Spiral waves of chemical activity, Science, **175**, pp.634-636 (1972)

13) Davidenko, J.M., Pertsov, A.V. and Salomonsz, R., et al.: Sationary and drifting spiral waves of excitation in isolated cardiac muscle, Nature, **355**, pp.349-351 (1992)

14) Ikeda, T., Uchida, T. and Hough, D., et al.: Mechanism of spontaneous termination of functional reentry in isolated canine right atrium. Evidence for the presence of an excitable but nonexcited core, Circulation, **94**, pp.1962-1973 (1996)

15) Athill, C.A., Ikeda, T. and Kim, Y.H., et al.: Transmembrane potential properties at the core of functional reentrant wavefronts in isolated canine right atria, Circulation, **98**, pp.1556-1567 (1998)

16) Davidenko, J.M., Salomonsz, R. and Pertsov, A.M., et al.: Effects of pacing on stationary reentrant activity: Theoretical and experimental study, Circ. Res., **77**, pp.1166-1179 (1995)

17) Ikeda, T., Czer, L. and Hwang, C., et al.: Induction of meandering functional reentrant wavefront in isolated human atrial tissues, Circulation, **96**, pp.3013-3020 (1997)

18) Winfree, A.T.: Theory of spirals, In Zipes, D.P., Jalife, J. (ed.): Cardiac Electrophysiology: From Cell to Bedside, 2nd ed., Saunders WB, pp.353-364 (1995)

19) Allessie, M.A., Lammers, W.J.E.P. and Bonke, F.I.M., et al.: Experimental evaluation of Moe's multiple wavelet hypothesis of atrial fibrillation, In Zipes DP, Jalife J. (ed.): Cardiac Arrhythmias. Grune & Stratton, pp.265-276 (1985)

20) Schuessler, R.B., Grayson, T.M. and Boineau, J.P., et al.: Cholinergically mediated tachyarrhythmias induced by a single extrastimulus in the isolated canine right atrium, Circ. Res., **71**, pp.1254-1267 (1992)

21) Wu, T.J., Ong, J.J. and Chen, P.S., et al.: Pulmonary veins and ligament of marshall as sources of rapid activations in a canine model of sustained atrial fibrillation, Circulation, **103**, pp.1157-1163 (2001)

22) Ikeda, T., Kawase, A. and Nakazawa, K., et al.: Role of structural complexities of septal tissue in maintaining ventricular fibrillation in isolated, perfused canine ventricle, J. Cardiovasc. Electrophysiol. **12**, pp.66-75 (2001)

23) Kawase, A., Ikeda, T. and Kubota. T., et al.: Widening of the excitable gap and enlargement of the core of reentry during atrial fibrillation with a pure sodium channel blocker in canine atria, Circulation, **107**, pp.905-910 (2003)

24) Moe, G.K.: On the multiple wavelet hypothesis of atrial fibrillation. Arch. Int. Pharmacodyn. Ther., **140**, pp.183-188 (1962)

25) Moe, G.K., Rheinboldt, W.L. and Abildskov, J.A.: A computer model of atrial fibrillation, Am. Heart J., **67**, pp.200-220 (1964)

26) Janse, M.J. and Allessie, M.A.: Experimental observations in atrial fibrillation. In Falk, R.H., Podrid, P.J. (ed.): Atrial Fibrillation: Mechanisms and Management, Raven Press, pp.41-57 (1992)

27) Mandapati, R., Skanes, A. and Chen, J., et al.: Stable microreentrant sources as a mechanism of atrial fibrillation in the isolated sheep heart, Circulation, **101**, pp.194-199 (2000)

28) Chen, J., Mandapati, R. and Berenfeld, O., et al.：Dynamics of wavelets and their role in atrial fibrillation in the isolated sheep heart, Cardiovasc. Res., **48**, pp.220-232（2000）

29) Konings, K.T.S., Kirchhof, C.J. and Smeets, J.R., et al.：High density mapping of electrically induced atrial fibrillation in man, Circulation, **89**, pp.1665-1680（1994）

30) Rensma, P.L., Allessie, M.A. and Lammers, W.J., et al.：Length of excitation wave and susceptibility to reentrant atrial arrhythmias in normal conscious dogs, Circulation, **62**, pp.395-410（1988）

31) Wijffels, M.C.E.F., Dorland, R. and Allessie, M.A., et al.：Widening of the excitable gap during pharmacological cardioversion of atrial fibrillation in the goat：Effects of cibenzoline, hydroquinidine, flecainide, and d-sotalol, Circulation, **102**, pp.260-267（2000）

32) Duytschaever, M., Mast, F. and Killian, M., et al.：Methods for determing the refractory period and excitable gap during persistent atrial fibrillation in the goat, Circulation, **104**, pp.957-962（2001）

33) Wu, T.-J., Yashima, M. and Xie, F., et al.：Role of pectinate muscle bundles in the generation and maintenance of intra-atrial reentry：Potential implications for the mechanism of conversion between atrial fibrillation and atrial flutter, Circ. Res., **83**, pp.448-462（1998）

34) Gray, R.A., Takkellapati, K. and Jalife, J.：Dynamics and anatomical correlates of atrial flutter and fibrillation. In Zipes, D.P., Jalife, J.（ed.）：Cardiac Electrophysiology：From Cell to Bedside, 3rd ed., WB Saunders, pp.356-363（2000）

35) Kumagai, K., Uno, K. and Waldo, A.L., et al.：Single site radiofrequency catheter ablation of atrial fibrillation：Studies guided by simultaneous multisite mapping in the canine sterile pericarditis model, J. Am. Coll. Cardiol., **36**, pp.917-923（2000）

36) Mansour, M., Mandapati, R. and Berenfeld, O., et al.：Left-to-right gradient of atrial frequencies during acute atrial fibrillation in the isolated sheep heart, Circulation, **103**, pp.2631-2636（2001）

37) Oral, H., Ozaydin, M. and Tada. H., et al.：Mechanistic significance of intermittent pulmonary vein tachycardia in patients with atrial fibrillation, J. Cardiovasc. Electrophysiol., **13**, pp.645-50（2002）

38) Oral, H., Ozaydin, M. and Chugh, A, et al.：Role of the coronary sinus in maintenance of atrial fibrillation, J. Cardiovasc. Electrophysiol., **14**, pp.1329-1336（2003）

8 ヒトでのスパイラルリエントリーは実際に起こるのか
－バスケットカテーテルによるヒトでの観測－

難波　経豊（香川県立保健医療大学）

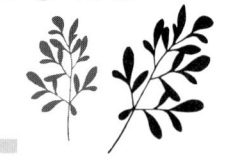

8.1　はじめに

　頻脈性不整脈のうち心電図でランダムな波形を呈する細動のメカニズムは，Moe がコンピュータシミュレーションによって multiple wavelet（独立した複数の興奮波）仮説を提唱したことにより，その研究の黎明期を迎えた[1]。その後，Allessie らは multiple wavelet が機能的リエントリー（functional reentry）であることを動物実験によって明らかにし[2]，さらに，多くの研究者が動物実験やコンピュータシミュレーションでの興奮伝播パターンの解析によって，機能的リエントリーの成立機序を検討してきた。

　動物実験での興奮伝播パターンの解析には，おもに心筋表面から多点の細胞外電位を同時に記録する電極マッピングが多く用いられてきた。また最近では，膜電位感受性色素で染色した心筋表面から多点の膜電位シグナルを同時に撮影する光学マッピングも用いられるようになった。これらの研究の結果，機能的リエントリーの成立機序は，さまざまな変遷はあったものの，現在ではスパイラルリエントリーでほぼ決着している[3]〜[8]。

　では，ヒトで実際にスパイラルリエントリーは観測できるだろうか？

8.2　ヒトでの心筋電極マッピング

　臨床では，開胸心臓手術やカテーテルを用いた心臓電気生理学検査において，検査・治療目的の**電極マッピング**が行われている。生体では光学マッピングを用いることができないため，電極マッピングが用いられる。開胸心臓手術での電極マッピングは，配列電極を用いて行われる。一方，カテーテルを用いた電極マッピングはさまざまな方法で行われている。

　心房粗動や単形性心室頻拍など興奮が同じ伝播経路を維持しながら持続する安定した頻脈ならば，電位を1点ずつまたは数点ずつ記録し，後で心電図と同期させることで興奮伝播パターンを再現できる。これは，電極数が1個または数個の電極カテーテルで電位を記録していく古典的なマッピング法であるが，最近ではこの方法

による記録電位から興奮伝播を心内膜の3次元位置情報とあわせて再現するCARTO®システム（Biosense）[†1,9)～14)]やLocaLisa®システム（Medtronic）[†2,15)～20)]などが普及しつつあり，不整脈の臨床および研究に大きな成果を挙げている．

しかし，心房細動や多形性心室頻拍，心室細動など興奮の伝播経路が不規則に変化する頻脈や，非持続性の頻脈ならば，多点の電位を同時に記録する必要がある．

現在，カテーテルを用いた多点電位の同時記録は，**バスケットカテーテル**[21)～32)]とEnSite®システム（ESI）[†3,33)～38)]により可能である．前者は，電極を球状に配置した配列電極を心内膜に密着させて，心内膜電位を多点で同時に直接記録するものである．後者は，一般に **non-contact electroanatomical mapping system** と呼ばれ，まず心内膜の位置情報から仮想心臓を構築した後，心腔内に挿入・浮遊させた多電極付きバルーンカテーテルで far field 電位（電極から離れた遠方の電位）を記録し，これから仮想心臓の心内膜電位を計算により求めるものである．多電極付きバルーンカテーテルは，バルーン上に64極の単極電極を配置したものである．このうち，機能的リエントリーの再現は，バスケットカテーテルによる電極マッピングで試みられている[39)～42)]．

8.3 バスケットカテーテル

バスケットカテーテル（Constellation®, EP Technologies[†4]）では，8極の電極を有するスプライン8本がシースの先端から出ると球状に広がるように設計されている．これにより64極の電極を球状に配置した状態となり，これを心内膜に密着させることによって，電極間隔の比較的規則的な心内膜の多点電位を同時に記録する．ただし，心腔内は球状ではなく，またいろいろな解剖学的な構造物を有するため，すべての電極が均等に密着する可能性は少なく，データの解釈には注意が必要である．心内電位は，単極で最大64点，双極で最大32点が同時に記録できる．

しかし，バスケットカテーテルの電極数は，心内膜を広範囲にマッピングするのに充分ではなく，電極間距離も広いため，マッピングの空間解像度は低い．バスケットカテーテルによるマッピングデータを等電位図（isopotential map）や等時線図（isochrone map）で手軽に表示するQMS®システム（Cathdata[†5]）も試用されているが，機能的リエントリーのような複雑な興奮伝播パターンの表示は不可能である．したがって，このような複雑な興奮伝播パ

---

†1　CARTOはBiosense社の登録商標です．
†2　LocaLisaはMedtronic社の登録商標です．
†3　EnSiteはESI社の登録商標です．
†4　ConstellationはEP Technologiesの登録商標です．
†5　QMSシステムはCathdataの登録商標です．

ターンを再現するためには，低い空間解像度を補うための新しい信号処理が必要である。

8.4 電極マッピングの低い空間解像度を補うための信号処理

8.4.1 単純な興奮伝播パターンを視覚化する場合

空間解像度の低い電極マッピングから興奮伝播を再現するためには，電極間の興奮を**補間**する必要がある。これには，電位で補間する方法と，時間で補間する方法がある

前者の方法は，各電極で記録された電位を用いて電極間を補間するものであり，興奮伝播パターンは等電位図として表現される。この方法は，技術的にはどのような興奮伝播の電極マッピングにも適用できる。特に活動電極マッピングへの適用は非常に有効であり，コンピュータシミュレーションや光学マッピングの画像処理には多く用いられている。しかし，臨床での電極マッピングは，主として単極または双極電極による細胞外電位のマッピングである。単極電極で記録された電位は，far field 電位を大きく反映するため，その波形は大きく揺れる。一方，双極電極で記録された電位には far field 電位による影響は少ないが，興奮が電極間を通過する際には波形はやはり大きく揺れる。電極間を電位で補間すると，電位波形のすべてが画像に反映されるため，興奮前面の明確な表示は困難である。

一方，後者の方法は，電極の興奮時間（activation time）を用いて電極間を補間するものであり，興奮伝播パターンは等時線図として表現され，比較的分解能の高い画像となる。しかし，興奮時間には，全電極に共通な時間枠内での各電極の相対的な興奮時間を用い，各電極につき興奮時間は，この共通時間枠内に1回ずつでなければならない。したがって，再現できるのは比較的安定した頻脈の1周期のみであり，複雑な興奮伝播の解析には適用できない。

さらに，興奮の伝播経路が一定ならば，等電位図や等時線図の静止画像でも充分に表現できる。しかし，伝播経路が変化する場合は，このような静止画像で表現することはできない。たとえ共通時間枠を上手に設定することによって，静止画像として表現できたとしても，変化を続ける興奮伝播にとって意味のある画像とは考えられない。

8.4.2 複雑な興奮伝播パターンを視覚化する場合

空間解像度の低い電極マッピングから複雑な興奮伝播パターンを視覚化するための信号処理法として，われわれのグループ（筆者のほか，八尾武憲，芦原貴司，池田隆徳，中沢一雄）は time shading 法を開発し，興奮伝播パターンの解析に応用している[39)〜42)]。

（1）**time shading 法** 図 8.1 は，time shading 法による処理のフローチャートである。はじめに，各電極において興奮間の時間補間を行う。まず，各興奮を時間的重みの変化として定量化する（図 8.2（a））。ある電極において，N 回の興奮のうち n 番目の興奮時間

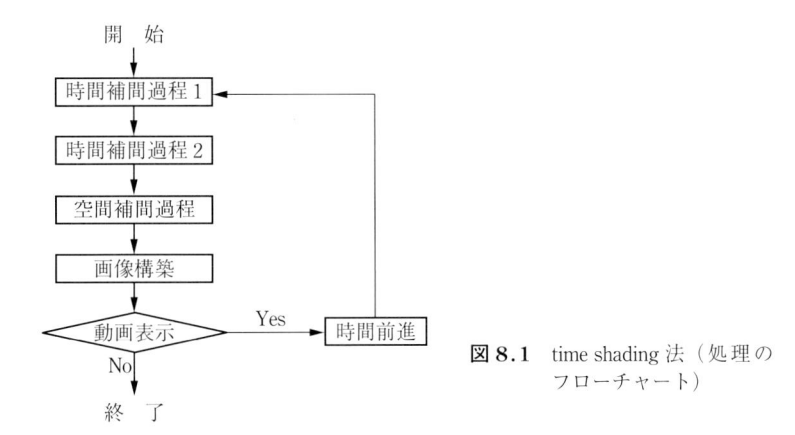

8.4 電極マッピングの低い空間解像度を補うための信号処理

図 8.1 time shading 法（処理のフローチャート）

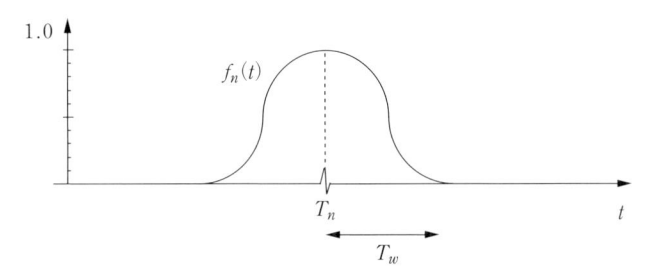

（a） $f_n(t)$ の設定（時間補間過程 1）

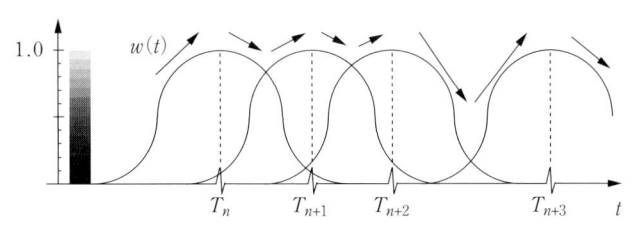

（b） $w(t)$ の設定（時間補間過程 2）と対応色

図 8.2 time shading 法（時間補間過程）

を T_n とすると，時間窓定数 T_w を用いて時間的重みの変化 $f_n(t)$ をつぎのように定義する。

$$|t-T_n| > T_w \rightarrow f_n(t) = 0 \tag{8.1}$$

$$|t-T_n| < T_w \rightarrow f_n(t) = 0.5 + 0.5 \cos\{(t-T_n)/T_w\} \tag{8.2}$$

つぎに，式 (8.1) と式 (8.2) で計算された $f_0(t) \sim f_{N-1}(t)$ のうち時間 t における最大値を $w(t)$ とする（図 8.2 (b)）。つまり，$w(t)$ は各電極における $f_n(t)$ の最大値の時系列となる。続いて，電極間を周囲 4 つの電極の $w(t)$ から**バイリニア補間法**（bilinear interpolation）を用いて補間する（**図 8.3**）。まず四つの電極のうち X 軸方向に隣り合う二組の電極間をそれぞれ線形補間した後（図 8.3 (a)），この補間値も用いて Y 軸方向に線形補間する（図 8.3 (b)）。これによって，四つの電極で囲まれる任意の点を補間できる。X 軸方向の線形補間と Y 軸

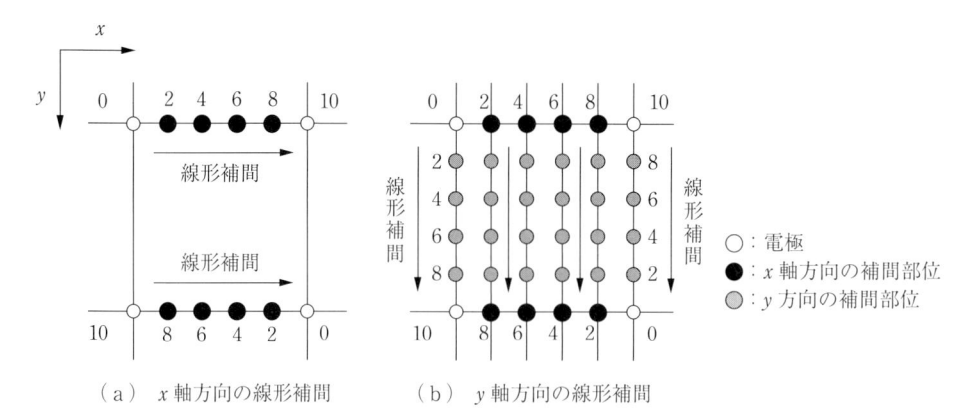

バイリニア補間法を用いた空間補間。(a)に続いて,(b)を行う。x軸方向の線形補間とy軸方向の線形補間のどちらが先になっても結果は同じである。数字は電極の$w(t)$値と電極間の補間値の例である。

図 8.3　time shading 法（空間補間過程）

方向の線形補間はどちらが先になっても同様の結果となる。

さらに，各点を$w(t)$への対応色（図 8.2 (b)）で表示することによって，画像として構築する。また，時間tを進めることによってこれを動画として表示する。

（2）　time shading 法の特徴　　前述したように，技術的にどのような興奮伝播にも適用が可能なものは等電位図の手法であり，完成した画像の分解能が高いのは等時線図の手法である。time shading 法は，この両者をあわせた手法である。

等時線図の分解能は高いが，共通の時間枠に複数の興奮時間が存在する電極マッピングでは，電極間を時間で補間することは不可能である。そこで time shading 法では，電極間における興奮時間の相対的時間関係を保持する関数$w(t)$を電位の代わりに用い，等電位図の手法で電極間の補間計算を行う。したがって，完成した画像は等時線図を反映した画像となる。

グラフィックス表示は，$w(t)$への対応色で行われることから，興奮波は興奮前面を中央とした色帯状となる。全電極に共通な時間枠で興奮時間の数に制限はないため，長時間連続での動画表示が可能となる。

T_wは$w(t)$の周期に関わるパラメータである。これが小さいと再現された興奮波は数珠状となり，大きいと近くの興奮波と融合する傾向を呈す。したがって，画像の分解能に影響するが，再現された興奮伝播パターンには影響しないため，この値は明瞭な画像が得られるように自由に設定できる。

8.5 生体ヒト心房細動における右房心内膜の興奮伝播パターン

図 8.4 は，器質的心疾患および理学的所見の異常を認めない発作性孤立性心房細動の患者（70歳男性）で，電気生理学検査の心房細動誘発時に，右房後壁から中隔にかけての 16（4 × 4）極心内膜マッピングから再現された興奮伝播パターンである。マッピングでは，電極間距離が 2 mm の 8 F 32 極バスケットカテーテルを用い，30 〜 400 Hz のバンドパスフィルタを通した双極電位を記録した。心房細動は，高位右房からの 8 回の基本刺激（S1：周期 = 500 ms）に続く同所性早期刺激（S2：連結期 = 230 ms）によって誘発され，time shading 法（T_w = 100 ms）を用いて興奮伝播パターンが再現された。

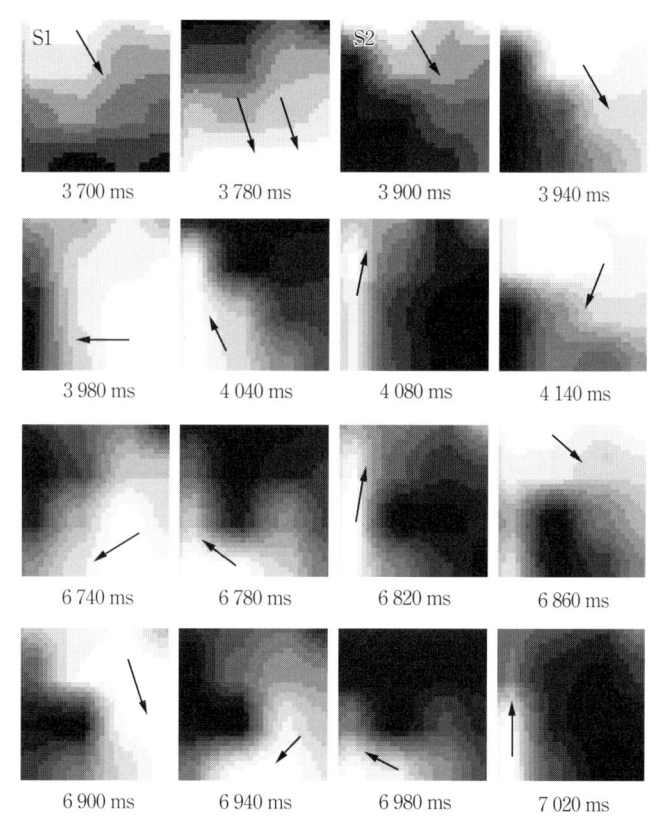

バスケットカテーテルによる電位マッピングから time shading 法（T_w = 100 ms）を用いて興奮伝播様式を再構築した。

図 8.4 心房細動誘発時の生体ヒト右房自由壁の興奮伝播パターン

画像は右房内側より中隔後方を中心に観察した構図となっており，画面左側から右側へ自由壁，分界稜（crista terminalis），後壁，中隔と続く。各電極の興奮時間は，first major deflection を目安に決定された。

高位右房からの基本刺激 (S1) による興奮波は，右房の自由壁上方から中隔下方へ伝播した (3 700～3 780 ms)。この興奮波は刺激部位を中心に同心円状に伝播する radial wave の一部と考えられる。このときには興奮伝播の遅延やブロックを認めなかった。

その後，同部位からの早期刺激 (S2) による興奮波は，中隔では基本刺激と同様に上方から下方へ伝播したのに対し，右房後壁の局所で一時的な伝導ブロックを生じた (3 900～3 940 ms)。したがって興奮伝播の一方向性ブロックとなり，これによってスパイラルリエントリーが形成され (3 980～4 140 ms)，そして持続した (6 740～7 020 ms)。

伝導ブロックを生じた領域は分界陵上端周辺であるが，基本刺激では伝導障害をまったく生じていないことから，早期刺激による一時的な機能的ブロック (functional block) と考えられる。その証拠に，リエントリーを形成した後，興奮波は再びこの領域への伝播に成功している。分界陵は機能的ブロックをよく生じる部位であり，この周囲を興奮が旋回する心房粗動の原因としてもよく知られている。同所での機能的ブロックには，不応期の不均一性 (heterogeneity) が関連しているとの報告がある[43),44)]。均質媒質では，同所性早期刺激によってリエントリーは起こり得ないことから，分界陵周辺の不応期の不均一性が，同所性早期刺激による心房細動の発生機序の少なくとも一つであることが示唆される。ただし，再現された画像には，解剖学的構造物は表示されていないため，分界陵以外の解剖学的構造物が関与した可能性もある。しかし，いずれにしても，生じた伝導障害が機能的ブロックであることは確かである。

渦巻き・スパイラル

　渦巻き（スパイラル）模様は不思議に人を惹きつけるものがあります。歴史的にも，紀元前 3500 年ごろに築かれた北アイルランドのニューグレンジの巨石古墳では，墓室の入口や墳墓の壁面に神秘的な渦巻き文様が刻まれています。また，この文化を受け継いだケルト装飾美術でもキリストの神性を示すために渦巻き文様が多く用いられています。日本では神霊の象徴として神社に多用され，神社関係の人は家紋としても用いています。また，火災予防のお呪いとして，民家では屋根瓦や土蔵などに多く用いられてきました。

　渦巻きパターンは水や空気など回転する流体で普遍的に見られる現象です。生体では心筋や神経のネットワークでの興奮伝播や，血流などで観察されます。さらに，自然界では巻貝の殻の模様や，花を見つけた蜂の飛行パターン，台風，潮流，宇宙の巨大な銀河などで同様の渦巻きパターンを伴います。それぞれの物理系には異なる機構が働いているにも関わらず共通のパターンを生み出すこの「普遍性」には，奥深いところで何か共通のシナリオがありそうです。

（難波経豊）

また，リエントリーの中心が，誘発時には画面上方であったものが，すこしずつ下方に移動する現象を観察できる。これはスパイラルリエントリーの旋回中心が移動するさまよい運動（meandering）現象と考えられる。通常型心房粗動では，興奮波が分界陵周囲を単純に反時計方向に旋回する。この場合，旋回中心が移動しない安定したオーダードリエントリー（ordered reentry）を呈する（だからこそ，心電図には周期的なF波を呈するのである）。これに対して，旋回中心が移動するさまよい運動は，そのリエントリーがオーダードリエントリー（ordered reentry）ではなくランダムリエントリー（random reentry），すなわちスパイラルリエントリーであることを示す所見である。ただし，ここで提示したスパイラルリエントリーは，同所性期外刺激で人為的に誘発した心房細動の所見である。自然発生や慢性化した心房細動では，興奮伝播パターンが異なる可能性もある。

8.6　お わ り に

これまで臨床では不可能であった複雑な興奮伝播パターンの解析が，バスケットカテーテルのような少ない電極によるマッピングからでも可能となってきた。動物実験やコンピュータシミュレーションで解明されてきた不整脈の複雑なメカニズムを臨床に還元するためには，臨床での限られた電極マッピングで複雑な興奮伝播パターンを確実に解析できるようにすることが，重要かつ必要不可欠である。

引用・参考文献

1) Moe, G. K.,Rheinboldt,W. L.and Abildskov, J. A. : A computer model of atrial fibrillation, Am. Heart J., **67**, pp.200-220（1964）

2) Allessie, M. A., Bonke, F. I. M. and Schopman, F. J. G. : Circus movement in rabbit atrial muscle as a mechanism of tachycardia. III. The "leading circle"concept : A new model of circus movement in cardiac tissue without the involvement of an anatomical obstacle, Circ. Res., **41**, pp.9-18（1977）

3) Jalife, J., Davidenko, J. M. and Michaels, D. C. : A new prospective on the mechanisms of arrhythmias and sudden cardiac death : spiral waves of excitation in heart muscle, J. Cardiovasc. Electrophysiol., **2**, p.S133-S152（1991）

4) Davidenko, J. M., Pertsov, A. V. and Jalife, J., et al. : Stationary and drifting spiral waves of excitation in isolated cardiac muscle, Nature, **355**, pp.349-351（1992）

5) Gray, R. A., Jalife, J. and Pertsov, A. M., et al. : Mechanisms of cardiac fibrillation, Science, **270**, pp.1222-1223（1995）

6) Ikeda, T., Uchida, T. and Karagueuzian, H. S., et al. : Mechanism of spontaneous termination of functional reentry in isolated canine right atrium. Evidence for the presence of an excitable but nonexcited core, Circulation, **94**, p.1962-1973（1996）

7) Namba, T., Ashihara, T. and Ohe, T., et al. : Effect of pilsicainide, a pure sodium channel blocker, on spiral waves during atrial fibrillation : Theoretical analysis by numerical simulation, J. Electrocardiol., **32**, p.321-334（1999）
8) Namba, T., Ashihara, T. and Ohe, T.,et al. : Spatial heterogeneity in refractoriness as a proarrhythmic substrate : Theoretical evaluation by numerical simulation, Jpn. Circ. J., **64**, p.121-129（2000）
9) Gestein, L. and Evans, S. J. : Electroanatomical mapping of the heart : Basic concepts and implications for the treatment of cardiac arrhythmia, Pacing Clin. Electrophysiol., **21**, pp.1268-1278（1998）
10) Roithinger, F. X., Cheng, J. and Lesh, M. D., et al. : Use of electroanatomic mapping to delieate transeptal atrial conduction in humans, Circulation, **100**, pp.1791-1797（1999）
11) Ben-Heim, S. A. : Clinical cardiac electrophysiology, pp.834-839, Saunders（1999）
12) 庄田守男：Electro-anatomicalマッピングの臨床応用, 不整脈, **99**, pp.105-113 メディカルレビュー社（1999）
13) Kloosterman, E. M., Yamamura, K. and Interian, A. Jr., et al. : An innovation application of anatomic electromagnetic voltage mapping in a patient with Ebstein's anomaly undergoing permanent pacemaker implantation, J. Cardiovasc. Electrophysiol., **11**, pp.99-101（2000）
14) 庄田守男：新しい不整脈マッピングシステムによるリエントリー回路可視化の試み, Jpn. J. Electrocardiol., **21**, pp.S2-46-S2-54（2001）
15) Wittkampf, F. H., Wever, E. F. and Robles de Medina, E. O., et al. : LocaLisa : New technique for real-time 3-dimensional localization of regular intracardiac electrodes, Circulation, **99**, pp.1312-1317（1999）
16) Molenschot, M., Ramanna, H. and Sreeram, N.,et al. : Catheter ablation of incisional atrial tachycardia using a novel mapping system : LocaLisa, Pacing Clin. Electrophysiol., **24**, pp.1616-1622（2001）
17) Schneider, M. A., Ndrepepa, G. and Schmitt, C.,et al. : LocaLisa catheter navigation reduces fluoroscopy time and dosage in ablation of atrial flutter : A prospective randomized study, J. Cardiovasc. Electrophysiol., **14**, pp.587-590（2003）
18) Macle, L., Jais, P. and Haissaguerre, M.,et al. : Pulmonary vein disconnection using the LocaLisa three-dimensional nonfluoroscopic catheter imaging system, J. Cardiovasc. Electrophysiol., **14**, pp.693-697（2003）
19) Simmers, T. A., Sreeram, N. and Derksen, R.,et al. : Radiofrequency catheter ablation of junctional ectopic tachycardia with preservation of atrioventricular conduction, Pacing Clin. Electrophysiol., **26**, pp.1284-1288（2003）
20) Simmers, T. A. and Tukkie, R. : How to perform pulmonary vein isolation for the treatment of atrial fibrillation : use of the LocaLisa catheter navigation system, Europace, **6**, pp.92-96（2004）
21) Triedman, J. K., Jenkins, K. J. and Walsh, E. P., et al. : Intra-atrial reentrant tachycardia after palliation of congenital heart disease : Characterization of multiple macroreentrant circuits using fluoroscopically based three-dimensional endocardial mapping, J. Cardiovasc. Electrophysiol., **8**, pp.259-270（1997）
22) Greenspon, A. J., Hsu, S. S. and Datorre, S. : Successful radiofrequency catheter ablation of sustained ventricular tachycardio postmyocardial infarction in man guided by a multielectrode basket "cartheter", J. Cardiovasc. Electrophiysiol., **8**, pp.565-570（1997）

23) Schalij, M. J., van Rugge, F. P. and van der Velde, E. T., et al.：Endocardial activation mapping of ventricular tachycardia in patients：First application of a 32-site bipolar mapping electrode catheter, Circulation, **98**, pp.2168 (1998)

24) Rodriguez, E., Man, D. C. and Marchlinski, F. E.,et al.：Type I atrial flutter ablation guided by a basket catheter, J. Cardiovasc. Electrophysiol., **9**, pp.761-766 (1998)

25) Zrenner, B., Ndrepepa, G. and Schmitt, C.,et al.：Computer-associated animation of atrial tachyarrhythmias recorded with a 64-electrode basket catheter, J. Am. Coll. Cardiol., **34**, pp.2051-2060 (1999)

26) Schmitt, C., Zrenner, B. and Schomig, A., et al.：Clinical experience with a novel multielectrode basket catheter in right atrial tachycardias, Circulation, **99**, p.2414 (1999)

27) Yoshida, Y., Hirai, M. and Saito, H., et al.：Localization of precise origin of idipathic ventricular tachycardia from the right ventricular outflow tract by a 12-lead ECG; A study of pace mapping using multielectrode "basket" catheter, Pacing Clin. Electrophysiol., **22**, pp.1760-1768 (1999)

28) Zrenner, B., Ndrepepa, G. and Schmitt, C., et al.：Basket Catheter-guided three-dimensional activation pattern construction and ablation of common type atrial flutter, Pacing Clin. Electrophysiol., **23**, pp.1350-1358 (2000)

29) Mangrum, J. M., Haines, D. E. and Mounsey, J. P., et al.：Elimination of focal atrial fibrillation with a single radiofrequency ablation; Use of a basket catheter in a pulmonary vein for computerized activation sequence mapping, J. Cardiovasc. Electrophysiol., **11**, pp.1159-1164 (2000)

30) Michelucci, A., Bartolini, P and Barbaro, V., et al.：Mapping the organization of atrial fibrillation with basket catheters. Part I：Validation of a real-time algorithm, Pacing Clin. Electrophysiol., **24**, pp.1082-1088 (2001)

31) Aiba, T., Shimizu, W. and Kamakura, S.,et al.：Clinical usefulness of a multielectrode basket catheter for idipathic ventricular tachycardia originating from right ventricular outflow tract, J. Cardiocasc. Electrophysiol., **12**, pp.511-517 (2001)

32) Van Dessel, P. F., van Hemel, N. M. and Jessurun, E. R., et al.：Successful surgical ablation of sustained ventricular tachycardia associated with mitral valve prolapse guided by a multielectrode basket catheter, Pacing Clin. Electrophysiol., **24**, pp.1029-1031 (2001)

33) Peters, N. S., Jackman, W. M. and Davies, D. W., et al.：Images in cardiovascular medicine. Human left ventricular endocardial activation mapping using a novel noncontact catheter, Circulation, **95**, pp.1658-1660 (1997)

34) Schilling, R. J., Peters, N. S. and Dabies, D. W.：Simultaneous endocardial mapping in the human left ventricule using a noncontact catheter; Comparison of contact and reconstructed electrograms during sinus rhythm, Circulation, **98**, pp.887-898 (1998)

35) Kadish, A., Hauck, J. and Gornick, C., et al.：Mapping of atrial activation with a noncontact, multielectrode catheter in dogs, Circulation, **99**, pp.1906-1913 (1999)

36) Betts, T. R., Roberts, P. R. and Morgan, J. M., et al.：Radiofrequency ablation of idipathic left ventricular tachycardia at the site of earliest activation as determined by noncontact mapping, J. Cardiovasc. Electrophysiol., **11**, pp.1094-1101 (2000)

37) Schneider, M. A., Ndrepepa, G. and Schmitt, C., et al.：Noncontact mapping-guided catheter ablation of atrial fibrillation associated with left atrial ectopy, J. Cardiovasc. Electrophysiol., **11**, pp.475-479

(2000)

38) Strickberger, S. A., Knight, B. P. and Morady, F., et al.：Mapping and ablation of ventricular tachycardia guided virtual electrograms using a noncontact, conputerized mapping system, J. Am. Coll. Cardiol., **35**, pp.414-421 (2000)

39) Namba, T., Ashihara, T. and Ohe, T., et al.：New procedure for analysis of activation sequences from basket catheter mapping：Development of time shading method, Pacing Clin. Electrophysiol., **23**, p.713 (2000)

40) 難波経豊, 芦原貴司, 大江　透ほか：バスケットカテーテルを用いた心房細動における生体ヒト心内膜の興奮伝播解析法：Time Shading 法の開発と適用, 心電図, **21**, pp.196-205 (2001)

41) 難波経豊, 芦原貴司, 大江　透ほか：コンピュータシミュレーションの臨床への応用, 心臓, **33**, pp.468-475 (2001)

42) 難波経豊, 芦原貴司, 大江　透ほか：生体ヒト心内膜における心房細動誘発時の興奮伝播パターン：Time Shading 法の概説と応用, 不整脈, **17**, pp.356-362 (2001)

43) Avanzino, G. L., Blanchi, D. and Fisher, M., et al.：Morphological and functional characteristics of the crista terminalis in the rabbit right atrium, J. Physiol., **78**, pp.848-853 (1982)

44) Feng, J., Yue, L. and Nattel, S., et al.：Ionic mechanisms of regional action potential heterogeneity in the canine right atrium, Circ. Res., **83**, pp.541-51 (1998)

IV編　コンピュータによる不整脈のシミュレーション

9. 不整脈をわかりやすく表現する
　　－コンピュータグラフィックスの基礎と可視化技術－

10. スーパーコンピュータ上でつくった不整脈
　　－バーチャルハート（仮想心臓）における
　　　　　　　　　　　　スパイラルリエントリー－

11. 頻脈性不整脈の細動化に迫る
　　－スパイラルリエントリーの分裂について－

12. 心筋の細胞外電位を考える
　　－ペーシングから電気ショックまで－

13. 不整脈の起こりやすさとは何か
　　－心筋受攻性を考える：心筋受攻性の
　　　　　　　　バイドメイン・シミュレーション－

14. シミュレーションにより致死的不整脈のリスクを評価する
　　－その具体的戦略－

15. 不整脈シミュレーションはどこまで真実か
　　－有用性から限界まで－

9 不整脈をわかりやすく表現する
― コンピュータグラフィックスの基礎と可視化技術 ―

原口　　亮（国立循環器病センター研究所）
中沢　一雄（国立循環器病センター研究所）

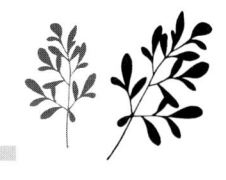

9.1 はじめに

われわれはスーパーコンピュータ上に仮想の心臓モデルを構成し，電気生理学的シミュレーションを行うことにより，致死性不整脈の解明や，予防・診断・治療に役立てるための研究「バーチャルハート・プロジェクト」を進めている。同プロジェクトでは，スーパーコンピュータを利用して，高速大規模な科学技術計算を行うことが中心的な課題となっているが，同時に計算結果をわかりやすく可視化することは，結果に対する十分な理解と高い評価につながることから，きわめて重要といえる[1]。

本章では，大規模シミュレーションの計算結果について，ひいては不整脈をわかりやすく表現するための可視化の手法と，可視化と密接な関係のある**コンピュータグラフィックス**（computer graphics，**CG**）について述べる。またバーチャルハート・プロジェクトにおける可視化の実例と，可視化に関連する最近の技術動向についても記す。

9.2 CG の基礎

画像や映像は人間にとって情報量の多い伝達手段であり，全体をとらえて理解するのに適したメディアである。そうした画像や映像をコンピュータで生成する技術を総称してコンピュータグラフィックス，略してCGと呼ぶ[2]。

本章では，おもに3次元空間を表現する3次元CGについて述べる。3次元CGによる画像生成は，一般に以下のような手順で行われる。

① 形状モデル作成
② 属性定義
③ 空間と視点の定義
④ 隠面消去
⑤ シェーディング

⑥ 表示

形状モデル作成（**図9.1**①）は，表現したい対象の形状を3次元で構成する作業である。ワイヤフレーム表現やポリゴン表現，パラメトリック表現などがよく用いられる。

属性定義（図9.1②）では，作成したモデルの色や模様（テクスチャ）を定義する。空間と視点の定義（図9.1③）では，仮想的な3次元空間にモデルを配置したうえで，適切な視点位置と視野範囲を定義する。

① 形状モデル作成　② 属性定義，③ 空間と視点の定義

④ 隠面消去，⑤ シェーディング　⑥ 表示

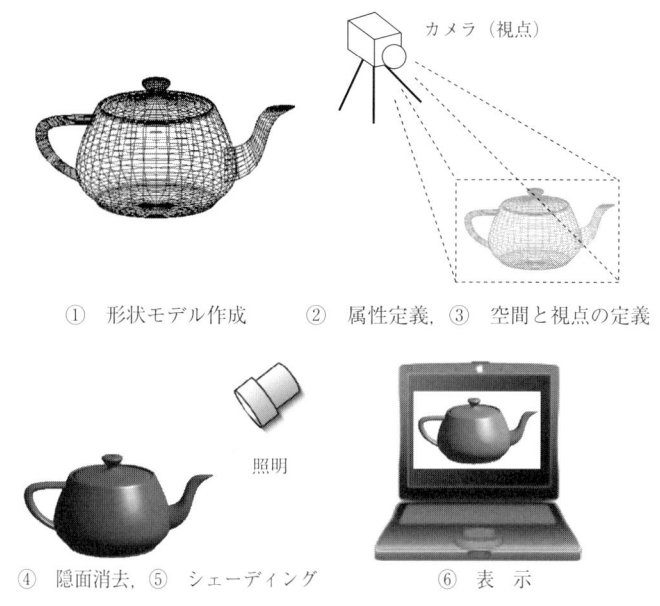

図9.1 3次元CGによる画像生成の手順

隠面消去（図9.1④）では，視点から対象が見える部分を判定する。対象の位置関係や奥行きを表現するために重要な手順である。シェーディング（図9.1⑤）は，照明と環境光を定めてモデルと光との相互作用を計算により求め，陰影づけを行う。これも立体感を表現するために重要な手順である。現実の世界での物体と光との相互作用はきわめて複雑であり，これまでにさまざまなシェーディング手法が提案されている。より精密なシェーディング処理を行うと，得られる画像のリアルさは増すが，計算に膨大な時間を要する。そこで，通常は使用目的に応じた適切なシェーディング手法が選択される。

最後に，ここまでの処理結果を表示装置にあわせて画像や映像に変換して表示する（図9.1⑥）。

形状モデル作成のことをモデリング（modeling），モデリング後から結果画像の表示までをレンダリング（rendering）ともいう。

9.3 バーチャルハートにおいて使用した可視化の実例

可視化とは,「情報」を人間が視覚的に理解しやすい形で表現することである。例えば,地図において高さ情報を表現する等高線表示などが挙げられる。

本節では,バーチャルハート・プロジェクトにおいて実際に行った可視化の実例を挙げながら,それぞれの可視化手法について述べる[3)〜5)]。科学技術計算において,計算結果をCGにより可視化する技術は計算技術と並んできわめて重要である。前述したように,効果的な可視化により,はじめて計算結果に対する充分な理解と評価を得ることができる。可視化とは,このように人間の観察力や洞察力を高める技術であるともいえる。

科学技術計算の計算結果は,2次元的あるいは3次元な広がりを持つ格子点データとして得られることが多い。得られたデータを必要に応じて補間し,等間隔に並べることにより,ピクセルデータ(2次元の場合)あるいは**ボクセル**†データ(3次元の場合)が得られる。ボクセルデータはボリュームデータとも呼ばれる。一般に可視化は,これらのデータに対して行われる。

9.3.1 2次元データの可視化

(1) シュードカラー表示　　2次元的な広がりをもつデータを可視化する場合には,値を輝度に置き換えてグレースケールの濃淡画像として表現する場合が多いが,より値の変化を観察しやすい方法として,シュードカラー(pseudo color)表示がある。これは,値に対して色を割り当てていく方法で,人間の視覚が輝度変化よりも色彩変化に敏感であることを利用した一種の強調処理である[6)]。シュードカラー表示の例を図 9.2(a)に示す。データの値のレベルを複数の小区間に分割し,各小区間に適当な色を割り当てることにより,結果をカラー画像化する。これにより,濃淡の微妙な違いが色の違いとなって表現できる。し

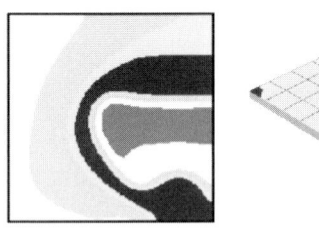

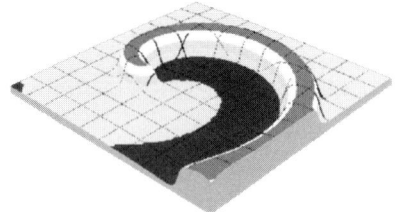

(a) シュードカラー表示　　　(b) 鳥瞰図表示

図 9.2 2次元データの可視化の例

---

† ボクセル(Voxel):立体素。2次元における画素 pixel をもとにつくられた造語。

かし，色の割り当て方によっては，濃度変化の連続性が失われ，擬似輪郭が生じて観察者に誤った印象を与える場合があるので注意が必要である．

（2）**鳥瞰図表示**　鳥瞰図表示は，2次元的な広がりをもつデータの値を高さに置き換えて表現する方法である．図9.2（b）に鳥瞰図の例を示す．数値として提示するには大きすぎる行列を可視化したり，2変数関数をグラフ化するのにも有効である．データの値をプロットした後，プロット点同士を適切に結んで多数の面を生成し，後述するサーフェスレンダリングにより画像を生成する．

9.3.2　3次元データの可視化

3次元形状を2次元の表示装置上で画像または映像として表現するためには，立体感を表現する必要がある．そこで，3次元データの可視化においては，人が実世界において視覚でとらえた対象に立体感を覚えるさまざまな要因を利用したCG技法が用いられる．

人が立体感を覚える要因は，おもに心理的要因と生理的要因とに大別できる．心理的要因の例を**図9.3**に挙げる．重なり，テクスチャの変化，陰影，大きさの大小が既知であるなど，経験により獲得された知識が大きく影響している．生理的要因としては，左右の網膜に写った像の違いを認識して立体感を覚える両眼視差によるものが，検出感度も高く主要な要因である．そのほかにも，対象までの距離を眼球の回転角の違いによりとらえる両眼輻輳，ピント調節のための水晶体の厚み変化を筋肉の弛緩としてとらえる焦点調節，物体と観察者の相対運動により生じる物体の大きさの変化をとらえる単眼運動視差などが挙げられる．

（a）重なり　　（b）テクスチャの変化　　（c）陰影

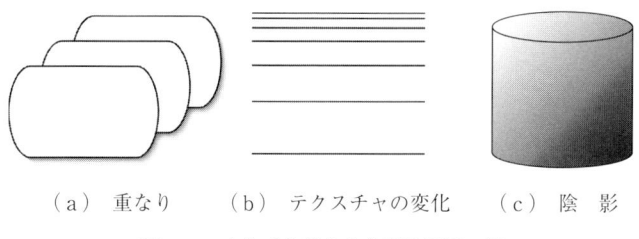

図9.3　立体感を覚える心理的要因の例

（1）**サーフェスレンダリング**　サーフェスレンダリングは，対象の表面を**ポリゴン**[†]により近似し，生成されたポリゴンの集合をもとにレンダリングを行って画像を得る手法である．

プロジェクトにおいて，シミュレーション結果はボクセルデータとして得られる．そこで，サーフェスレンダリングによる可視化を行うためには，はじめに対象表面上あるいはその付

[†]　ポリゴン（polygon）：多角形．CGにおいてオブジェクトを構成するための最小単位．扱いの容易な三角形や四角形が用いられることが多い．

近の格子点を頂点とする細かいポリゴンを構成し，対象表面をそれらのポリゴンの集まりとして再構成する。属性定義は，これらポリゴンの頂点や面に対して行い，さらに隠面消去やシェーディングを行って最終的な結果画像を得る。

格子点データからポリゴンを生成するアルゴリズムとしては，marching cubes 法（MC 法）[7]がある。MC 法は，ボクセルの配列パターンに対して対応するポリゴンのパターンを対応させる方法で，アルゴリズムが理解しやすく単純であり，再構成表面が良好であることなどの特徴により広く用いられている。しかし，この MC 法による再構成表面は，必ずしも閉多面体とならない（穴があく）ことが知られており，このような欠点を解消する改良法も多数提案されている。

図 **9.4** に 3 次元データの可視化の例を示す。サーフェスレンダリングは，主要な可視化手法として幅広く用いられているが，以下のような欠点もあり，対象データの性質や可視化目的によっては後述するボリュームレンダリングのほうが適している場合もある。

（a）サーフェスレンダリング　（b）水平断面表示　（c）垂直断面表示

（d）グリッド表示　（e）半透明表示　（f）ボリュームレンダリング

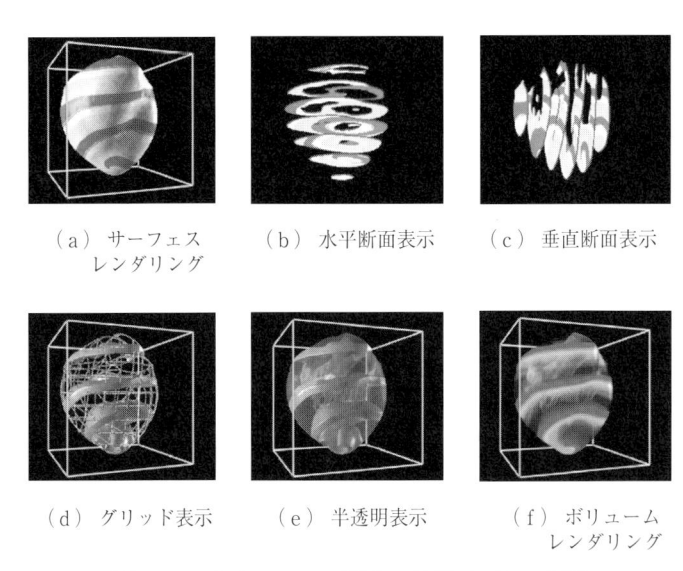

図 **9.4** 3 次元データの可視化の例 [10]（口絵 10 参照）

・サーフェス（ポリゴン）近似によりデータの精度が落ちる
・大規模データの場合，ポリゴン生成に多くのメモリが必要
・表面の形状がはっきりしているデータには効果的だが，形状が曖昧なデータに不向き
・対象データの全体像を同時に把握することが困難

（**2**）　**ボリュームレンダリング**　　ボリュームレンダリング[8]は，3 次元ボリュームデータからポリゴン近似などを行わずに，直接レンダリングを行って画像を得る方法である。ボリュームレンダリングを実現する手法のうち最も基本的なレイキャスティング（ray casting）

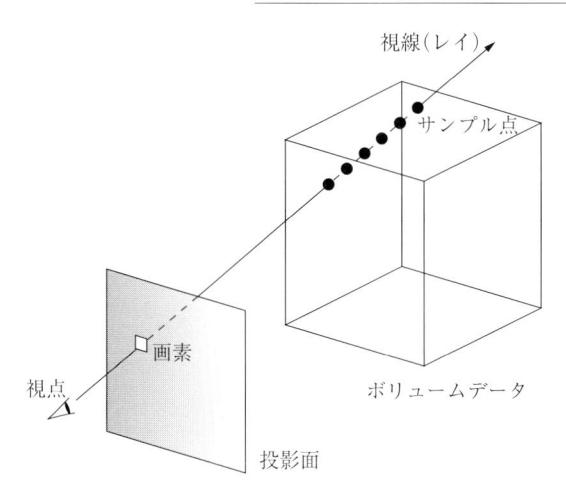

図 9.5 レイキャスティング法

法では，図 9.5 に示すようにボクセルデータを視線方向に沿って一定間隔でサンプリングしながら値を積算していくことで，結果画像を直接生成する．

サーフェスレンダリングが，対象の表面をポリゴンに変換して表面のみを表現するのに対し，ボリュームレンダリングは，対象の内部情報も含めて直接表現することができる．人体の内部構造，表面の定義できない自然現象（雲，炎，煙）などがおもな表現対象となる．このほか，温度分布，圧力分布など応用される分野は広い．先の図 9.4 に，ボリュームレンダリングの例を示す．

（3）　**ステレオ表示**　　これまでに述べたサーフェスレンダリング法，ボリュームレンダリング法は，陰影付けなどの心理的要因により立体感を得る方法であったが，ここで述べるステレオ表示は，両眼視差という生理的要因を利用して立体感を得る方法である．

両眼視差を利用した 3 次元表示を行うためには，左目用，右目用の画像をそれぞれ用意して，左右の目におのおの正しく分離して見せることが必要になる．特殊なメガネを用いてこの分離を行う方法には，色メガネ方式，偏光メガネ方式，時分割メガネ方式などがある．特殊なメガネを用いないで分離を行う方法には，焦点をぼかして眺めるステレオペア法，表示面を加工するパララックス法などがある．

図 9.6 に，ステレオペア法による 3 次元表示の例を示す．左右それぞれ用の画像を適当

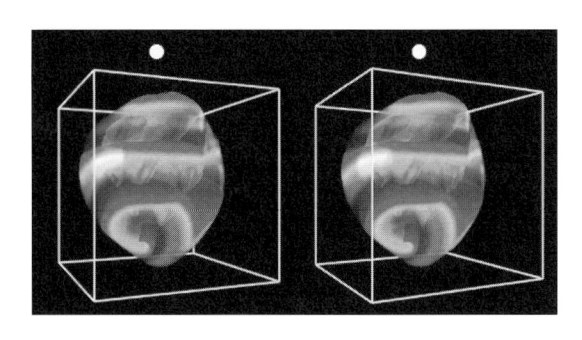

図 9.6　ステレオペア法による 3 次元表示の例（視差 6°）（口絵 11 参照）

な距離をおいて焦点をぼかすように眺めると，二つの画像の中央で融合した立体画像が浮かびあがってくる．このとき真中に仕切りのための板や鏡を垂直に立てると立体感を得やすい．

9.4 可視化に関する技術動向

3次元CGは今日幅広い分野で応用・活用され，より精細な画像をより高速に生成・表示する需要は非常に高く，それに伴う技術開発もまさに日進月歩の勢いである．

また，科学技術計算における可視化の需要は非常に大きく，より大量の情報を手軽に可視化するためのソフトウェアまでも含めた総合的な可視化環境への要求は年々高まっている．

本節では，可視化に関する最近の技術動向について，ハードウェアとソフトウェアの両面から述べる．

9.4.1 3次元CG技術の動向

3次元CGは，新しいアルゴリズムの開発と計算機能力の大幅な向上により，限りなく精密で実写と見分けのつかないリアルさを目指したフォトリアリスティック（photorealistic）なCG技法が発展している．さらに，モーションキャプチャや顔表示生成等を駆使してのCGアニメーション技術や実写との合成技術は，映画などにおける特殊効果技術を大きく発展させている．

その一方で，手書きスケッチ風や水彩画風に描いたような表現を追求するノンフォトリアリスティック（non-photorealistic）な技術も活発に研究が行われている．

また，3次元CGにおけるさまざまなレンダリング手法をハードウェア化して，高品位かつリアルタイムな処理を可能にする技術も，半導体技術の発展を背景に驚異的な進歩をとげている．

9.4.2 グラフィックスハードウェア

3次元CGには，高い浮動小数点演算能力と多くのメモリ，そして演算ユニットとメモリとを結ぶための広い帯域が必要である．高精度なグラフィックスをリアルタイムで処理するためには，当然これらハードウェアに対する要求も高くなる．

そこで，3次元CGの制作環境においては，グラフィックス処理を専門に行う専用プロセッサと，広い帯域幅をもつグラフィックス専用メモリを塔載することによって，高速化を行う手法がとられてきた．半導体技術の急速な発達により，これら専用ハードウェアは近年，急速にパソコンや家庭用ゲーム機，さらには携帯電話にも導入されてきており，3次元CGを用いた高度なゲームやエンタテイメント分野で市場を牽引するのみならず，ユーザインタ

9.4.3 Geometry Engine

3次元CGにおいては，モデリングされた3次元物体を最終的に2次元の画面で表示できるようにするために，座標変換などの幾何学計算を大量に行う必要がある．描画する対象が複雑になればなるほど，必要な計算量も爆発的に増大する．そこで，通常コンピュータに搭載されている演算ユニット（MPU）とは別に，このような幾何学計算を専門に行うためのジオメトリエンジン（Geometry Engine®,†）と呼ばれるVLSIが1980年代に開発され，CG応用技術が急速に普及するきっかけとなった．

通常，ジオメトリエンジンはグラフィックス専用メモリと広帯域バスで接続され，MPU

3次元モデリング・ペインティングツール
"SmoothTeddy"

CGで表現したい対象の3次元的な形を，2次元ディスプレイを見ながらキーボードとマウスで作り上げていくモデリングは一般に熟練を要する．別々の方向から見たときの投影図を見ながら直線や曲線を組み合わせて作り上げていく方法が一般的で，なかなか思い通りの形にならない．

五十嵐健夫氏により開発されたSmoothTeddy（図）は，簡単に使える3次元モデリングおよびペインティングソフトである．画面上にペンやマウスで手書きスケッチ風に輪郭を描くと，自動的に膨らんで簡単に3次元形状が作成でき，さらにその上にお絵描き感覚で色を塗ることができる．

SmoothTeddyにより極めて直観的な操作で誰でも"楽しく"3次元CGを作成することができる．試用プログラムは以下のURLからダウンロードすることができる．

http://www-ui.is.s.u-tokyo.ac.jp/~takeo/index-j.html

（原口　亮）

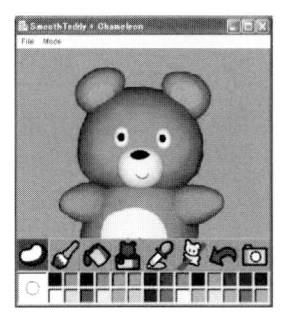

© Takeo Igarashi

---

† Geometry Engineは米国Silicon Graphics社の登録商標です．

とメインメモリや入出力装置を接続するシステムバスとは独立した構成をとることが多い。従来このようなシステム構成は非常に高価で，CG映像製作現場でのレンダリングサーバやワークステーションで用いられるのみであったが，半導体技術の急速な進歩と低廉価により，パソコンや家庭用ゲーム機，モバイル機器や携帯電話などでも，グラフィックス処理を高速に行えるシステム構成をとることが可能になってきた。

9.4.4 プログラマブル GPU

3次元 CG において必要な処理のうち，定型的な部分の処理を，汎用 MPU を使用するソフトウェア処理から専用 VLSI を使用するハードウェア処理で行うようにする高速化手法はその後も発展し，現在では，汎用 MPU の2倍以上のトランジスタを集積した大規模なグラフィックス専用 VLSI も登場している。このような大規模化した専用 VLSI は GPU（graphics processing unit）と呼ばれることもある。さらに，定型的な処理内容のみならずユーザ（プログラマ）が指定したグラフィックス処理内容を実行できるように，汎用性と柔軟性を増したプログラマブル GPU とも呼ばれるハードウェアが開発されている。これにより，モデリングデータを直接変更することなく，描画時に移動や変形・ライティングの変更を加えて多様な表現が可能となる。例えば水面を制御することで波紋を描いたり，顔の皺を制御することで笑った表示を作ったりといった処理が，GPU でハードウェア処理されるようになる。

GPU の演算ユニットは，一つの演算命令を同時に多数のデータに対して適用する SIMD 型（single instruction multi data）の構成をとる。これは，ベクトル型スーパーコンピュータ（後述）における高速化手法と共通する部分が多い。

9.4.5 ボリュームレンダリングのハードウェア化

ボリュームレンダリングを行うためには，ボクセルデータ全体を走査して積分計算を行うため，必要な計算量が多く，また演算ユニットとメモリ間も非常に広い帯域が必要である。近年，ボリュームレンダリング専用の VLSI が開発され，それを実装したボリュームグラフィックスボード VolumePro[®, †] では，512×512×512 のボリュームデータのボリュームレンダリングがほぼリアルタイム処理可能となっている。

ボリュームレンダリングは，対象の表面を定義したり，ポリゴンで表面を近似するといった手順が不要であるので，医用画像処理分野など応用範囲が非常に広いと考えられ，その処理の高速化が今後とも期待されている。

[†] VolumePro は米国 Mitsubishi Electric America 社 Real Time Visualization の商標です。

9.4.6 OpenGL：グラフィックスライブラリ

OpenGL®,†は，グラフィックスハードウェアを利用するためのソフトウェアインタフェースであり，およそ120種類のコマンドから成り立っているライブラリである[9]。OpenGLは，ハードウェア，ウィンドウシステム，OSのいずれにも依存しない完全に独立したインタフェースとして設計されているため，一度記述したプログラムを多種多様なシステム上で実行することが可能である。また，レンダリング部分と表示部分が独立したサーバ/クライアント型として設計されており，高速なレンダリングサーバと手近な表示用クライアントとを組み合わせるなど，柔軟なシステム構成が可能となっている。

OpenGLには座標変換，照光処理，テクスチャマッピングなどを行うための各種のコマンドが用意されているが，形状データからモデリングを行うのためのコマンドは用意されていない。したがって，OpenGLを利用して可視化を行うためには，表示対象の形状を点，線分，ポリゴンなどのプリミティブ（primitive）と呼ばれる幾何学的基本形状の組み合わせで別途，再構成する必要がある。

9.4.7 AVS：汎用可視化ソフトウェア

OpenGLはグラフィックスハードウェアに近い部分の（低レベルの）ライブラリなので，可視化の用途に用いるためには，幾何学や照光処理といったグラフィックスに関する知識やプログラミングの技術が必要となる。科学技術計算において，計算結果のデータを手軽に可視化したいという需要に答えるために，複雑なプログラミングを行わなくても，可視化を簡単に行うことができる汎用可視化アプリケーションソフトウェアが多数用意されている。

そのうち，AVS®,†2では，さまざまな機能がモジュール（部品）としてあらかじめ用意されており，前処理の手順や，可視化方法，パラメータの調整などをモジュールの結合やマ

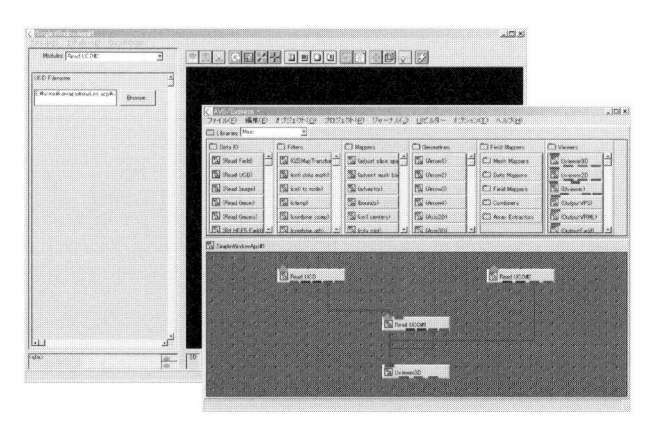

図 9.7 汎用可視化ソフトウェア AVS の操作画面の例

---

† OpenGL は，米国 Silicon Graphics 社の登録商標です。
†2 AVS は米国 Advanced Visual Systems 社の商標です。

ウス操作で直感的に行うことができる。また，複数のデータの重合せや，アニメーション（時間軸を含めた4次元可視化）も手軽に行うことができる。**図9.7**に操作画面の例を示す。

引用・参考文献

1) 中沢一雄, 鈴木　亨, 杉町　勝ほか：バーチャルハート：仮想心臓による不整脈現象の解明, 画像ラボ, **14**, pp.38-43（Jun. 2003）
2) 千葉則茂, 土井章男：3次元CGの基礎と応用, サイエンス社（1997）
3) Nakazawa, K., Suzuki, T. and Suzuki, R., et al.：Computational analysis and visualization of spiral wave reentry in a virtual heart model, In Yamaguchi, T.（ed.）：Clinical application of computational mechanics to the cardiovascular system, pp.217-241, Springer-Verlag, Tokyo（2000）
4) 中沢一雄, 鈴木　亨, 鈴木良次ほか：Spiral wave理論による異常な心臓興奮伝搬の可視化—非線形心筋モデルを用いた頻脈性不整脈の数値解析的研究—, Computer Visualization Symposium'99論文集, pp.5-8, 日経サイエンス（1999）
5) 中沢一雄, 鈴木　亨, 鈴木良次ほか：Spiral wave理論による異常な心臓興奮伝搬の可視化—非線形心筋モデルを用いた頻脈性不整脈の数値解析的研究—, 日経サイエンス, **29**, pp.112-113（1999）
6) 下田陽久 編：画像処理標準テキストブック, 画像処理教育振興協会（1996）
7) Lorensen, W. E., and Cline, H.E.：Marching Cubes：A high resolution 3D surface construction algorithm, ACM computer graphics, **21**, pp.38-44（1987）
8) Levoy, M.：Display of Surfaces from Volume Data, IEEE Computer Graphics and Applications, **8**, pp.29-37（May 1988）
9) Neider, J. Davis, T. and Woo, M.：OpenGL programming guide, Addison-Wesley（1993）

10 スーパーコンピュータ上でつくった不整脈
— バーチャルハート（仮想心臓）におけるスパイラルリエントリー —

中沢　一雄（国立循環器病センター研究所）
原口　亮（国立循環器病センター研究所）
鈴木　亨（岡山大学）

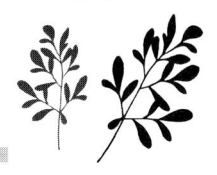

10.1　はじめに

　従来から特定の現象を理解したり未来を予測したりするために，モデル化や数式化をすることが有効な方法とみなされてきた．しかし，現象がきわめて複雑化・大規模化するような場合，単純なモデル化や数式化では直感的な理解を得ることは困難である．このような場合，コンピュータの中でシミュレーションを行うことが，最も有効な手段の一つとなりつつある．実際，気象予測の精度がシミュレーションを行うコンピュータの性能に直接依存することは周知のことであり，また，コンピュータシミュレーションなくしては，飛行機や自動車も効率的な設計ができないという．最近，特に自然現象を解明するための非常に計算量の多い計算処理を指す言葉として，**HPC**（high performance computing）という用語が使われるようになってきた．本来の言葉の意味には計算の目的は含まれていないが，世の中で高速大規模計算技術が自然現象の解明に有効であることが認知されている現れともいえよう．

　生命現象を理解するために，生命をシステムとみなして，細胞や組織，臓器のような機能単位ごとに構成的にモデル化する手法が，生命科学研究の分野においても注目を浴びている[1),2)]．このようなモデル構成的な手法には，必然的に大規模なコンピュータシミュレーションが有効になる．生命をシステムとして理解することを目指す考え方は，特に"システムバイオロジー"と呼ばれることがある[3)]．また，コンピュータのシリコンチップ上に数値（式）モデルとして構築した仮想の生命機能単位を用いて研究することから，"in silico study"と表現されることもある[4)]．

　われわれはスーパーコンピュータ上に仮想の心臓モデル（**バーチャルハート**）を構成し，電気生理学的シミュレーションを行うことにより，致死性不整脈のメカニズムの解明や，予防・診断・治療に役立てるための研究を進めてきた．本節では，スーパーコンピュータについて簡単な解説をするとともに，バーチャルハートの構成方法などを示し，コンピュータシミュレーションによってつくり出した不整脈として，バーチャルハートにおいて出現するスパイラルリエントリーを紹介する．さらに，患者個別のバーチャルハート作成に向けての試

みなど，最新の研究状況の一部を解説する．

10.2 スーパーコンピュータとは

スーパーコンピュータは，気象予測，遺伝子解析，原子レベルの物質シミュレーション，自動車や航空機における空気抵抗の構造・流体解析，天体力学からマクロ経済予測まで，幅広い分野で利用されている．スーパーコンピュータの定義は明確ではないが，その時代での通常のコンピュータの計算能力をはるかに上回るものをスーパーコンピュータと呼んでいる．その利点は，通常のコンピュータでは実行不可能な膨大なデータ量の計算を高速に行えることである．スーパーコンピュータの性能を表す指標には，通常，FLOPS（floating point operations per second；1秒間に実行される浮動小数点演算回数）が使われる．1970年代に現れた最初のスーパーコンピュータの性能は100メガ（100×10^6）FLOPS弱であったが，現在のスーパーコンピュータには10テラ（10×10^{12}）FLOPSを超えるものもあり，1ペタ

スーパーコンピュータ事情

2004年6月現在，世界最高速のスーパーコンピュータは横浜の海洋開発機構地球シミュレータセンターにあるNEC製の地球シミュレータ（Earth Simulator）である．地球シミュレータの設備は，広さ65 m × 50 m，高さ24 mの2階建て鉄筋コンクリートのビル全体を占拠しており，世界一のコンピュータにふさわしく威風堂々（？）たるものである．その性能は35.86テラFLOPSと評価されており，2位の米国ローレンスリヴァーモア国立研究所にあるサンダー（Thunder）の19.94テラFLOPSを大きく引き離している．日本のHPC技術が現在の世界最高峰ということになり，結果として，米国の関係者の競争意識をおおいに煽る形となっている．2002年11月の米国エネルギー省の発表によると，100テラFLOPSを越える2台のスーパーコンピュータの構築に関して米IBM社と契約が交わされ，その金額はなんと2億9000万ドルという．まさにスーパーな金額である．1台目はASCIパープル（ASCI Purple）であり，2台目はブルージーン/L（Blue Gene/L）である．後者は2004年に完成予定であり，その性能はなんと360テラFLOPSになるという．しかしながら，先に述べたように，2004年6月現在，世界最高速のスーパーコンピュータは地球シミュレータである．ところが，2004年9月末になって，ブルージーン/Lのプロトタイプのベンチマークにおいて36.01テラFLOPSを記録したとの記事が流れた．首位交代である．ちなみに，米国カーネギー・メロン大学のハンス・モーベック氏によると，人間の脳の情報処理能力はおよそ100テラFLOPSだという．人間の脳の情報処理能力を越えるスーパーコンピュータの開発競争が行われている．

（中沢一雄）

FLOPS を上回るのも間近と予想されている。

現在，バーチャルハートのシステムが稼働しているスーパーコンピュータは，国立循環器病センターに設置された NEC の SX-6/8 である。SX-6/8 は，ベクトル処理と並列処理を併用して高速化を行うベクトル並列型のスーパーコンピュータであり，256 ベクトル長のベクトルプロセッサを最大 8 個まで使い，理論性能値として 64 ギガ FLOPS の計算速度を達成することができる。メモリから直接大規模データをベクトル演算器に供給する仕様であるため，キャッシュミスによるデータのロスがなく，特に，大規模データや大演算量の計算に強みを発揮する。また，効率的なアプリケーションプログラムの開発支援環境やプログラムの性能を最大限引き出すための解析ツールを備えている。SX-6/8 の主要な高速化アーキテクチャであるベクトル処理および並列処理と，基本的な用語などについて解説する。

ベクトル処理は，1 回の演算命令で配列の多数のデータ（ベクトルデータ）をほぼ同時に処理することで高速化をはかる。ベクトル処理が可能なベクトル演算機構を持つプロセッサをベクトルプロセッサと呼ぶ。ベクトルプロセッサでは，ベクトルデータを格納するベクトルレジスタからベクトル演算パイプラインへベクトルデータを通すことにより，ほぼ同時に複数のデータの処理を行うパイプライン演算方式が主流である。この方式では，一つの演算パイプラインを複数の処理ステップに分け，データがステップ間を移動することにより，一つのデータの演算完了を待たずに次々とデータを処理することができる。ベクトル処理が適用されるのは，配列の演算処理部分であり，プログラムのほかの部分はスカラ演算機構（ベクトルデータでない単一のデータを扱う機構）で処理される。

並列処理は，複数のプロセッサで一つのジョブを分担して実行することにより高速化をはかる手法である。プロセッサ間でのメモリの共有方式によって，共有メモリ型と分散メモリ型の 2 種類に分けられる。共有メモリ型は複数のプロセッサが同一のメモリ空間を共有する方式であり，長所として，共有データの排他制御に気をつけるだけで容易に並列処理のプログラムを開発できる点が挙げられる。短所として，共有バスの性能の問題から並列化できるプロセッサ数に制限がある点が挙げられる。一方，分散メモリ型はプロセッサごとに独立のメモリ空間を持ち，プロセッサ間でデータを送受信することにより並列処理を行う方式である。長所として，並列化が可能なプロセッサ数に制限がないことが挙げられる。短所として，並列処理プログラムの形式が複雑であり，プログラム開発が困難なことが挙げられる。

最近のベクトル並列計算機では，共有メモリ型と分散メモリ型の複合型を用いることが多い。すなわち，共有メモリ型の上限のプロセッサ数までは共有メモリ型で接続し，それ以上のプロセッサを接続する場合はノードという単位に分けて分散メモリ型で接続する。一方，専用のマイクロプロセッサを多数接続して，並列処理だけで高速化をはかる超並列機と呼ばれるスーパーコンピュータもある。しかし，最近では，安価に高速計算環境が得られる方式

として，多数の市販のPCとインターコネクトネットワークによって構成されたPCクラスタが大きな地位を占めるようになってきた。2003年11月に発表された高性能コンピュータ上位500位によると，上位10位のうち4システムがPCクラスタである。さらに，グリッドコンピューティングとして，各地に散在する計算リソースをネットワークで有機的に結び，有効利用する技術が注目を浴びている。

10.3　バーチャルハートの基本構成

　心臓の電気的特性は，多種のイオンチャネルが複雑に関連しながら機能して決定される心筋細胞の電気活動，さらにそれらの心筋細胞が3次元的に配列し有機的に協調・連携した臓器というように，階層性をもったシステムの特性として決定される。バーチャルハートは基本的に心筋細胞の電気的結合体として構成され，一般的には以下のような非線形微分方程式系で表される。

$$\frac{dV_i}{dt} = f_i(V_i, \boldsymbol{X}_i) + \sum_{j \in N(i)} d_{ij} \cdot (V_j - V_i) \tag{10.1}$$

$$\frac{dX_i}{dt} = G_i(V_i, \boldsymbol{X}_i) \tag{10.2}$$

$$(i=1,2,...,N)$$

　ここで，Vは膜電位，$\boldsymbol{X}$は種々のイオンチャネルの状態を表すベクトル変数，fは非線形関数，Gは非線形ベクトル関数である。また，$N(i)$はi番目の細胞と電気的に結合している細胞の集合であり，d_{ij}はi番目とj番目の細胞の間の電気的コンダクタンスを表す。式(10.1)，式(10.2)はいわゆる"反応拡散方程式"を空間的に離散化した形になっている。

　心筋細胞の電気的特性を微分方程式で記述したモデルは，従来からいくつか提案されている。8変数1次微分方程式系のLuo-Rudy（LR）モデル[5]は，古典的なBeeler-Reuter（BR）モデル[6]の改良版であり，現在，このようなシミュレーションの分野において最も多用されているモデル（式）である。しかし，LRモデルは数値計算にはかなり困難なタイプの微分方程式系であり，大規模なシミュレーションを行うには高性能のスーパーコンピュータや高度な計算技術が必要となる（実際，下記に示すバーチャルハートでは，4500万以上の変数をもつ微分方程式系の解を数値計算により求めている）。

　バーチャルハートは，LRモデル（式）で表されるユニットを3次元の心室形状に配列したものである。各ユニットは，前後左右上下の六つのユニットと格子型に結合させ，300×300×300ユニットの配列内の約564万ユニットの心室形状媒質を作成した。ただし，ここでいうユニットとは，実際の心筋細胞一つを表すのではなく，単位容積の心筋の集合を表し，

数値計算を行ううえで便宜的に決めた単位である．心室形状は，CG 用に市販されている心臓形状のポリゴンデータ（Viewpoint 社）を加工して作成した（**図 10.1**（a））．このポリゴンデータは約 10 万枚のポリゴンで構成されており，心房，心室，心臓周辺の血管（動・静脈，冠状動脈）および弁にグループ分けされている．ここから心室の部分だけを取り出し，心室ボリュームモデルとして構築した（図 10.1（b））．前節で紹介したボリュームレンダリングの手法により可視化する（図 10.1（c））と，心臓（心室）の内部構造まで詳細に表現することができる．

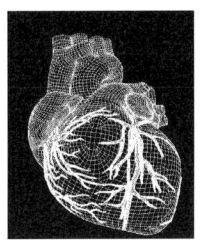

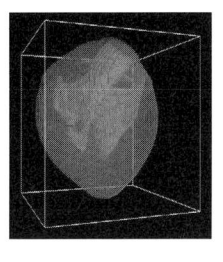

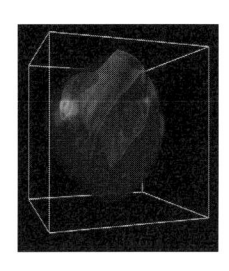

（a）心臓形状のポリゴンデータ　（b）心室ボリュームモデル　（c）ボリュームレンダリングの手法により可視化した心室モデル

図 10.1　心臓形状モデル [23], [24]（口絵 12 参照）

10.4　スパイラルリエントリーの基本的ダイナミクス

LR モデルは，哺乳類の中でもおもにモルモットの心室筋の電気生理学的データに基づいて作られたモデルであり，ヒトの心筋細胞のモデルというわけではない．しかし，一定の仮定のうえで，各イオンチャネルの特性の変化を反映させたシミュレーションを行うことができる．ここでは，コンピュータシミュレーションにおいて LR モデルのパラメータを変えたときに現れるスパイラルリエントリーの基本的ダイナミクスを示す．

まず，基本的ダイナミクスに対する理解を容易にするため，2 次元媒質（300 × 300 ユニット）における例を示す．**図 10.2** は，すべてのユニットの性質が一定（均質）で，かつ，ユニット間の電気的コンダクタンスがどの方向にも一様（等方性伝導）という理想化した条件において，L 型 Ca 電流 I_{si} をオリジナル LR モデルの 60% に設定し，さらに I_K のコンダクタンスを媒質全体で一様に変えた場合のシミュレーション結果である．スパイラルリエントリーを構成する spiral wave は興奮波の不応期終端に期外刺激を与える S1–S2 法で作成した．I_K をオリジナルの 50% に抑制した場合，活動電位持続時間（APD）は延長し，旋回した spiral wave の興奮波前面が興奮波後面に全体的に追いついてしまう．結果として，spiral wave は

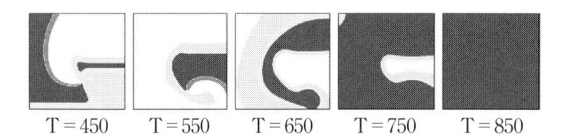

(a) spiral wave は1回転したところで消滅する。

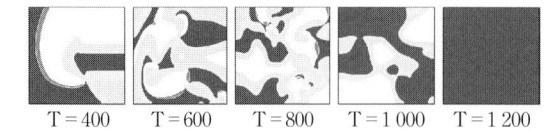

(b) spiral wave は自発的に分裂を起こすものの，しばらくして消滅する。

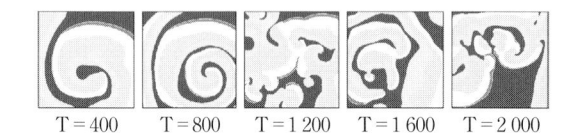

(c) spiral wave は分裂・融合をくり返しながら持続する。

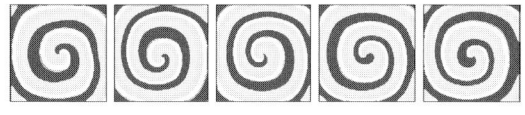

(d) spiral wave は分裂することなく安定して持続する。

電位の状態を高いほうから，赤・黄・緑・シアン・青の5色で表す。TはS2刺激が入ってからの時間を表す（単位：ms）。

図10.2 2次元媒質上のスパイラルリエントリー（spiral wave）の基本的ダイナミクス（口絵13参照）

不応期にあたって逃げ場がなくなり1回転で消滅した（図10.2（a））。一方，I_Kを増強していくと，APDは徐々に短縮していき，I_Kが100%では興奮波前面の一部だけが興奮波後面に追いつく。すなわち，追いついた部分と追いついてない部分に分かれる形で，spiral waveの分裂が生じる。しかし，この場合には，何度か分裂あるいは融合を繰り返しながらspiral waveはミアンダリングし，最終的には興奮波はすべて媒質境界から飛び出し消滅した（図10.2（b））。さらにI_Kを250%に増強した場合では，最初，単一のspiral waveが持続していたが，しばらくすると分裂が始まり，複数のspiral waveが同時に存在する状態が持続した（図10.2（c））。さらにI_Kを500%増強した場合，spiral waveの興奮波前面が後面に追いつくことはなく，単一のspiral waveが安定して持続した。

つぎに，3次元心室形状のバーチャルハートにおいて，媒質全体のI_{si}のコンダクタンスを変えた場合の3種類のダイナミクスを示す（**図10.3**）。この結果は，非常に典型的な例の一つであり，2次元で示したspiral waveの消滅・分裂・持続という三つのダイナミクスが一つのイオン電流のパラメータを変化させることで現れたものである。複雑な3次元心室形状においても，単純な2次元形状と基本的に同じスパイラルリエントリーのダイナミクスの変化を示したことは非常に興味深い。

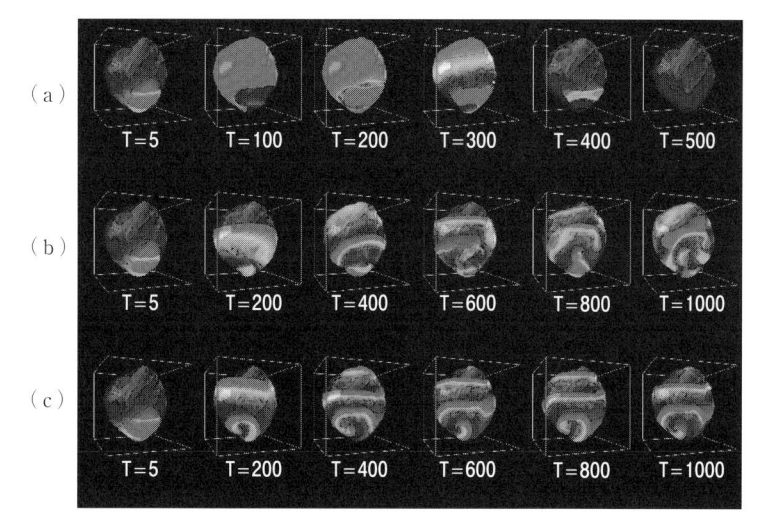

スパイラルリエントリーのダイナミクスが，I_{si} のコンダクタンスによって
消滅・分裂・持続にわかれる．

図 10.3 バーチャルハートにおいて可視化されたスパイラルリエントリーの3種類のダイナミクス[25),26)]（口絵14参照）

さまざまなコンピュータシミュレーションの結果として，スパイラルリエントリーのダイナミクスは基本的に上記の消滅・分裂・持続の三つのパターンに帰着すると考えられている．消滅する場合が健常者の心臓に対応するものと考えると，期外収縮が発生して不整脈の種が生じても危険な不整脈にはつながらないことを示唆している．一方，基質的な障害のない心臓においても，イオンチャネルの特性が変わることによって，spiral wave が分裂あるいは持続するようになり，細動や頻拍といった危険な不整脈につながることを示唆している．このようなスパイラルリエントリーのダイナミクスの変化は，細胞単位に個々のイオンチャネルの特性だけを調べても全体像として把握することは不可能であり，コンピュータシミュレーションによって初めて理解できる現象である．一応，スパイラルリエントリーが安定化するか不安定化するかについて，理論的には **restitution 仮説**を用いて一般的な説明がなされている[7)]．しかし，個々の現象を追究するようなきめの細かい議論を行うことはできず，やはり，コンピュータシミュレーションで示すことにより説得力が高まるといえる．

10.5　バーチャルハートの進展

前項では均質・等方向性伝導の理想的な心室モデルとしてのバーチャルハートにおける結果を示した．しかし，実際の心臓には刺激伝導系や心室較差，心筋線維走向などの多数の不均質要素があることから，現在，バーチャルハートをより実際の心臓に近づけるためにさま

ざまな努力を行っている[8),9)]。本節では，現在開発中の部分も含めて関連する成果の一部をいくつか紹介する。

10.5.1 心室内膜興奮伝播

正常調律時の心室の興奮伝播を再現を図るため，まず，心室の興奮過程の開始としての心室内膜興奮伝播について記す。正常調律時において，電気的興奮は刺激伝導系からプルキンエ線維によって心室に伝えられる。プルキンエ線維網は心室内膜面に張り巡らされており，心内膜側各部が一定の順序で興奮する。さらに，その興奮は心内膜側から心外膜側へ伝播していく。ちなみにプルキンエ線維は伝導速度が速く，心室内膜全体を網羅していることから，心室全体をほぼ同期して収縮させ，血液を一気に拍出するポンプとしての機能に重要な役割を果たしている。しかしながら，このようなプルキンエ線維網の解剖学的構造を心室全体で詳細に調べて，心室内膜興奮伝播を忠実に再現することはきわめて困難である。

そこで，プルキンエ線維網の解剖学的構造そのものを取り込まなくても，心室内膜面の興奮順序を再現し得るように，バーチャルハートの心内膜側のユニットそれぞれに，一定のタイミングで刺激が入るように領域を設定した（**図10.4**）。すなわち，バーチャルハートにおいては，見かけ上，プルキンエ線維網がなくても心室内膜興奮伝播が再現できるようになっている。図10.4では心室の心外膜側表面をグリッド線で表し，心内膜側表面には刺激が入るタイミングを等時線に対応する色で表している。心内膜側下方に最も早く刺激が入る領域（黄色部分）が3か所あり，上方に向かうにつれ遅れて刺激が入り（緑色部分），一番上の等時線（紺色部分）まで刺激領域が設定されている。刺激が入るタイミングは，Cassidyら[10)]のヒトの心内膜側におけるマッピングデータを参考にして設定を行った。

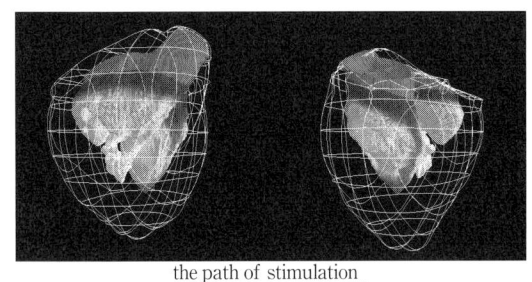

図10.4 バーチャルハートにおける心室内膜面の興奮順序の再現[27)]（口絵15参照）

心室内膜面におけるプルキンエ線維網興奮順序を再現するように，心内膜側のユニットそれぞれに一定のタイミングで刺激が入るように領域を設定。刺激が入るタイミングを下方のインジケータにある等時線に対応する色で表す。

ところで，このような心室内膜興奮伝播を再現するデータセットをいったん作成すると，例えば心室の形状が少々異なるような場合でも，1から設定をつくり直す必要はなく，単純な写像操作によってデータセットを移植することが可能である。この方法は確かに厳密性を欠くものの，細かい解剖学的構造に依存していない分，拡張性が高いともいえる。これは，

10.5 バーチャルハートの進展

条件を少しずつ変えながら網羅的に実験を繰返し行うことができるというコンピュータシミュレーションの特長を活かすためにも，非常に重要な要素となる。

10.5.2 心室較差

心筋細胞の活動電位持続時間（APD）は，心室各部位において異なり，不均質であることが知られている。この APD 分布の不均質性は**心室較差**（ventricular gradient, **VG**）と呼ばれている。心室各部の APD 分布は興奮の回復過程に大きく影響する。特に貫壁方向の APD 分布は心電図 T 波形の形成に大きく関わるといわれている[11),12)]。従来，心電図 T 波形の形状から，APD 分布は心内膜側で長く心外膜側で短いと考えられていた[13)]。しかし，近年，心筋中間層に APD の長い **M 細胞**が報告されるようになった[14)]。M 細胞の異常は QT 延長症候群の原因とみなされ，torsades de pointes 型の不整脈の発症や Burgada 症候群との関係で大いに注目されている。しかし，その存在に対し懐疑的な報告もあり[15)]，M 細胞が心臓機能や心電図波形に果たす役割などについても不明な点が多い。そこで，心室形状モデルにおいて，従来の VG の概念に従った場合と，最近の M 細胞の知見に基づいた場合の正常調律時興奮伝播を再現し，そのときの心電図波形を計算した。

心室における貫壁性 APD 分布は，心室のユニットごとに，心内膜側・心外膜側それぞれからの距離を求め，その比率により決定される APD を各ユニットに持たせることで設定した。各ユニットの APD の長さは，ユニットごとの K チャネル I_K のコンダクタンスを変えることで調節した。**図 10.5** 各上部に心室縦断面における APD 分布の様子を示す。断面上のグレーの濃淡はその部分に設定された APD を表している。グレーが濃いほど APD が長く淡

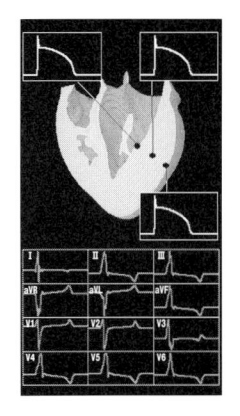

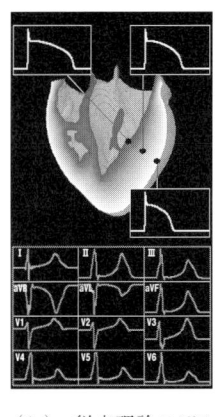

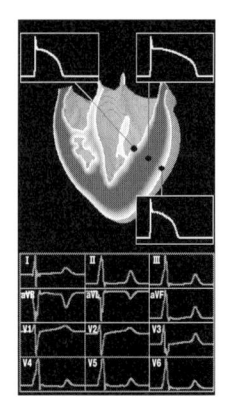

（a）均質モデル　　（b）従来理論モデル　　（c）M 細胞モデル

均質な場合を含む3通りの心室較差を設定し，断面像における貫壁方向の各活動電位波形の変化と，電磁気学的な計算により導出した心電図波形（標準12誘導心電図）を示す。

図 10.5 心室較差と対応する心電図波形[23)～25), 27)]（口絵 16 参照）

いほどAPDが短い．図10.5（a）は均質モデル，また図10.5（b）は従来のVGの概念に従い，心内膜側から心外膜側まで単調にAPDが減少するモデルであり，さらに図10.5（c）はM細胞を設定した場合である．M細胞は，Yanら[16]によるイヌの動脈灌流心筋切片での実験データを参考に，心内膜側寄りに領域を設定した．一方，シミュレーションにおける標準12誘導心電図は，Ashiharaら[17]の計算式を用いて算出した．

3通りのAPD分布において，シミュレーションにより再現された興奮伝播の様子を説明する．図10.5（a）の均質モデルでは，興奮（脱分極）過程は心内膜側から始まって心外膜側へと伝播し，興奮の回復（再分極）過程も心内膜側から始まって心外膜側で終わる．一方，従来のVGの概念に従った図10.5（b）では，興奮過程は心内膜側から始まって心外膜側へと伝播し，興奮の回復過程は逆に心外膜側から始まり心内膜側で最後まで興奮が残る．さらに，M細胞を設定した図10.5（c）では，興奮過程は（a），（b）と変わらないが，興奮の回復過程では心室壁内部のM細胞領域で最後まで興奮が残る．図10.5各下部は，それぞれの場合に計算された標準12誘導心電図である．均質モデルでは，容易に予想されたように陰性T波となっている．従来のVGの概念に従った場合は，臨床において記録される健常者の心電図と同様に，誘導以外でQRS棘波と同一極性のT波が記録された．M細胞を設定した場合も，誘導以外でQRS棘波と同一極性のT波が記録され，M細胞が存在しても心電図として矛盾の生じないことがわかった．ただし，臨床の正常心電図と比べた場合，細かい点でいくつか正常と異なることが指摘されており，これらの改善が今後の課題として残っている．

10.5.3 心筋線維走向

電気的興奮は心筋線維方向に沿って速く伝播する性質がある．解剖学的に心臓にはきわめて複雑な線維方向が存在することを，すでにNielsenら[18]は詳細なデータとして示している．さらに，最近ではdiffusion tensor MRIの手法を用いて，より簡単に線維方向のデータを取得する方法が報告されている[19]．しかし，心筋線維方向を一般化して複雑な形状の中でシミュレーションに持ち込むような手法はあまり開発されていない．バーチャルハートにおいては，先に示した心内膜側・心外膜側それぞれからの距離の比率により決定される心室較差の設定手法を応用し，任意の心室形状に対して心筋線維走向の設定ができるようになっている．

左室自由壁だけを取り挙げても，心内膜側と心外膜側では120°程度の心筋線維走向ねじれが存在するといわれている．**図10.6**（a）は，左室を幾何学的に単純な形状で近似したときに，心内膜側と心外膜側で120°の心筋線維走向ねじれを導入したものである．実際，複雑な心室形状に対して同様の心筋線維走向ねじれを導入した例が図10.6（b）である．多少，見にくいデータではあるが，よく見ると心内膜側と心外膜側で心筋線維走向に沿って，

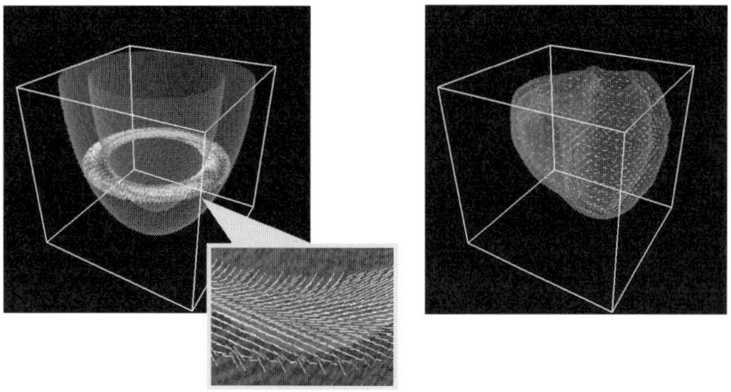

(a) 左室を幾何学的に単純な形状で近似したときに，心内膜側と心外膜側で120°の心筋線維走向ねじれを導入した例
(b) 複雑な心室形状に対して同様の心筋線維走向ねじれを導入した例

任意の心室形状に対して心筋線維方向の設定ができる。

図 10.6 心筋線維走向の設定例（口絵 17 参照）

興奮波の伝播の方向がねじれていることがわかる。しかし，Nielsen らが示したように実際の心臓の線維走向の分布はより複雑であり，心内膜側・心外膜側からの距離の比率だけでなく，さらに一般化してシミュレーションに持ち込むためには，さらに改善の必要があると考えている。

10.6 患者個別対応に向けての試み：心臓形状データの取得

　バーチャルハートの形状はCG用の心臓形状ポリゴンデータをもとに作成したものである。しかし，元々，このCGデータは生きた心臓ではなく死体の心臓から作成されたものである。患者個々の致死性不整脈の発生をより正確に予測するには，生きた状態の患者の心臓形状や電気生理学的な特徴等をできるだけ正確にバーチャルハートに反映させる必要がある。そこで，われわれは手始めとして核磁気共鳴撮影（MRI）のデータを用い，心臓の2次元断層画像から3次元的な心臓形状を取得することを行った。時系列としての時間軸を含めると，4次元的な再構成といえる。

　まず，心尖部から心房上部までの短軸断層画像から用手的方法により心臓形状をそれぞれ抽出し，1心拍周期分の再構成を行った。この再構成を行うために，2次元の短軸断層画像において心房・心室・血管の内側・外側境界線上に点列を配置する2次元エディタや，上下の短軸断面間で点列同士をリンクさせる3次元エディタ（**図 10.7**）なども開発した。その結果，これまでは模型や2次元断層画像の動画でしか見ることのできなかった心臓形状を4次元的に再現した。一連の画像処理の過程を**図 10.8**に示す。

　しかし，こうした用手的方法による再構成はきわめて手間のかかる作業であり，自動化を

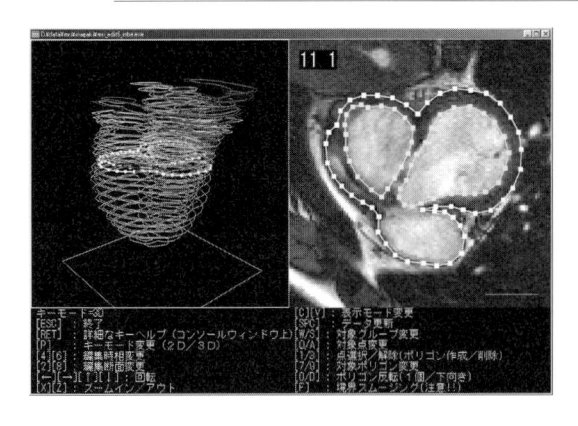

142   10. スーパーコンピュータ上でつくった不整脈

図 10.7 MRI の短軸画像から心臓形状を構成するための 3 次元エディタ [9), 23), 27)]（口絵 18 参照）

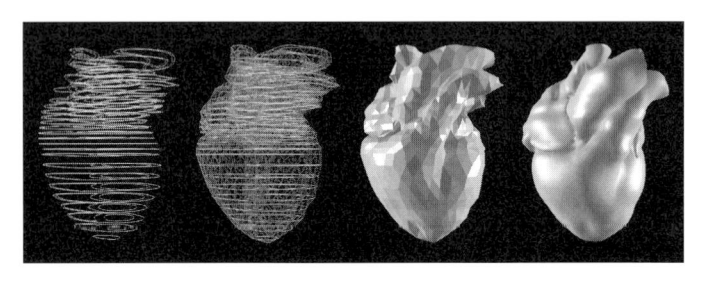

左から順に画像処理によって，リアリティの高い心臓形状が生成される。

図 10.8 MRI 画像から構成された心臓形状ポリゴンデータ [9), 23), 24), 27)]（口絵 19 参照）

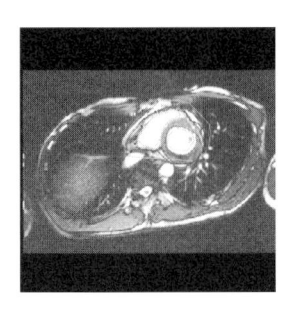

（a） 短軸画像における初期輪郭線の設定

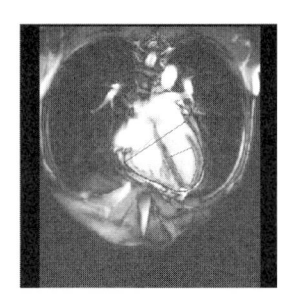

（b） 長軸画像における初期輪郭線の設定

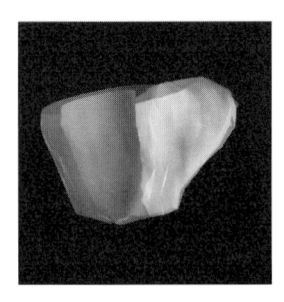

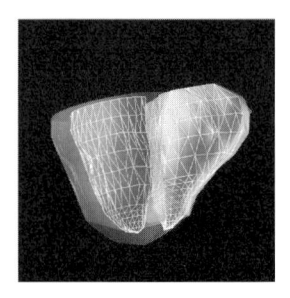

（c） 短軸画像のみから構成された心室形状

（d） 長軸画像情報により心尖部補正を行った心室形状

図 10.9 SNAKES のアルゴリズムを用いた心室形状の抽出 [23)]（口絵 20 参照）

図る必要がある。つぎの段階として，SNAKES [20]のアルゴリズムを用いた半自動的心臓形状の再構成について，現状を簡単に解説する。SNAKESとは，画像の中からひとまとまりの閉じた輪郭線を抽出する手法である。おおまかに初期輪郭線を与え，輪郭線のもつエネルギーが最小となるように輪郭線の位置を徐々に変形させることにより最適な輪郭線を抽出する（**図10.9**（a））。しかし，構造的に短軸画像の情報だけでは心尖部の抽出は困難であり，心尖部の再構成は充分ではない（図10.9（c））。そこで，長軸画像（図10.9（b））の情報もあわせて利用することで，心尖部の補正を行うように改善を図った（図10.9（d））。このような改善によって，よりリアリティが高くなったと考えられる。さらに，長軸画像を併用しなくても，各短軸画像の輪郭の変化の割合から心尖部の形状を推測するようなアルゴリズムの検討も行っている。

10.7 おわりに：統合シミュレーション環境

これまで，おもにバーチャルハートの研究を大規模化・詳細化の方向で進めることについて示してきた。しかし，研究目的によっては大規模化・詳細化は必要でなく，むしろ簡略化の方向もあることを忘れてはならない。ここでは簡略化の方向性の一つとして，3次元心臓形状を手書きスケッチ風に簡便に変形・修正できるモデリングインタフェースを利用し，心臓電気生理現象シミュレータと組み合わせるシステムについて簡単に示す。

従来，バーチャルハートのシミュレーション研究に利用する心臓形状は，CAD的なツールを用いて作成したり，医用画像からの画像処理によって作成したりしていた。そのためには専門的知識や熟練した技術が必要であり，結局，前処理として形状の作成やパラメータ設定・モデルの作り込みに多大な労力と時間が必要であった。しかしながら，これらの手続きを簡略化したいという基本的な欲求がある。そこで，現在Teddy [21]のモデリングインタフェースを利用して，複雑な3次元心臓形状を簡単に構築したり変形したりするシステムを開発中である。このインタフェースでは，画面に2次元的に描いた自由曲線をもとに，適切な3次元ポリゴンモデルを自動的に生成することが可能である。まだ完成度が低く制限事項は多いが，基本的にはユーザが入力するストロークをもとに心筋壁の厚みを変えたり，変形させたり，全体の大きさを変更したりといった操作が，手書きベースで容易に行うことができる（**図10.10**）。さらに，同時に開発中の簡易シミュレータと連動させることによって，3次元心臓形状を作成・変形後即座に興奮伝播のダイナミクスを計算し，その結果をリアルタイムに可視化するといったことが，一般的なノートPCでも可能となっている [22]。例えば，心臓形状の変化が興奮伝播のダイナミクスにどの程度影響を与えるのかを簡単に比較・検討するのに有効である。厳密性には乏しいものの，ベッドサイドでの不整脈病態の説明ツール

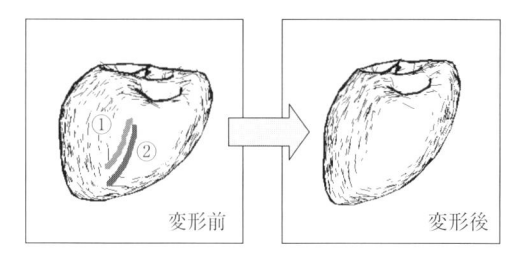

(a) ユーザの手書きストローク（①，②の二つの
ライン）をもとに心室形状が変形する。

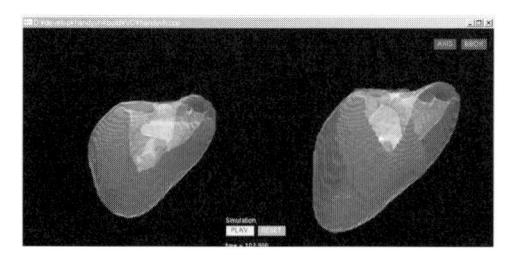

(b) 変形前と後で興奮伝播シミュレーションを
行い，結果を比較できる。

図 10.10　簡易型心臓形状モデリングインタフェース[27]（口絵21参照）

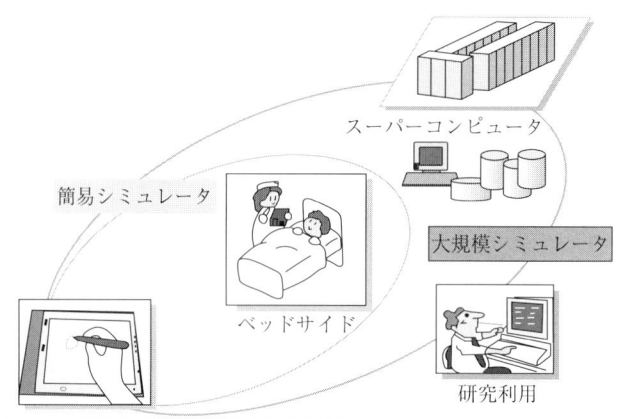

不整脈研究や臨床応用の目的などに応じ，パソコンで手軽にできる
ような簡易シミュレータや，インターネット技術を使って遠隔地か
らスーパーコンピュータを必要とする大規模シミュレータまでも使
い分けられる IT インフラを構築中である。

図 10.11　統合シミュレーション環境

として，あるいは医療従事者のための教育ツールとしての応用が期待され，実用性はきわめ
て高いと考えられる。

　また，インターネット技術を利用して，スーパーコンピュータを利用するような大規模精
密シミュレーションを遠隔地からでも行うことができる統合シミュレーション環境を構築

中である（**図 10.11**）．手軽に扱える簡易シミュレータ上でさまざまな条件下での興奮伝播のダイナミクスを比較・検討しながら，詳細な結果を得たい場合など必要に応じてスーパーコンピュータ上の大規模シミュレータと連動し，ネットワークを通じてパラメータ設定やシミュレーションの実行・結果確認を行うことが可能となる．このような統合シミュレーション環境は研究利用のみならず，シミュレーション技術の臨床応用という点でも重要な役割を担い，将来的に医療におけるITインフラとして活用されるようになるであろう．

引用・参考文献

1) Physiome Project Homepage：http//www.physiome.org/
2) Tomita, M., Hashimoto, K. and Hutchison, C. A. 3rd et al.：E‐CELL：Software environment for whole cell simulation, Bioinformatics, **15**, pp.72-84（1999）
3) Kitano, H.：Perspectives on system biology, New Generation Computing, **18**, pp.199-216（2000）
4) Normile, D.：Building working cells "in silico", Science, **284**, 5411 pp.80-81（1999）
5) Luo, C. H., and Rudy, Y.：A model of the ventricular cardiac action potential：Depolarization, repolarization, and their interaction, Circ. Res., **68**, pp.1501-1526（1991）
6) Beeler, G. W. and Reuter, H.：Reconstruction of the action potentials of ventricular myocardial fibers, J. Physiol., **268**, pp.177-210（1977）
7) Weiss, J. N., Garfinkel, A. and Chen, P. S., et al.：Chaos and the transition to ventricular fibrillation：A new approach to antiarrhythmic drag evaluation Circulation, **99**, pp.2819-2826（1999）
8) 鈴木 亨，芦原貴司，中沢一雄ほか：心室モデルへの心筋線維方向の導入の試み，学技報，**102**, pp.37-40（2002）
9) 鈴木 亨，稲垣正司，中沢一雄ほか：MRI画像からの心臓形状の4D抽出，学技報 **102**, pp.54-58（2002）
10) Cassidy, D. M., Vassallo, J. A. and Josephson, M. E., et al.：Endocardial mapping in humans in sinus rhythm with normal left ventricles：Activation patterns and characteristics of electrograms, Circulation, **70**, pp.37-42（1984）
11) Shimizu, W., and Antzelevitch, C.：Sodium channel block with mexiletine is effective in reducing dispersion of repolarization and preventing torsade de pointes in LQT2 and LQT3 models of the long QT syndrome, Circulation, **96**, pp.2038-2047（1997）
12) Shimizu, W., Kurita, T. and Shimomura, K., et al.：Improvement of repolarization abnormalities by a K^+ channel opener in the LQT1 form of congenital long QT syndrome, Circulation, **97**, pp.1581-1588（1998）
13) Wilson, F. N., Macleod, A. G. and Johnston, F. D., et al.：The determination and the significance of the areas of the ventricular of deflection of the electrocardiogram, Am. Heart J., **10**, pp.46-61（1934）
14) Sicori, S., and Antzelevitch, C., et al.：A subpopulation of cells with unique electrophysiological properties in the deep subepicardium of the canine ventricle：The M cell, Circ. Res., **68**, pp.1729-1741（1991）
15) Anyukhnovsky, E. P., Sosunov, E. A. and Rosen M. R., et al.：The controversial M cell, J. Cardiovasc.

Electrophysiol., **10**, pp.244-260（1999）

16) Yan, G. X., Shimizu, W. and Antzelevitch, C.：Characteristics and distribution of M cells in arterially-perfused canine left ventricular wedge preparations, Circulation, **98**, pp.1921-1927（1998）

17) Ashihara, T. Suzuki, T. and Nakazawa, K.：Simulated electrocardiogram of spiral wave reentry in a mathematical ventricular model, In Yamaguchi, T. (ed.)：Clinical application of computational fluid and solid mechanics for the cardiovascular system, Springer-Verlag Tokyo, pp.205-216（2000）

18) Nielsen, P. M., Le Grice, I. J. and Hunter, P. J., et al.：Mathematical model of geometry and fibrous structure of the heart., Am. J. Physiol., **260**, pp.H1365-H1378（1991）

19) Hsu, E. W., Muzikant, A. L. and Henriquez, C. S., et al.：Magnetic resonance myocardial fiber-orientation mapping with direct histological correction, Am. J. Physiol., **274**, pp.H1627-H1634(1998)

20) Kass, M., Witkin, A. and Terzopoulos, D.：Snakes：Active contour models, Int J. Computer Vision, **1**, pp.321-331（1988）

21) Igarashi, T., Matsuoka, S. and Tanaka, H.：Teddy：A sketching interface for 3D freedom design, SIGGRSPH'99, pp.409-416,（1999）

22) 原口　亮，五十嵐健夫，中沢一雄ほか：スケマティックな3次元形状モデリングインタフェースを備えた心臓電気現象シミュレータ，信学技報，**104**, pp.17-20（2004）

23) 中沢一雄，原口　亮：仮想心臓における不整脈現象のシミュレーションと可視化，最新医学，**58**, pp.1834-1841（2003）

24) 中沢一雄，鈴木　亨，杉町　勝ほか：バーチャルハート：仮想心臓による不整脈現象の解明，画像ラボ，**14**, pp.38-43（2003）

25) 中沢一雄，鈴木　亨：スーパーコンピュータによる不整脈現象の数値シミュレーション，現代医療，**35**, pp.692-698（2003）

26) 中沢一雄：スーパーコンピュータで捉える不整脈現象，日本エム・イー学会誌BME, **17**, 口絵（2003）

27) 中沢一雄，原口　亮，五十嵐健夫ほか：Virtual Heart：スーパーコンピュータで作った仮想心臓—心臓電気現象の包括的シミュレータ，循環器病研究の進歩，XXV, **1**, pp.60-70,（2004）

11 頻脈性不整脈の細動化に迫る
― スパイラルリエントリーの分裂について ―

難波　経豊（香川県立保健医療大学）

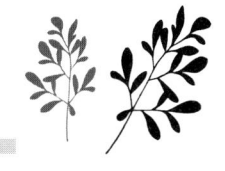

11.1　はじめに

　心電図波形が規則的で血行動態の比較的安定した頻拍は，突然，心電図波形が不規則で血行動態の不安定な細動に移行することがある。また，細動が直接発生する場合でも，最初の数拍は安定した頻拍波形であることが知られている。ここでは，このような細動化に関連するスパイラルリエントリーの動態について述べていく。

11.2　頻拍・細動の興奮伝播パターン

　心電図波形は，心筋組織における電位分布の変化の規則性を表現したものである。電位分布が規則的に変化するならば，心電図波形も規則的すなわち頻拍波形を呈する。一方（たとえ頻脈起源が同じでも），電位分布が不規則に変化するならば，心電図波形は不規則すなわち細動波形を呈する。

　頻脈性不整脈には，異常自動能（abnormal automaticity），トリガードアクティビティ（triggered activity），リエントリー（reentry）がその機序として挙げられる。このうち，異常自動能とトリガードアクティビティは興奮の発生機序であるのに対し，リエントリーは興奮の伝播パターンであり，電位分布変化の規則性すなわち心電図波形の規則性に直接影響する。リエントリーは，旋回興奮波によって興奮部位が再興奮する興奮伝播パターンであり，一定の解剖学的障壁（anatomical obstacle）の周囲を興奮波が旋回する**解剖学的リエントリー**（anatomical reentry）と，心筋の電気生理学的特性に基づいて興奮波が旋回する**機能的リエントリー**（functional reentry）とに分類される。前者は旋回中心が確定的であることから，**オーダードリエントリー**（ordered reentry），後者は不確定であることから，**ランダムリエントリー**（random reentry）とも呼ばれる。

　Moeは細動のメカニズムを複数のランダムリエントリーの共存（multiple wavelet）とし[1]，その機序としてAllessieらは，リーディングサークルリエントリー説を提唱した[2]。しかし，

現在ではリーディングサークルリエントリー説に代わり，スパイラルリエントリー説が圧倒的な支持を得ている[3),4)]。すなわち細動のメカニズムは，スパイラルリエントリーの分裂（breakup 現象）による multiple wavelet の形成と考えられる。しかし一方で，単一のスパイラルリエントリーであっても，さまようこと（さまよい運動，meandering 現象）によって細動のメカニズムになりうるとの報告もあり，注目されている[5)]。

11.3 スパイラルリエントリー

元来，スパイラルリエントリーは興奮波の分裂によって生じる。興奮波とは，興奮前面（wavefront：興奮伝播による脱分極の開始時点にある領域）と興奮後面（waveback：興奮伝播による脱分極からの再分極完了時点にある領域）に挟まれた興奮領域を指す。この興奮前面から興奮後面までの長さは，興奮波の波長（wavelength）に一致し，これはつぎのように定義される。

$$WL = APD \times CV \tag{11.1}$$

ここで，WL は興奮波の波長，APD は活動電位持続時間（action potential duration），CV は興奮の伝播速度（conduction velocity）である。

興奮前面が興奮不能領域に衝突すると，分裂して断端を生じる。この断端が興奮可能領域内の自由端となれば，興奮前面の CV は断端に向って遅延し，断端では WL=0 となって興奮前面と興奮後面との接点を形成する（**図 11.1**）。興奮前面はこの接点の周囲を旋回し，スパイラルリエントリーを形成する。接点はスパイラルチップと呼ばれ，スパイラルリエントリー成立の起源である。一方 WL は，解剖学的リエントリー成立の指標としては重要であるが，スパイラルリエントリーでは，部位によって値が異なるため成立の指標とはならない。

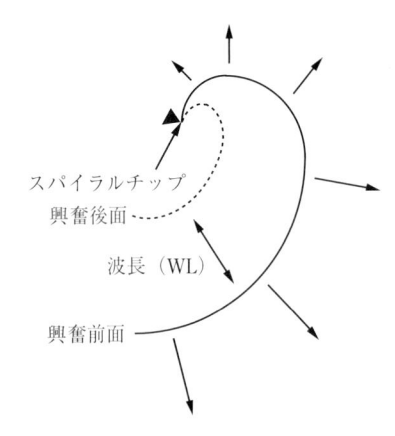

図 11.1 スパイラルリエントリーの構成

11.3 スパイラルリエントリー

動物実験やシミュレーション実験において，スパイラルリエントリー誘発に用いられる cross field 刺激法は，興奮波に自由端を生じさせるプロトコルである（図 11.1）。cross field 刺激法では，S1 刺激（**図 11.2（a）**）によって興奮前面が伝播した（図 11.2（b））後，これに追従する興奮後面（図 11.2（c））に垂直に交わるように S2 刺激（図 11.2（d））を行う。S1 刺激による興奮波領域は不応期であるため，S2 刺激による興奮前面は，この不応期領域との交点で断端を生じる。さらに，興奮後面は前進するため，断端は自由端となり，スパイラルリエントリーを形成する。

（a）基本刺激（S1）　（b）基本刺激による興奮前面の伝播　（c）基本刺激による興奮後面の進行　（d）期外刺激（S2）

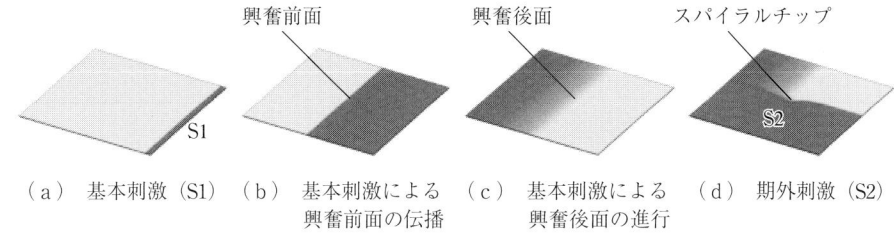

図 11.2 cross field 刺激法

では，なぜ自由端に近いほど CV は遅延するのだろうか？これには興奮前面の曲率（curvature）が関係する。興奮前面の曲率が大きいほど CV は遅延するのである[6]。興奮前面は自由端に近いほど急旋回しようとする，すなわち，興奮前面の曲率は大きくなり CV は遅延する。最終的に自由端では CV＝0 すなわち WL＝0 となり，興奮前面と興奮後面は接する。

では，なぜ興奮前面の曲率が大きいほど CV は遅延するのだろうか？興奮の伝播は，興奮領域から未興奮領域へ電流が流れ，未興奮領域の膜電位が興奮閾値以上まで上昇することによって生じる。このとき，未興奮領域が興奮するための電流需要量を sink，未興奮領域が興奮領域から受ける電流供給量を source といい，sink 増大もしくは source 減少により，興奮の伝播は抑制される。両者の関係は"**sink-source relationship**"と呼ばれる[7]。sink には心筋の興奮能（excitability）が影響し，source には心筋の活動電位立ち上がり速度，興奮前面の曲率，心筋細胞間のギャップジャンクションにおける興奮伝導能（conductivity）などが影響する。このうち興奮前面の曲率は，これが大きい場合（**図 11.3（a）**）には，小さい場合（図 11.3（b））に比べて，各未興奮心筋への電流供給源となる心筋が少ないため，興奮の伝播は抑制されるのである。また，興奮が伝播可能な曲率には上限があり，一定以上の曲率では，興奮は伝播できずブロックを生じる。したがって，スパイラルチップ近傍の興奮前面も，一定以上の急旋回はできないため，中心に未興奮領域を残して迂回することになる。この迂回領域はコア（core）と呼ばれ，スパイラルリエントリーの大きな特徴の一つである。

前述のリーディングサークルリエントリー説では，旋回中心にはつねに周囲の興奮が侵入

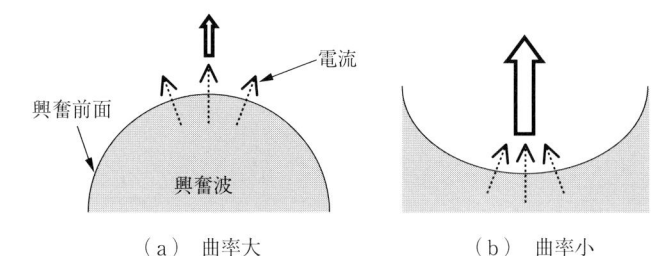

150   11. 頻脈性不整脈の細動化に迫る

図11.3 興奮前面の曲率と伝播
（a）曲率大　　　（b）曲率小

して不応期の状態にあるため，興奮させることはできないとし，さらに旋回興奮波の興奮前面と興奮後面の間には，興奮間隙（excitable gap）が存在しないとされていた（後に興奮間隙は存在すると修正された）。一方，スパイラルリエントリー説では，興奮旋回の中心は，「興奮可能であるが興奮していない」コアと呼ばれる領域であるとし，さらに，旋回興奮の前面と後面の間に広い興奮間隙が存在するとされている。

実際には，スパイラルリエントリーのコアでは，周囲の興奮波の影響で興奮閾値以下の膜電位上昇（電気緊張効果，electrotonic effect）が生じており，これをリーディングサークルリエントリー説では「周囲の興奮の侵入」，スパイラルリエントリー説では「非興奮」と説明したものと考えられる。すなわち，興奮閾値以下の膜電位上昇を，前者では興奮と同格，後者では異なるものと定義したと考えられる。また，旋回中心は，膜電位上昇により興奮能が低下しているため，興奮波の伝播（内部刺激）による興奮はできないが，外部刺激による興奮は可能である。すなわち，リーディングサークルリエントリー説では，興奮可能かどうかの定義を内部刺激によるものと位置付け，旋回中心を「興奮不可能」としたのに対し，スパイラルリエントリー説では，外部刺激によるものと位置付け，旋回中心を「興奮可能」としたと考えられる。結局，この2説は同じ現象を異なる解釈で説明したものと考えるのが妥当である。

スパイラルチップ近傍で遅延・迂回した興奮前面が，自身の興奮後面に追い付かない場合

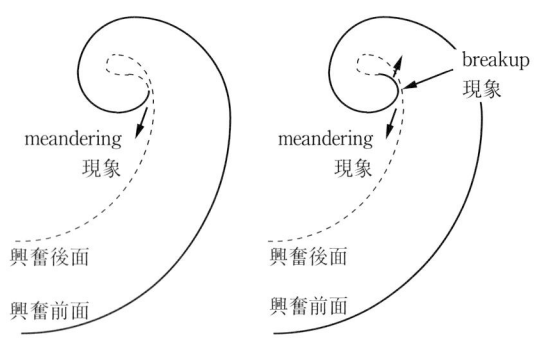

（a）meandering現象　　（b）breakup現象
　　　　　　　　　　　（＋meandering現象）

図11.4 スパイラルリエントリーにおけるmeandering現象と自発的なbreakup現象

には，興奮旋回は一定領域に留まり，安定したスパイラルリエントリーとなる．一方，興奮前面が興奮後面に追い付いた場合には，衝突部位が興奮前面のスパイラルチップ近傍であれば，スパイラルチップが興奮後面に沿って移動し，スパイラルリエントリーの旋回中心が移動する（meandering 現象：図 11.4（a））．これに対し，衝突部位がスパイラルチップから離れた部位であれば，興奮波が分裂して複数のスパイラルリエントリーを形成する可能性が生じる（breakup 現象：図 11.4（b））．

11.4　スパイラルリエントリーと心電図

スパイラルリエントリーは，そのパターンによって異なった心電図波形を生じる．安定したスパイラルリエントリーならば，心電図波形は規則的となり単形性頻拍を呈する．また，スパイラルリエントリーは，解剖学的構造物の周囲を持続旋回（anchoring 現象）することがあるが，このときも心電図は規則的な波形を呈する．一方，スパイラルリエントリーが breakup 現象により，複数の機能的リエントリーとして共存（multiple wavelet）すると，心電図は不規則な細動波形を呈する．スパイラルリエントリーは，meandering 現象だけでも心電図波形の規則性が崩れて，多形性頻拍または比較的粗い細動（coarse fibrillation）を呈すが，さらに breakup 現象が生じると，心電図波形は細かい細動（fine fibrillation）となる．

11.5　APD restitution 仮説

近年，スパイラルリエントリーの分裂に大きく関与するものとして，心筋の APD とその先行拡張期時間（DI）との関係が指摘されている（**APD restituion 仮説**）[8]．図 11.5 の曲線は，横軸を DI，縦軸を APD としてプロットした APD restitution 曲線である．また，興奮周期（CL），DI，および APD の間にはつぎの関係が成り立つ．

$$APD = -DI + CL \tag{11.2}$$

すなわち，図 11.5 では，切片値が CL，傾きが -1 の直線 A となる．心筋が周期的に興奮する場合，DI に続く APD は APD restitution 曲線によって決定され，APD に続く DI は直線 A で決定される．これが繰り返されると，APD は周期的に変動する（APD alternans）．このとき，APD restitution 曲線と直線 A との交点における dAPD/dDI が 1 以下ならば，APD の周期変動は一定値に収束する（図 11.5（a））のに対して，1 以上ならば発散し，最終的に DI＜0，すなわち，前回の再分極過程に重なってしまう（図 11.5（b））．これを興奮伝播に

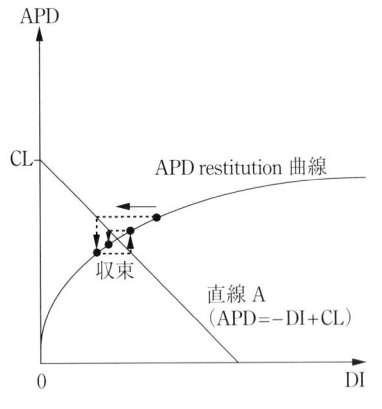

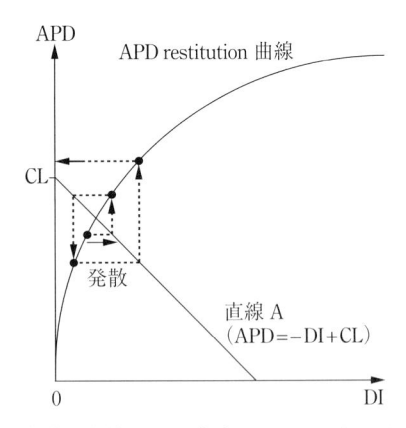

152　11. 頻脈性不整脈の細動化に迫る

(a) 直線 A との交点での dAPD/dDI が ＜1 となる曲線の場合

(b) 直線 A との交点での dAPD/dDI が ＞1 となる曲線の場合

図 11.5 APD restitution 仮説

よる周期興奮に当てはめると，心筋の dAPD/dDI が 1 以上ならば，最終的に興奮前面が前回の興奮後面に衝突して分裂する，というものである．では，この APD restitution 仮説は，スパイラルリエントリーにどのように反映されるのだろうか？

11.6　スパイラルリエントリーにおける APD restitution 仮説の影響

11.6.1　fixed heterogeneity による興奮波の分裂

心筋組織での APD restitution 曲線の不均一分布は，APD に普遍的な不均一分布を生じる (fixed heterogeneity)．これによって，不応期領域が一時的に残存するため，スパイラルリエントリーを含むいかなる興奮前面も，この不応期領域への衝突によって分裂する可能性がある．

図 11.6 は，周囲と比べてすべての DI 値において APD が長く，dAPD/dDI が急峻な

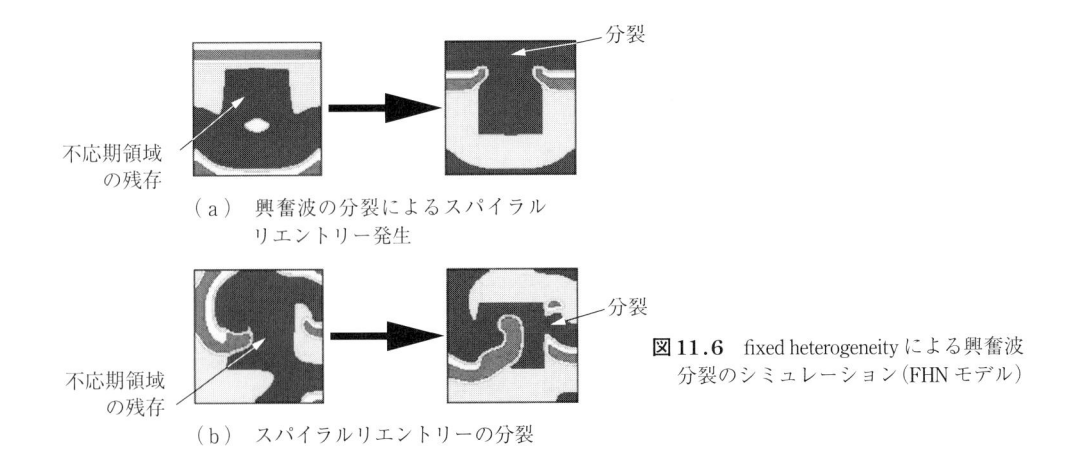

(a) 興奮波の分裂によるスパイラルリエントリー発生

(b) スパイラルリエントリーの分裂

図 11.6 fixed heterogeneity による興奮波分裂のシミュレーション（FHN モデル）

11.6 スパイラルリエントリーにおける APD restitution 仮説の影響   153

APD restitution を中央に設定した 2 次元媒質での興奮伝播シミュレーションである[9]。図 11.6（a）では基本刺激によって媒質中央に不応期領域が残存し，ここにつぎの興奮波が衝突・分裂して，スパイラルリエントリーが形成される。また，図 11.6（b）では，このスパイラルリエントリーの興奮前面が不応期領域に衝突して，breakup 現象を呈している。

11.6.2 dynamic heterogeneity による興奮波の分裂

一方，たとえ心筋組織における APD restitution 曲線の分布が均一であっても，DI の分布が不均一であれば，APD の分布も不均一となる。また，興奮周期が不均一に分布するならば，APD の周期変化の分布も不均一となる。スパイラルリエントリーは，それ自身で DI の不均一分布を生じ，meandering 現象によって興奮周期の不均一分布を生じる。これによって，APD やその周期変化の分布に一時的な不均一性を生じる（**dynamic heterogeneity**）。また，これによってスパイラルリエントリーは，しばしば自発的に breakup 現象を生じる。このスパイラルリエントリーの自発的分裂は"コア近傍での分裂"および"コア遠方での分裂"の二つのパターンに分類される[10]。

（1）スパイラルリエントリーのコア遠方での自発的分裂　スパイラルリエントリーの meandering 現象は，心筋における興奮周期の分布を一時的に変化させる。これはドップラー効果によるものであり，meandering 方向では興奮周期は短縮し，逆方向では延長する（**図 11.7（a）**）。心電図波形は，短い興奮周期と長い興奮周期の両波形が重なるためにうねりを生じ，一定方向への meandering 現象が持続されれば，多形性心室頻拍（polymorphic VT）の一種である torsade des pointes の波形となる。

APD restitution 曲線の dAPD／dDI は，DI が短いほど大きくなる。興奮周期が短縮した領域では，直線 A との交点が左方偏移するため，APD restitution 曲線との交点での dAPD／dDI

（a）meandering 現象による　　　（b）APD restitution 仮説への
　　　ドップラー効果　　　　　　　　　ドップラー効果の影響

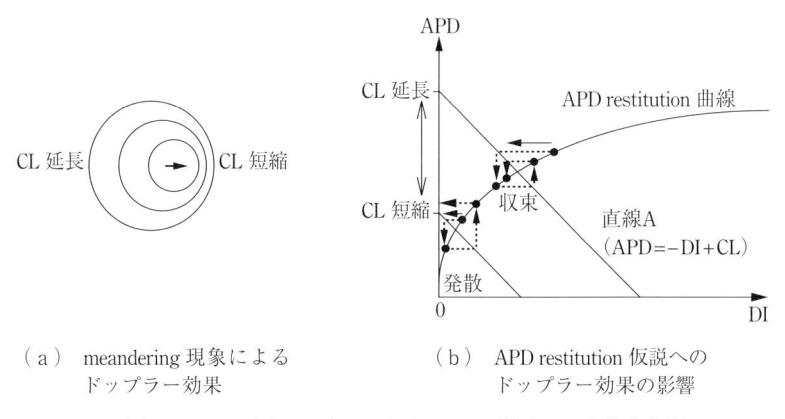

図 11.7　スパイラルリエントリーのコア遠方での自発的分裂

は大きくなり，これが1以上になればAPDの周期変動は発散し，興奮前面は興奮後面に衝突して，breakup現象を生じる（図11.7（b））．これは，スパイラルリエントリーのコア遠方での自発的分裂と考えられる．

（2）スパイラルリエントリーのコア近傍での自発的分裂　スパイラルリエントリーの自発的分裂のもう一つのパターンである"コア近傍での分裂"には，meandering現象を伴うスパイラルリエントリーの再分極パターンが重要な役割を果たす．**図11.8**は，心室筋組織モデルにおいて，スパイラルリエントリーのコア近傍での自発的分裂をシミュレーションしたものである[11]．表示は，膜電位分布だけでなく，DI分布やコアを表示できるプロトコルで行った．スパイラルリエントリーは**crossfield刺激法**によって誘発され，最上段は，基本刺激から445 ms後をコア表示のための色パターンで表示したものであり，中段と最下段は，それぞれ505 ms後と565 ms後を膜電位分布およびDI分布の表示のための色パターンで表示したものである．さらに全パネルには，興奮前面と興奮後面を追加表示した．

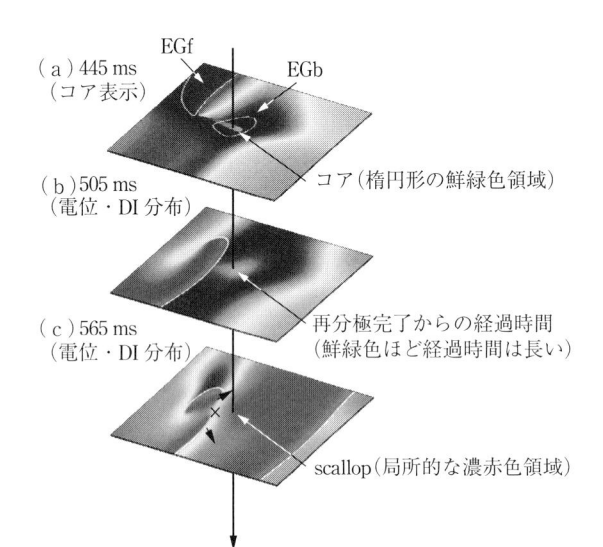

図11.8 スパイラルリエントリーのコア近傍での自発的分裂のシミュレーション（Luo-Rudyモデル）（口絵22参照）

興奮前面は，その断端の周囲を回旋した後，自身の興奮後面に平行するブロックラインに沿って媒質端の方向に移動する（meandering現象）．このとき，興奮前面の前方には興奮間隙（EGf）が，また，回旋中心にはコアが認められる（図11.8（a））．しばらくすると，コアから別の興奮間隙（EGb）が生じ，全方向に広がる（図11.8（a））．EGfとEGbが融合すると大きな興奮間隙となり，興奮前面は再び回旋して大きな興奮間隙に伝播する．

この興奮間隙において，再分極完了後の経過時間は，EGbが発生した元コア領域を中心に長い（図11.8（b））．再分極完了後の経過時間は，つぎの興奮波到達時にDIとなるため，元コア領域を中心にDIは長くなり，それに続くAPDが延長する．したがって，同部位に一致して再分極が遅延し，**scallop**と呼ばれる不応期領域が一時的に残存する（図11.8（c））．

11.6 スパイラルリエントリーにおける APD restitution 仮説の影響

一方，旋回して戻ってきた興奮前面は，これに衝突すると分裂する（図11.8（c），×印）。これが，スパイラルリエントリーのコア近傍での分裂と考えられる。

ではなぜ再分極完了後の経過時間が決定するDIが，元コア領域で長くなるのだろうか？これには，スパイラルリエントリーにおける"脱分極パターン"と"再分極パターン"の相互関係が影響している。**図 11.9** はその模式図である。元コア領域から生じた興奮後面は全方向に前進するが，つぎの興奮前面は，その元コア領域に向って伝播し通過する。したがって，興奮前面が元コア領域に到達するまでの領域では，その伝播方向は，元コア領域から生じた興奮後面の進行方向に対して反対となり，元コア領域に近づくほどDIは増大するのである。興奮前面が元コア領域を超えた領域では，その伝播方向は，元コア領域から生じた興奮後面の進行方向と同じ方向となり，DI分布の不均一性は小さくなる。

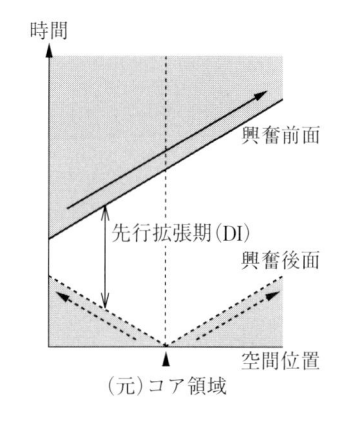

図 11.9 スパイラルリエントリーにおける DI 不均一分布の発生機序の模式図

さらに，興奮前面が scallop に衝突するためには旋回して戻ってくるまで scallop が維持される必要があり，これには APD restitution 曲線が影響する。APD restitution 曲線の dAPD/dDI が大きいほど，DI 分布の不均一性は増幅されて，APD 分布の不均一性に反映され，scallop の維持を促進する。また，衝突には興奮前面の CV も影響する。興奮前面の CV が遅延すれば，興奮前面が到達する前に scallop が消失する可能性も増大する。

11.6.3 安定したスパイラルリエントリー

逆に，分裂を生じないスパイラルリエントリーも存在する。meandering 現象のないスパイラルリエントリーならば，DI の不均一分布は生じるが，元コア領域に興奮波が伝播しないため scallop を生じない。さらに Doppler 効果による興奮周期の不均一分布も生じない。そして，心筋組織全体において，APD restitution 曲線の dAPD/dDI が1以下であれば興奮前面は分裂を生じず，結果的に meandering 現象も breakup 現象もない安定したスパイラルリエントリーが持続する。meandering 現象を生じない機序として，スパイラルリエントリーの anchoring 現象も考えられる。安定したスパイラルリエントリーは，その機序が **anchoring**

現象でなければ，心筋の電気生理学特性の微妙なバランスでのみ成り立つことから，実際には，anchoring 現象によるものが多いのではないかと考えられる。

11.7　APD restitution 仮説の限界

このように APD restitution 仮説は，非常に合理的な考え方であるが，興奮伝播による心筋組織の周期興奮の場合には，他の因子による修飾を受ける。

APD restitution 仮説は，しばしば一定周期の頻回興奮を前提として説明されるが，興奮伝播による周期興奮では，興奮周期に CV が影響する。CV についても APD と同様に，DI に依存した変動（CV restitution）が報告されている[12]。そのため，図 11.1 の直線 A は変動し，APD の周期変動を修飾することが考えられる。また，APD の周期変動が空間的に非同期であれば，dynamic heterogeneity が助長され，スパイラルエントリーの動態に影響する[13]。

さらに，ヒトの APD restitution 曲線は，DI が短い時点で最大ピークと最小ピークをもつ 2 相性であることも報告されている[14]。そして，興奮周期が決定する直線との交点における dAPD/dDI が 1 以上である場合に加えて，-1 以下である場合も，スパイラルエントリーの分裂につながるとの報告もある[15]。

11.8　お わ り に

スパイラルリエントリーの分裂には，その meandering 現象が密接に関連している。さらに，さまざまな電気生理学的要因が複雑に関与している。分裂現象が細動化の機序の一つであることは明らかであり，細動化予防のためには，分裂を制御する方法の確立が期待される。

引用・参考文献

1) Moe, G.K., Rheinboldt, W.L. and Abildskov, J.A.：A computer model of atrial fibrillation, Am. Heart J., **67**, pp.200-220（1964）
2) Allessie, M.A., Bonke, F.I.M. and Schopman, F.J.G.：Circus movement in rabbit atrial muscle as a mechanism of tachycardia. III. The "leading circle" concept：A new model of circus movement in cardiac tissue without the involvement of an anatomical obstacle, Circ. Res., **41**, pp.9-18（1977）
3) Davidenko, J.M., Pertsov, A.V. and Salomonsz, R., et al. Stationary and drifting spiral waves of excitation in isolated cardiac muscle, Nature, **355**, pp.349-351（1992）
4) Gray, R.A., Jalife, J. and Panfilof, A.V., et al.：Mechanisms of cardiac fibrillation, Science, **270**, pp.1222-1223（1995）
5) Ikeda, T., Czer, L. and Hwang, C., et al.：Induction of meandering functional reentrant wavefront in

isolated human atrial tissues, Circulation, **96**, pp.3013-3020 (1997)

6) Cabo, C., Pertsov, A.M. and Baxter, W.T., et al.：Wave-front curvature as a cause of slow conduction and block in isolated cardiac muscle, Circ. Res., **75**, pp.1014-1028 (1994)

7) Ikeda, T., Yashima, M. and Uchida, T., et al.：Attachment of meandering reentrant wave front to anatomical obstacles in the atrium; Role of the obstacle size, Circ. Res., **81**, pp.753-764 (1997)

8) Kogan, B.Y., Karplus, W.J. and Karagueuzian, H.S., et al.：The role of diastolic outward current deactivation kinetics on the induction of spiral waves, Pacing Clin. Electrophysiol., **14**(11 Pt 2), pp.1688-1693 (1991)

9) Namba,T., Ashihara, T. and Nakazawa, K., et al.：Spatial heterogeneity in refractoriness as a proarrhythmic substrate：Theoretical evaluation by numerical simulation, Jpn Circ. J., **64**, pp.121-129 (2000)

10) Fenton, F.H., Cherry, E.M. and Evans, S.J.：Multiple mechanisms of spiral wave breakup in a model of cardiac electrical activity, Chaos, **12**, pp.852-892 (2002)

11) Namba, T., Fujimoto, C. and Nakazawa, K., et al.：Dynamic heterogeneity in refractoriness around a core region leads the spiral wave into spontaneous breakup in computer myocardial tissue models, Circulation, **106**(Suppl.II), p.127 (2002)

12) Banville, I. and Gray, R.A.：Effect of action potential duration and conduction velocity restitution and their spatial dispersion on alternans and the stability of arrhythmias, J. Cardiovasc Electrophysiol, **13**, pp.1141-1149 (2002)

13) Qu, Z., Garfinkel, A. and Weiss, J.N., et al.：Mechanisms of discordant alternans and induction of reentry in simulated cardiac tissue, Circulation, **102**, pp.1664-1670 (2000)

14) Morgan, J., Cunninggham, D. and Rowland, E.：Electrical restitution in the endocardium of the intact human right ventricle, Br. Heart J., **67**, p.42 (1992)

15) Bernus, O., Verschelde, H. and Panfilof, A.V.：Spiral wave stability in cardiac tissue with biphasic restitution, Phys Rev E Stat Nonlin Soft Matter Phys, Aug, **68**(2 Pt 1) (2003)

12 心筋の細胞外電位を考える
― ペーシングから電気ショックまで ―

芦原　貴司（滋賀医科大学）

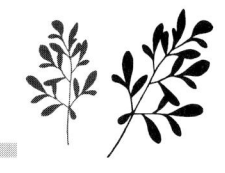

12.1　はじめに

　致死性の頻脈性不整脈として知られる心室細動が，心筋に強い電気ショックを与えることで停止（除細動）できると最初に報告されてから100年以上が経過している[1]。除細動は1947年に初めてヒトの蘇生に応用された[2]。また，心筋に局所的に弱い電気刺激を与えて心拍をコントロールする心臓**ペースメーカ**は，1929年のLidwillが死産児に用いたのが最初といわれているが[3]，1952年には，ヒトの徐脈性不整脈に対する体外型ペースメーカの使用例が報告されている[4]。近年になり，高機能で小型化された植込み型ペースメーカや電気的除細動器が開発・臨床応用がなされるようになり，適応疾患も拡大されるようになってきている[5]。

　こうした心筋への電気刺激をコンピュータモデルで再現するには，心筋細胞内の電位分布とともに，心筋細胞外の電位分布を考える必要がある。しかし，従来のコンピュータモデルでは，細胞外の電位を考慮しておらず，ペーシングや電気ショックによる心筋反応を忠実に再現しているとはいえなかった。ほかにもトルソモデルを用いた研究[6]があるが，電気刺激中の細胞外電位のみを計算するものであった。

　本章では，細胞内外の電位分布を同時に扱うことのできるシミュレーションモデルを活用した新しい不整脈研究をいくつか紹介する。

12.2　バイドメインモデルの歴史

　コンピュータ上で電気刺激による心筋反応を再現し得る仮想興奮媒質としては，細胞膜電位のみを扱う**モノドメインモデル**（monodomain model）と，細胞内外の電位をそれぞれ独立した環境として扱う**バイドメインモデル**（bidomain model）とがある。通常，心臓カテーテルによるペーシングでは，刺激電極は細胞外に置かれる。したがって，これを再現するには，細胞外電位分布を考慮したバイドメインモデルを用いる必要がある。

そもそも，バイドメインモデルは 1960 年代の**心磁図**（magnetocardiogram）研究に由来するといわれているが[7]，そこでは，いわゆる逆問題と関連して未知の電位分布を解くために，有限要素法の基本概念が用いられた。1970 年代から 1980 年代にかけては，心筋の異方性（anisotropy）と絡めたさまざまな試行錯誤から，現在のバイドメインモデルに近いものがつくられた[8]~[12]。その後は，主として米国の Vanderbilt 大学と Duke 大学を中心に研究が続けられたが，1995 年になって，Roth[13] が長年不明であった陽極刺激と break 興奮（詳しくは 12.4 節で説明する）のメカニズムを，バイドメインモデルを用いて見事に解明したことがきっかけとなり，バイドメインモデル研究が広く知られるようになった。このような数多くの基礎研究を経て，21 世紀に入り，電気刺激による心室細動の誘発[14]~[16] や電気的除細動[17]~[19] の研究へと発展してきている。

12.3 モノドメインモデルとバイドメインモデル

バイドメインモデルを理解するには，まずモデルの構築方法とそのモデル上で再現される興奮伝播様式について，モノドメインモデルと比較するのがわかりやすい。

12.3.1 モデル構築上の違い

モノドメインモデルとバイドメインモデルが，それぞれどのように構築されるのかを**図 12.1** に示す。心筋の構造を大雑把にとらえれば，多数の心筋細胞が長軸方向に強く結合することにより心筋線維を形成し，その心筋線維同士が短軸方向に弱く結合することで心筋線維束を成しているといえる。心筋細胞の内外の環境は，脂質 2 重層の細胞膜で電気的に遮断されている。細胞膜には，電気を蓄えるコンデンサとしての役割と，イオンチャネルやトランスポータを介する電流調節機構としての役割がある。パッチクランプ法（whole-cell patch clamp）では，細胞膜に孔を開けた状態で細胞内電位を記録するが，細胞外環境はアースにつながれているため細胞外電位は細胞膜電位に一致する。活動電位の数学モデルでは，このパッチクランプ法で得られたチャネルの開閉機構（ゲーティング）を計算することで膜電位変化を再現している。

モノドメインモデルとは，細胞膜の活動電位モデルを心筋ユニット（構成単位）として，多数のユニットを電気的に結合したものである。パッチクランプ法のように細胞外環境をアースにつないだ状態と仮定しているので，細胞内電位に一致した細胞膜電位だけを計算すればよい。そのため計算負荷が軽く，モデル的に扱いやすい。したがって興奮伝播ダイナミクスやイオンチャネル遮断効果を評価したり，3 次元大規模シミュレーション[20]~[26] を行ったりするには最適なモデルといえる。しかし，電気刺激で心筋を興奮するには，細胞膜を挟

図12.1 モデル構築上の違い

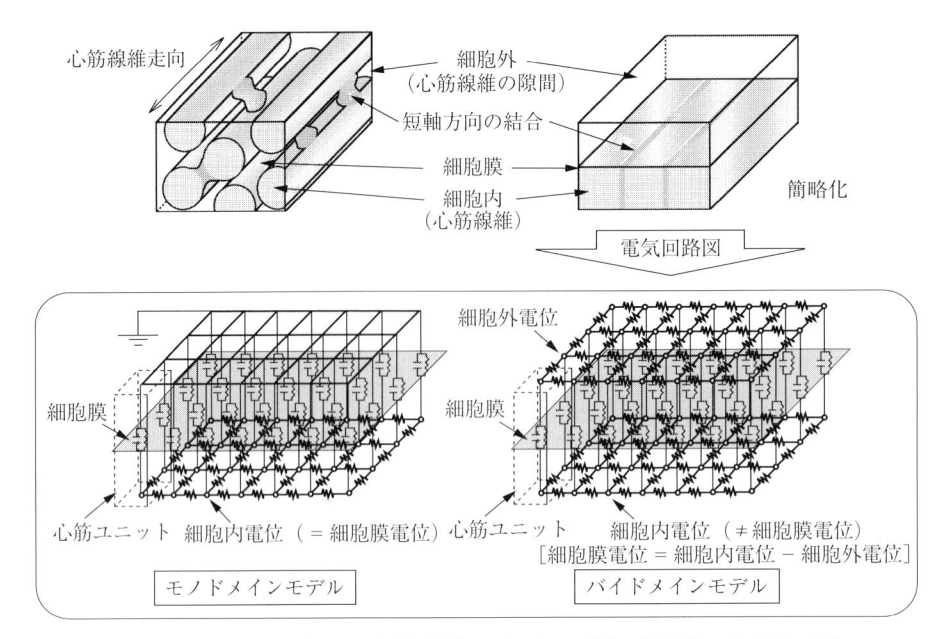

心筋では，細胞内（心筋線維）と細胞外（線維の隙間）の環境が細胞膜で分け隔てられている。バイドメインモデルでは，まずそれらを簡略化したうえで，細胞内外それぞれのネットワークを形成し，両者を細胞膜のコンデンサと電気抵抗で結合している。細胞膜電位は細胞内外の電位差分として表される。一方，モノドメインモデルでは，細胞外を電気抵抗0でアースにつないでいるので，細胞内電位が細胞膜電位に一致し，細胞外刺激による細胞外電位分布変化が再現できない。

んで内向き電流を発生させる方法（細胞膜刺激）しかなく，いわゆるペーシング刺激や電気ショックが細胞外電位を変化させて心筋を刺激する様子（細胞外刺激）を再現することはできない。また，血液や心囊液のような導電体の影響も再現することができない。

それに対して，バイドメインモデルでは，細胞外環境（心筋線維の隙間）の導電率（電気伝導性）を考慮しているため，細胞外刺激を再現することができ，細胞内外の電位分布を個々に計算したうえで，その差分として細胞膜電位分布を表現している。ただし，現在の方法では，細胞外電位分布の計算が律速段階になっており，計算量がモノドメインモデルの$10^2 \sim 10^4$倍にも膨れ上がる。また，計算式の特性から並列計算による高速化はあまり期待できず[27]，巨大な記憶メモリを必要とすることから，3次元組織の構築には少々工夫が必要になる。

バイドメインモデルの基本式は，細胞内外の導電率テンソルをG_iとG_e（mS/cm），細胞内外の電位をΦ_iとΦ_e〔mV〕，細胞膜電流の体積密度をI_m〔μA/cm³〕，細胞外から与えられる電流体積密度をI_{stim}〔μA/cm³〕とすると，つぎの式12.1と式12.2で表すことができる[28]。

$$\nabla \cdot (G_i \nabla \Phi_i) = I_m \tag{12.1}$$

$$\nabla \cdot (\boldsymbol{G_e} \nabla \Phi_e) = -I_m - I_{stim} \qquad \text{in } \Omega \qquad (12.2)$$

直接計算で Φ_i は得られないため，式 12.1 と式 12.2 から I_m を消去したうえで，細胞膜電位 $V_m = \Phi_i - \Phi_e$ を用いて

$$\nabla \cdot ((\boldsymbol{G_e} + \boldsymbol{G_i}) \nabla \Phi_e) = -\nabla \cdot (G_i \nabla V_m) - I_{stim} \qquad \text{in } \Omega \qquad (12.3)$$

のように変形し，まず Φ_e を大規模連立 1 次方程式から求める。なお，G_i と G_e は

$$\boldsymbol{G_{i,e}} = (\boldsymbol{D} \cdot \boldsymbol{D}^T) \cdot (g_{(i,e)l} - g_{(i,e)t}) + \boldsymbol{I} \cdot g_{(i,e)t} \qquad (12.4)$$

で求められる[29]。ただし，$\boldsymbol{D} \cdot \boldsymbol{D}^T$ は心筋線維走向に平行な単位ベクトルとその転置行列ベクトルとの外積，$\boldsymbol{I}$ は単位行列，$g_{(i,e)l}$ と $g_{(i,e)t}$ (mS/cm) は心筋線維走向とその直交方向における細胞内外の導電率を表す。ちなみに，$\boldsymbol{G_i}$ は細胞内同士を繋ぐギャップジャンクションの導電率テンソルと言い換えることができる。一方，細胞膜面積組織体積比 (surface-to-volume ratio) を β_{sv} (cm^{-1})，膜電気容量を C_m (μF/cm^2)，細胞膜を通過するイオン電流を I_{ion} (μA/cm^2)，電気穿孔 (electroporation) 電流[30),31)] を I_{ep} (μA/cm^2) と記すと，I_m は

$$I_m = \beta_{sv} \left(C_m \frac{dV_m}{dt} + I_{ion} + I_{ep} \right) \qquad (12.5)$$

と表されるから，この常微分方程式系を解くことで V_m を求め，それを Φ_e と足し合わせて Φ_i を得る。

それに対して，モノドメインモデルでは，心筋線維走向とその直交方向における細胞内外の導電率 g_l と g_t (mS/cm) はそれぞれ

$$g_l = g_{il} \cdot g_{el} / (g_{il} + g_{el}) \qquad (12.6)$$
$$g_t = g_{it} \cdot g_{et} / (g_{it} + g_{et}) \qquad (12.7)$$

と表されるので，導電率テンソル $\boldsymbol{G}$ は

$$\boldsymbol{G} = (\boldsymbol{D} \cdot \boldsymbol{D}^T) \cdot (g_l - g_t) + \boldsymbol{I} \cdot g_t \qquad (12.8)$$

となる。計算の便宜上，$g_{e(l,t)} \to \infty$ としているため，式 12.6 と式 12.7 より $g_l = g_{il}$ と $g_t = g_{it}$ が得られ，$\boldsymbol{G} = \boldsymbol{G_i}$ となるため，図 12.1 左下パネルのような電気回路図を描くことができる。さらに，Φ_e はつねに 0 となり，$V_m = \Phi_i$ となることから，式 12.1 と式 12.5 より

$$\nabla \cdot (\boldsymbol{G} \nabla V_m) = \beta_{sv} \left(C_m \frac{dV_m}{dt} + I_{ion} + I_{ep} \right) \qquad \text{in } \Omega \qquad (12.9)$$

が得られる。モノドメインモデルではこの式 12.9 のみを解けばよい。基本構造は古典的なケーブルモデル[32)] に似ている。しかし，そもそも心筋の $g_{e(l,t)}$ は無限大ではないため，厳密には，モノドメインモデルの $\boldsymbol{G}$ はギャップジャンクションの導電率テンソルを意味するものではないことに注意したい。

さらにバイドメインモデルでは，空間および時間の離散化における I_{ion} の数値安定性の実現が必要となる。電気ショックのように刺激が強い場合には，場所によって急激で大きな電

位変化を示すところとそうでないところが混在する。そのため，活動電位モデル[33)~35)]をそのまま前向きのオイラー法（陽解法）で解こうとすると，イオンチャネルの開閉機構を中心に数値安定性が崩れ，解が振動したり発散したりすることがある[36),37)]。代わりに陰解法を用いれば数値安定性は保たれるが，計算時間が大幅に延長し，シミュレーションツールとしてはかえって使い勝手が悪くなる。そこで，陽解法でも電気生理学的な特性をできるだけ保持しながら種々の修正を加えることにより，数値安定性を高めたモデル[18),38)]を用いて解くことが多い。

なお，本章の主旨はバイドメインモデルを利用した研究を紹介することにあるので，これらの数式や境界条件[39)]の解法に関する詳しい説明は割愛するが，興味をお持ちの方は，ぜひ，他の教科書[40)]を参照されたい。

12.3.2 興奮伝播様式の違い

近年，スパイラルリエントリー（spiral wave reentry）が心室細動や心房細動の基本的な興奮伝播様式と考えられるようになった[41),42)]。心筋が連続的に興奮したときの活動電位持続時間（action potential duration, APD）を興奮間隙時間（diastolic interval）に対してプロットしたものを回復曲線（restitution curve）と呼ぶが，スパイラルリエントリーは，回復曲線の傾きが急峻なとき（＞1）には自発的な分裂を繰り返し，平坦なとき（<1）には安定化することが知られている[22),43),44)]。バイドメインモデルはこの回復曲線を変えないため，興奮伝播様式はモノドメインモデルと大差ない。

実際，両モデルにより，2次元媒質（5×2 cm）でスパイラルリエントリーを発生させると，境界条件が同じならば，分裂の有無（**図12.2**（a）安定タイプ，（b）分裂タイプ）や興奮旋回周期長はほぼ同じであった。ただし，安定タイプで電位差分（図12.2（a），右パネル）をとると，線維走向に対して斜め方向でわずかながら違いが認められ，分裂タイプ（図12.2（b））では，その小さな違いが後の大きな違い（＊）に発展することもあった。ちなみに，細胞内外の導電率と細胞膜面積組織体積比をRoth[45)]の値（$g_{il}=3.75, g_{el}=3.75, g_{it}=0.375, g_{et}=2.14$ mS/cm, $\beta_{sv}=3\,000$ cm^{-1}）から，Clerc[46)]の計測をもとにした値（$g_{il}=1.74, g_{el}=6.25, g_{it}=0.19, g_{et}=2.36$ mS/cm, $\beta_{sv}=1\,400$ cm^{-1}）に変えると，両モデル間の電位差分は縮小する（図は省略）。また，細胞内外それぞれの異方性が変わることで，スパイラルリエントリーのさまよい運動（meandering）が著しく変化することも知られている[47)]。

このように，境界条件が同じならば，電気生理学的な意味合いにおいて両モデル間に大きな違いはないが，細かいところでは異なる結果が得られることも，モデルの限界として知っておく必要がある。また，心筋を灌流液に沈めたときのように，組織境界が外部導電体とつながっている状況では，組織境界付近で興奮伝播速度に違いが見られることもある[48)]。

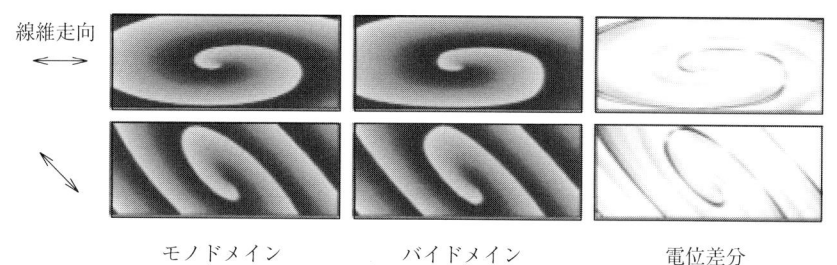

心筋ユニットの配列方向にかかわらず，線維走向に対して斜め方向で電位差分が見られる．

(a) 安定タイプ

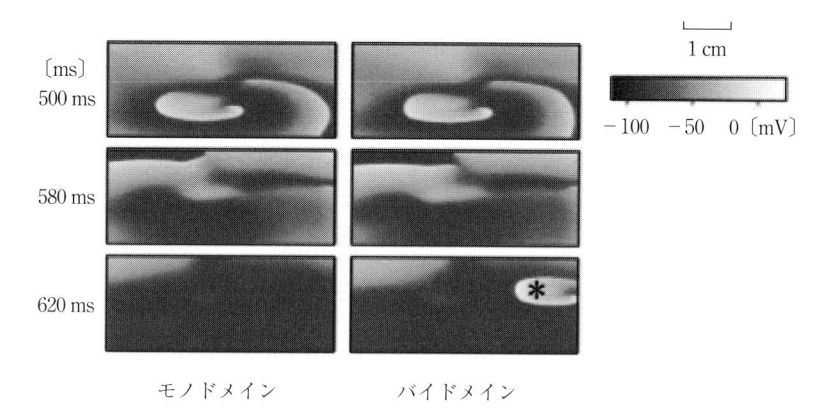

500 msパネルにおける小さな違いが後の大きな違い（＊）につながった．

(b) 分裂タイプ

モノドメインモデルとバイドメインモデルの2次元媒質（5×2 cm）におけるスパイラルリエントリー．活動電位にはLR-Aモデル[18]を用い，細胞内外の導電率にはRoth[45]の値を用いている．

図 12.2 興奮伝播様式の比較

12.4 バイドメインモデルによる電気刺激の再現

12.4.1 ペーシング

(1) 仮想電極 心筋細胞の内側と外側で異方性に違い（$g_{il}/g_{it} \fallingdotseq 10$, $g_{el}/g_{et} \fallingdotseq 2$）のあること（unequal anisotropy）が知られているが[45),46),49)]，その電気生理学的な意味は細胞外刺激のときに明らかとなる．例えば陰極点刺激では，unequal anisotropyのため電極に対して心筋線維と直交する領域と電極の直下では外向き電流が起こり，心筋線維に平行な領域では内向き電流が起こる（**図 12.3**（a））．外向き電流領域では細胞膜の内側がプラス，外側がマイナスに帯電するため脱分極し，内向き電流領域ではその逆に帯電するため過分極する（図 12.3（b））．もちろん，陽極点刺激では電流の向きが反対になり，脱分極と過分極がお互いに入れ代わる．この複雑な電気現象を忠実に再現できるのが，バイドメインモデル

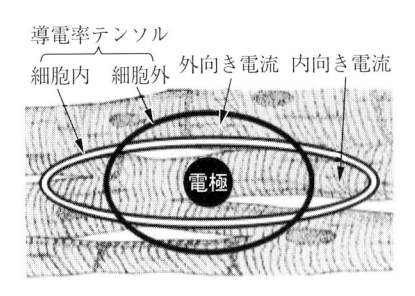

(a) 細胞内外の導電率の違い。細胞内外で異方性に違いがあるため，電極（ここでは陰極）から離れたところに外向きまたは内向きの電流が起こる。

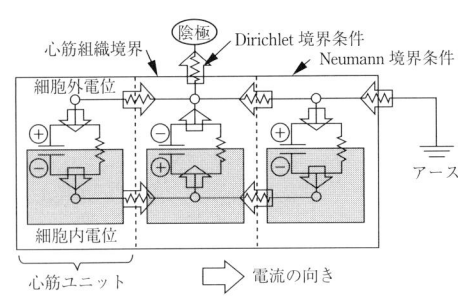

(b) 陰極点刺激による電気の流れ。バイドメインモデルでは細胞外電位分布を忠実に再現できるため，細胞膜のコンデンサに電気が蓄えられ，仮想電極が出現する。

図12.3 点刺激による仮想電極の発生メカニズム

最大の特徴である。

図12.4（a）のように単極刺激（unipolar stimulus）では電極周囲に四つ葉状の分極が起こる。刺激電極直下の分極を実電極分極または実在電極分極（physical electrode polarization）と呼ぶのに対し，このような電極から離れた領域での分極のことを虚電極分極または**仮想電極分極**（virtual electrode polarization）と呼ぶ[50]。陰極刺激（anodal stimulus）の場合，電極の下には虚陰極または仮想陰極（virtual cathode）と呼ばれるdog bone型の脱分極領域が広がり，その両脇には虚陽極または仮想陽極（virtual anode）と呼ばれる卵型の過分極領域が現れる。陽極刺激（cathodal stimulus）では，それとは極性が反転した分極になる。すなわち，いずれの刺激極性でも必ず電極の周りには脱分極領域が現れるため，心筋のペーシングができるわけである。陽極刺激は1970年にはすでに知られていたが[51]，そのメカニズムがバイドメインモデル[13]で予知され，動物実験[52]で確認されたのは，それより25年も後のことであった。メカニズム発見のきっかけが，バイドメインモデルによるコンピュータシミュレーションであったことはとても興味深い。

現在，臨床では単極刺激よりも双極刺激（bipolar stimulus）のほうが一般的である。電極が二つとも心筋に同じ程度に近接していると仮定すると，図12.4（b）のように複雑な仮想電極が形成される。また，線維走向と電極との位置関係によっても仮想電極は変化する。実際には心筋線維走向が複雑であったり，電極と心筋との距離がまちまちであったり，脱分極と過分極の領域同士が興奮伝播や電気緊張電位（electrotonic influence）などで相互に影響し合ったりするので，双極電極や線電極による仮想電極の本当の形は，動物実験で確認するまでわからないことも多いが，基本的には単極刺激の四つ葉状分極を重ね合わせたものになる[53]。

さらには，閾値以下の刺激でも仮想電極の出現することが，バイドメインモデルと動物実

12.4 バイドメインモデルによる電気刺激の再現

(a) 単極刺激

単極の陰極刺激と陽極刺激による仮想電極形状。

(b) 双極刺激

双極刺激による仮想電極。線維走向が仮想電極の形状に強く影響している。

(c) 単極の陰極刺激によるmake興奮とbreak興奮

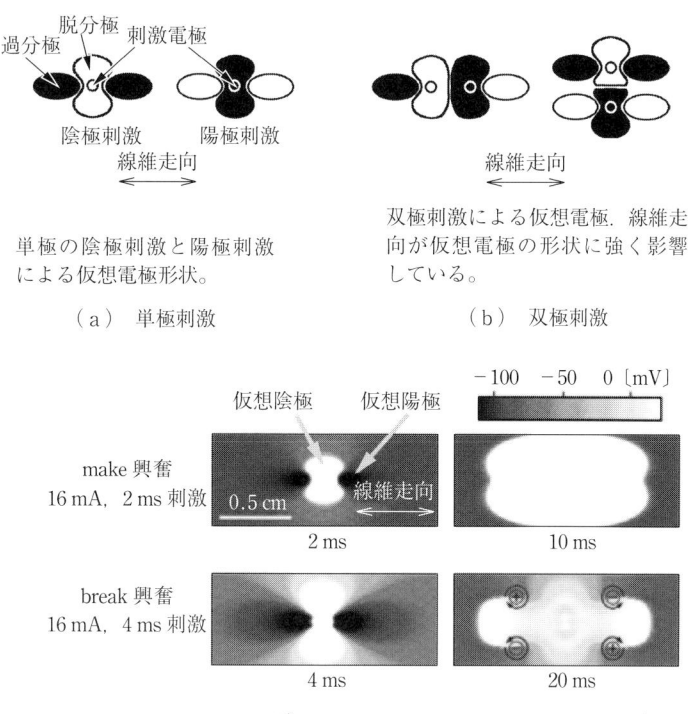

活動電位にはLR-Aモデル[18]を用い，細胞内外の導電率にはRoth[45]の値を用いている。make興奮は放射状に伝播するが，break興奮は仮想陽極を通り抜けるようにして伝播し，四つ葉状リエントリーを形成する。

図12.4 単極刺激と双極刺激

験で確認されており[54]，ペーシング閾値や心室受攻性などの問題を扱ううえで，仮想電極は決して無視することのできない現象と考えられる。

（2） ペーシング刺激による興奮伝播様式 心筋をペーシングするには，刺激電極近傍の脱分極を興奮波として周囲に伝播させる必要がある。仮想電極による興奮伝播が，刺激パルスの開始（make）とともに始まるものを **make興奮**，刺激パルスが終了（break）してから始まるものを **break興奮** と呼ぶ。

例えば，単極の陰極刺激では，興奮間隙に弱め（閾値の約5倍未満）の刺激が与えられたときにmake興奮が起こる（図12.4(c)，上段）。刺激パルスの開始とともに四つ葉状の分極が現れるが（2 msパネル），すぐに仮想陰極（脱分極領域）の境界が興奮波の前面となり，仮想陽極（過分極領域）をかき消しながら放射状に伝播する（10 msパネル）。このとき，興奮波の端（wavebreak）は存在しない。通常の興奮伝播と同じくmake興奮にはNa電流が強く関係している。一方，相対不応期に強め（閾値の約5倍以上）の刺激が与えられたときにはbreak興奮が起こる。刺激パルスの開始とともに同じく四つ葉状の分極が現れるが

（4 ms パネル），電極の周りでは Na チャネルが閉じた状態が続くため，すぐには興奮波が伝播しない。その間に，仮想陽極では膜興奮性が回復する。したがって，刺激パルスの終了とともに，二つの興奮波が線維走向に沿って仮想陽極を通り抜けるような形で伝播することになる。刺激強度が強いと，過分極が強くなり静止膜電位に戻るのに時間がかかるので break 興奮が出現するタイミングは若干遅れるが，仮想陰極と仮想陽極の境界における電位勾配は強くなるため，全体として興奮伝播速度はかえって速くなる[17),55)]。ちなみに，break 興奮には電位勾配のほうが重要で，Na 電流はあまり関与しない[56)]。このとき興奮波の端が四つ形成され，いわゆる**四つ葉状リエントリー**（quatrefoil reentry）が発生する（20 ms パネル）。時計回り（＋）と反時計回り（－）の位相特異点（phase singularity）がそれぞれ二つずつ存在するが，不均質な組織では chirality の異なる位相特異点同士が衝突して消滅し，**8 の字型リエントリー**（figure-of-eight reentry）に移行しやすい[57)]。なお，ここでは図示していないが，陽極刺激にも make と break の興奮が存在し，刺激閾値は陰極刺激に比べて数倍高いことが，動物実験[51)]とバイドメインモデル[58)]で確認されている。

Break 興奮の現象そのものは 1969 年にはすでに知られていたが[59)]，このメカニズムもバイドメインモデル[13)]で最初に解明された。それがオプティカルマッピングを用いた動物実験[52)]で確認されたのは，さらに 26 年も後のことであった。最近では，仮想電極を介する break 興奮のメカニズムは，基礎研究の枠を超えて広く受け入れられるようになってきた[60)]。臨床電気生理学的検査ではよく見かけるが，早期刺激の直後から始まるタイプの心室細動や多形性心室頻拍のなかには，この break 興奮が関与している可能性が非常に高い。

（３）　ペーシングによる**細動制御**　　臨床では心房細動や心室細動をいち早く止めるのに，体外型あるいは植込み型の電気的除細動器を用いる。ただし，細動の停止には膨大なエネルギーが必要で，患者はかなりの痛みを感じるため，待機的にこれを行う場合には静脈麻酔薬の併用が必須である。また，頻回の通電に伴う心筋ダメージの蓄積が問題となる。さらに体外型では電気抵抗の高い皮膚での熱傷が問題となるし，植込み型ではバッテリー容量の限界もある。こうした背景をもとに，1990 年ごろから非線形科学を取り入れ，局所ペーシング刺激による細動の制御が試みられるようになった[61)～63)]。ただし，高解析の多電極マッピング[64)]やオプティカルマッピング[65)]を用いた動物実験，モノドメインモデルを用いたコンピュータシミュレーション[65),66)]などにより，さまざまな角度から検証されたが，細動の完全な制御までには至っていないのが現状である。

最近，細動制御（fibrillation control）あるいは除細動の可能性を探るうえで，興奮間隙の大きさを評価することが重要と考えられるようになった[67),68)]。しかし，局所刺激による心筋捕捉（myocardial capture）メカニズムが不明なため，心筋捕捉の可否から見積もった時間的興奮間隙（temporal excitable gap）が，空間的興奮間隙（spatial excitable gap）の大きさ

12.4 バイドメインモデルによる電気刺激の再現　167

を反映しているかについては議論の余地がある[69]。また,刺激閾値が心房細動中には約5倍[62),69),70)],心室細動中には5〜10倍[71)〜73)]に跳ね上がる理由もわかっていない。

この細動(スパイラルリエントリー)中の心筋捕捉メカニズムを,バイドメインモデルで検討したのが**図 12.5**である[60)]。図12.5(a)に示すように,心筋局所(□)で16 mAの陰極点刺激を与えると,四つ葉状の仮想電極が出現し,刺激パルスの終了とともにbreak興奮(＊)が仮想陽極を通り抜けるような形で空間的興奮間隙に入り込み,心筋捕捉に成功した。その結果,スパイラルコア(リエントリー中心の非興奮領域)が移動したり(移動型),スパイラル波が分裂したりした(分裂型)。一方,仮想電極が不応期の領域で取り囲まれたり(不応期型),スパイラル波に吸収されたりした場合(吸収型)には,心筋捕捉に失敗した。こ

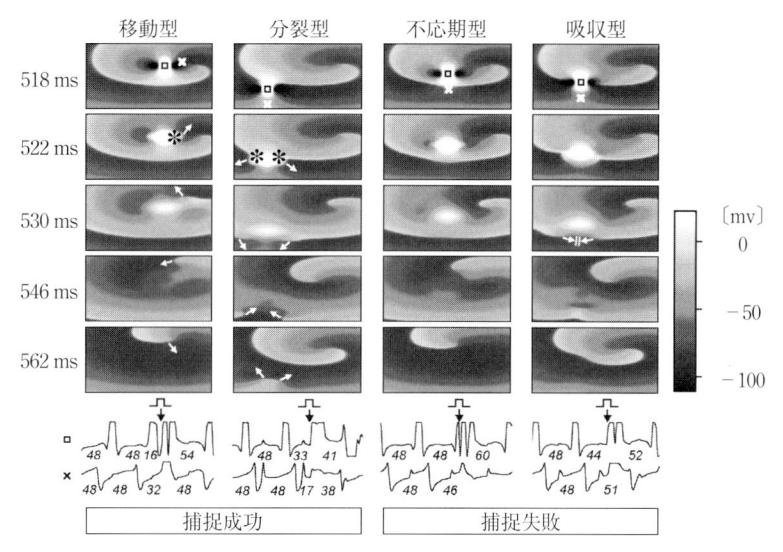

心筋捕捉はおもに break 興奮によるものであり,捕捉の成功例は移動型と分裂型,失敗例は不応期型と吸収型に分類できた。擬似心内電図は Wijffels らの心筋捕捉基準[67)]を満たしている。

(a) スパイラルリエントリー中の心筋捕捉メカニズム

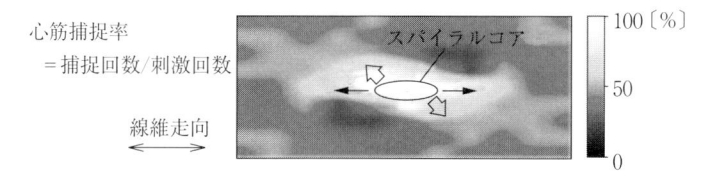

空間的興奮間隙の大きさはスパイラルコアからの距離に依存するが,心筋捕捉率から推測される時間的興奮間隙は,それを直接的には反映していない。活動電位には LR-A モデル[18)]を用い,細胞内外の導電率には Clerc[46)]の値を用いている。

(b) 心筋捕捉率の空間的分布

図 12.5 細動(スパイラルリエントリー)中の心筋捕捉[60)]

れらの興奮伝播マップから判断した心筋捕捉結果は，疑似的に描いた心内電図（□，双極記録；×，単極記録）においても，Wijffelsらの心筋捕捉基準[67]を満たしていた。心筋捕捉回数を刺激回数で割って求めた心筋捕捉率の空間的分布を描くと（図12.5（b）），捕捉率の高い領域は，スパイラルコアに対して線維走向（黒矢印）とその斜め方向（白抜き矢印）に広がっていた。空間的興奮間隙の大きさは，スパイラルコアからの距離に依存するので[44),74),75)]，この心筋捕捉率の不均一な分布は，時間的興奮間隙が空間的興奮間隙の大きさを直接的には反映していないことを意味している。

一方，刺激が弱い場合（4 mA）には充分な仮想陽極が形成されないため（図は省略），break興奮が仮想陽極を通り抜けられなくなり，移動型が不応期型へ移行する。さらに，break興奮の伝播速度が遅くなることにより，分裂型が吸収型へ移行し，心筋が捕捉できなくなる。同様に，空間的興奮間隙が存在するにもかかわらず時間的興奮間隙が消滅する現象は，5 mA未満のときに観察された。この刺激強度は拡張期閾値の約10倍に相当し，動物実験結果[71)〜73)]と矛盾しない。

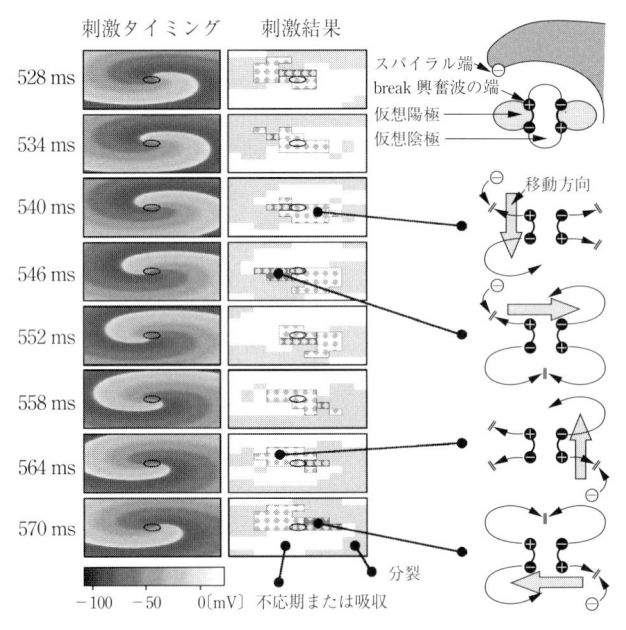

スパイラルリエントリー中に局所刺激したときのバイドメイン心筋反応を2次元マップで表した。それぞれ8つの刺激タイミングと99か所の刺激位置から16 mA陰極点刺激を与えている。break興奮がスパイラル波の先端と融合し，新たなスパイラル波の先端を提供することでスパイラルコアが移動した。活動電位にはLR-Aモデル[18)]を用い，細胞内外の導電率にはClerc[46)]の値を用いている。

図12.6 陰極刺激によるスパイラルリエントリー制御[76)]

移動型（16 mA 陰極刺激）のスパイラルリエントリーは，刺激のタイミングと位置によって，上下左右それぞれの方向に移動する四つの型に分類された（**図12.6**）[76]。Break 興奮による興奮波の端は四つあるが，その一つがスパイラル波の先端と融合して消滅し，他の二つが互いに衝突するか不応期にあたって消えたため，残りの一つが新しいスパイラル波の先端となってスパイラルコアが移動した。刺激結果の空間的かつ時間的な分布から，スパイラルコアが線維走向（図12.6 では水平）の直交方向には移動しやすいが，平行方向には移動しにくいこともわかった。このような break 興奮の特徴をうまく利用すれば，スパイラルコアをブロックラインに向かわせることによって，リエントリーを停止できると考えられる。心室細動に伴う高 K 血症が break 興奮を起こしやすくすること[77]も報告されており，局所刺激による細動制御の残された可能性を探るうえで，仮想電極を介する break 興奮のメカニズムには現実味がある。

12.4.2 電気ショック

（1） 基本的な膜電位反応　電気ショックによる細動誘発や電気的除細動のメカニズムを理解するには，まず基本的な心筋反応を知る必要がある。長さが 4.5 cm のバイドメイン心筋線維束（**図12.7**（a））を例にとって，基本的な膜電位変化について解説する。線維束両端の電極から，10 ms の単相性ショック（monophasic shock）を拡張期（diastole）に与えると（図12.7（b）），電気が流出する陰極端では脱分極，電気が流入する陽極端では過分極が起こる[78]。ショック強度が 16 V/cm の場合は，陰極端から make 興奮が伝播して線維束全体が脱分極するが，24 V/cm ではその make 興奮のほかに陽極端の過分極領域から break 興奮が発生し，より短時間で線維束全体が脱分極するようになる。**電気穿孔**（electroporation）が起こらないように改変したモデル（電気穿孔なし，24 V/cm）では，陽極端で break 興奮が発生しないことから，陽極端の break 興奮発生には電気穿孔が重要な役割を担っていると考えられる（electroporation-mediated anode-break excitation）[18]。ただし，線維束の中央付近は電気ショックによる直接的影響ではなく，端からの興奮伝播によってのみ脱分極していた。細胞内と細胞間の電気抵抗の違いによって，膜電位が鋸歯状に分極するという鋸歯仮説（sawtooth hypothesis）[79]もあるが，動物実験[80]では否定的見解が出されている。

電気ショックを理解するうえでもう一つ重要な概念として，電気ショックによる活動電位持続時間の変化[18),55),81),82)]がある（**図12.8**）。図12.7（a）と同じ心筋線維束において，先行興奮の相対不応期に 10 V/cm の電気ショックを与えると，陰極付近では活動電位持続時間が延長（prolongation）し，再分極が遅れる。その延長効果はショック強度に比例して大きくなる。一方，陽極付近では**脱興奮**（de-excitation）により再分極が早まる。しかし，電気ショックが強い場合（20 V/cm）には，過分極領域が**再興奮**（re-excitation）して，今度は

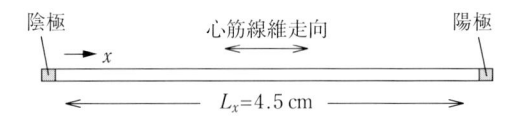

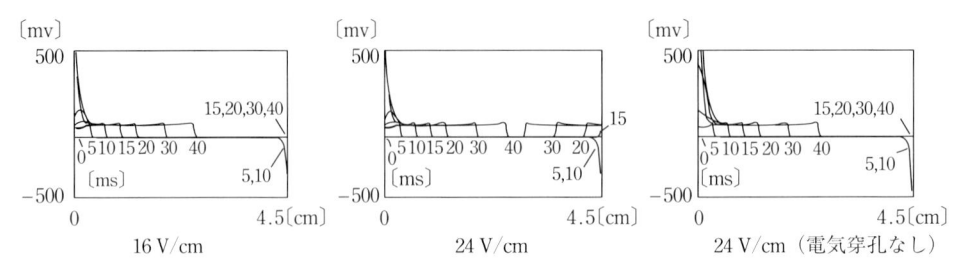

170   12. 心筋の細胞外電位を考える

両端にはショック電極を配置している．

（a）バイドメイン心筋線維束

電気穿孔が起こるモデルでは，16 V/cm と 24 V/cm，起こらないように改変したモデルでは，24 V/cm の電気ショックを与えた。それぞれ 40 ms までの膜電位反応を重ねて示してある。興奮波は陰極端から発生しやすく，ショック強度が上がると陽極端からも発生するようになったが，それには電気穿孔が必要であった。なお，活動電位には LR-A モデル[18]を用い，細胞内外の導電率には Roth[45] の値を用いている。

（b） 10 ms 単相性ショックを拡張期に与えたときの心筋反応

図 12.7　心筋線維束における電気ショック[18]

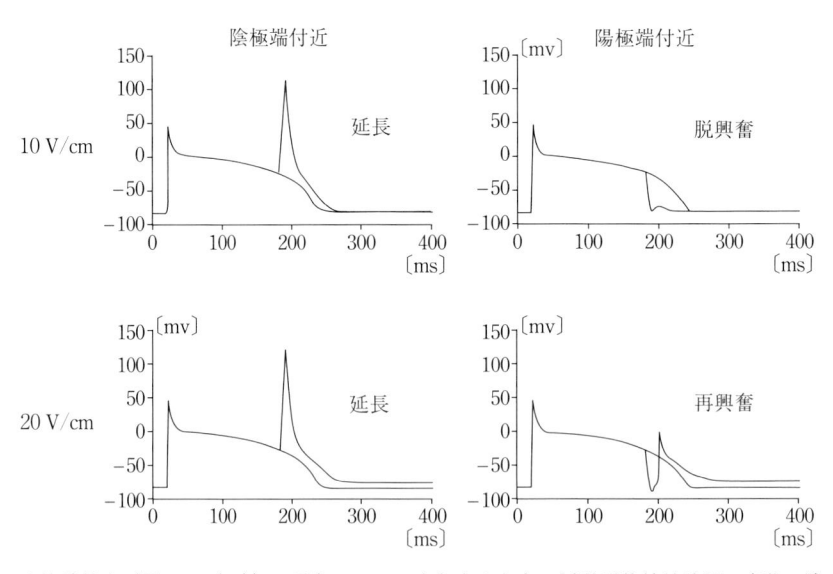

心筋線維束（図 12.7（a））に電気ショックを与えたときの活動電位持続時間の変化。陰極端付近の脱分極領域では活動電位持続時間が延長し，陽極端付近の過分極領域ではショック強度によって脱興奮または再興奮に分かれ，活動電位持続時間が短縮または延長した。

図 12.8　電気ショックによる活動電位持続時間の変化[18]

逆に再分極が遅れるというユニークな現象が観察される。

このような電気ショックによる膜電位変化は，**ショック後興奮**（postshock activations）の発生[83)〜85)]や再分極タイミングの変化[82),86)〜88)]と密接に関連し，除細動の可否を決定づける重要な因子と考えられている[55),88)]。

（２）　電気ショックによる細動の誘発　空間的に一様な細胞外電位勾配がかかる電気ショックにおいて，組織中央付近が分極するには，心筋線維の弯曲や枝分れが必要と考えられている[14),15),18),89),90)]。例えば，心渦（vortex cordis）に見立てた渦巻状の線維構造が組み込まれた2次元バイドメイン心室筋（**図 12.9**（a））では，ショック電極によって一様な電位勾配をかけると，心筋のあちらこちらに activating function[90)〜92)]と呼ばれる起電力が発生し，ショック電極から離れた領域にも仮想電極が出現した（図 12.9（b），130 ms パネル）。その後，細胞膜電位勾配が最も大きい組織中心付近から break 興奮（150 ms パネル，＊）が出現し，スパイラルリエントリーが形成された（170〜270 ms パネル）。

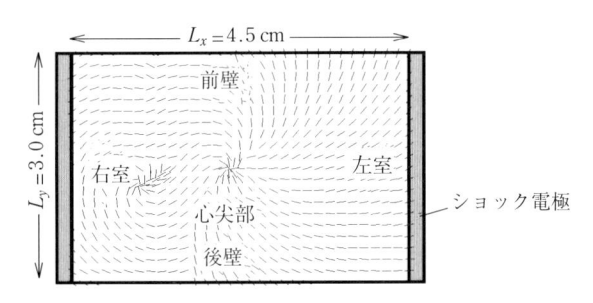

渦巻状の心筋線維構造が組み込まれている。

（a）　2次元バイドメイン心室筋

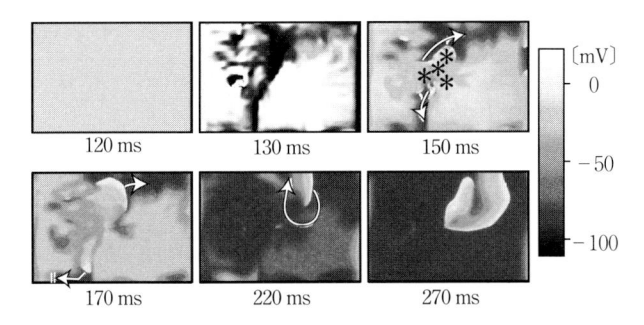

20 V/cm の 10 ms 単相性ショックにより，組織端だけでなく組織中央付近でも強い分極が発生した。仮想陰極と仮想陽極の境界部から break 興奮が出現し，スパイラルリエントリーを形成した（細動の誘発）。活動電位には LR–A モデル[18)]を用い，細胞内外の導電率には Roth[45)]の値を用いている。

（b）　20 V/cm，10 ms，単相性ショック

図 12.9　2次元バイドメインモデルにおける電気ショック：細動誘発[15)]

仮想電極による脱分極領域と過分極領域，すなわち仮想陰極と仮想陽極の境界部からスパイラルリエントリーにつながる興奮波が発生する現象は，動物実験において生理的条件下[84),93)]のみならず虚血下[94)]でも確認されており，特に virtual electrode-induced phase singularity と呼ばれる。**電気的除細動閾値**（defibrillation threshold, DFT）が電気ショックによる心室**受攻性の上限閾値**（upper limit of vulnerability, ULV）に一致し（**ULV 仮説**）[95)〜97)]，ULV 付近では，電気的除細動失敗[98)]と心室細動誘発[99)]のときの興奮伝播パターンが似ていることが知られているが，virtual electrode-induced phase singularity は，それを一元的に説明できる有力な仮説として注目されている[81),100)]。

（3） **電気的除細動** 細動では大小多数の興奮波が自発的な分裂と融合を繰り返しているという multiple wavelets 仮説[101)〜103)]に基づき，2 次元バイドメイン心室筋（**図 12.10**（a））において，multiple なスパイラルリエントリーによる細動を誘発した（図 12.10（b））。

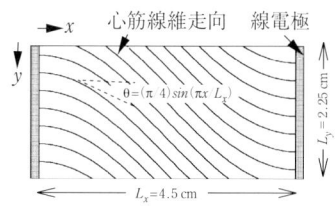

(a) 2次元バイドメイン心室筋

S字状の心筋線維構造が組み込まれている

(b) 誘発されたスパイラルリエントリーの疑似心電図

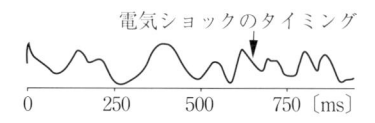

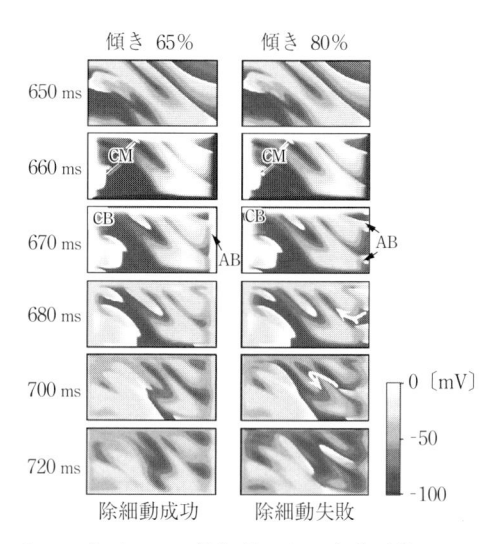

細動時の心電図の特徴に一致した不規則な波形を呈している。

(c) 図 (b) に示したタイミングで 10 ms 単相性電気ショックを与えたときの心筋反応

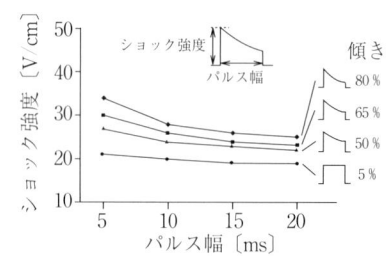

ショックパルスの傾きが 65 % のときは除細動に成功したが，80 % のときは除細動に失敗した。

(d) 電気的除細動閾値 (DFT) の強度-時間曲線

図 12.10 2 次元バイドメインモデルにおける電気ショック：電気的除細動[18),105)]

時間 650 ms に 28 V/cm の 10 ms 単相性ショックを与えると，S 字状線維走向の影響で媒質の右側には仮想陰極，左側には仮想陽極が現れ，境界条件の影響で媒質の右端と下端では過分極，左端と上端では脱分極が起こり，非常に複雑な分極形態を呈した（図 12.10（c），660 ms パネル）。傾き 65 ％のパルスを用いた場合は，その後，仮想電極による興奮（cathode make, CM；cathode break, CB；anode break, AB）が critical mass[104] 以下になるまで興奮間隙をすばやく埋めることで除細動に成功した。傾き 80 ％のパルスでは，同じく興奮間隙の狭小化によりスパイラルリエントリーは維持されず停止したが，陽極付近から出現した AB 興奮が興奮間隙を通り抜け，新たなスパイラルリエントリーを形成したため除細動に失敗した。このバイドメインモデルから得られた DFT は ULV に一致しており[18]，その強度－時間曲線（図 12.10（d））[105] は動物実験[106] に酷似していた。興味深いことに，2 相性ショックでも DFT は ULV に一致していた[107]。電気ショックによる細動の誘発・停止現象を，この 2 次元バイドメインモデルだけで説明するのには無理があるが，基本メカニズムはすべて網羅されていることが，後述する 3 次元バイドメインシミュレーションで明らかになった。

（4） 3 次元心室モデルにおける電気ショック　　最近，リアルな心筋線維構造を組み込んだ 3 次元バイドメインウサギ心室モデル[19],[93],[108],[109] による研究が注目されている[110]。心室筋とショック電極および接地電極（アース）との間に導電性のある組織灌流液が満たされており，電気ショックがこの灌流液を介して実現される（**図 12.11**）。心筋線維構造や灌流液の導電性が複雑に影響し合って仮想電極が形成されるが，その妥当性は実際のウサギ心室を用いたオプティカルマッピングとの比較より確認された[93]。電気ショックによる基本

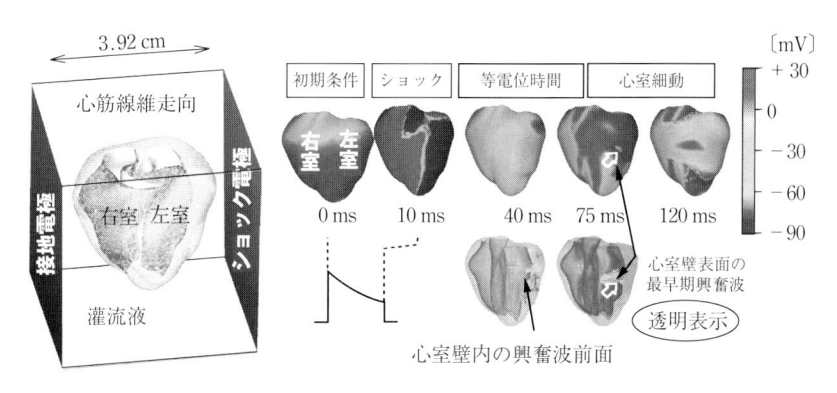

3 次元バイドメインウサギ心室モデルには，実際のウサギ心室から検出した心筋線維構造が組み込まれている。ショック電極と接地電極（アース）の 2 枚の平板の間は灌流液で満たされているため，電気ショックにより一様な細胞外電位勾配が形成される。20 V/cm の 10 ms 単相性ショックによる心室細動の誘発。心室壁の表面でショック後興奮が観察されない等電位時間でも，心室壁内部にはショック後興奮が存在していた。

図 12.11　3 次元バイドメインモデルにおける電気ショック：細動誘発
　　　　　（口絵 23 参照）

的な心筋反応は，2次元バイドメインモデルで観察されたものと同じだが，心室壁の表面だけでなく内部で形成された複雑な仮想電極も解析できるところが，この3次元モデルの利点といえる．

例えば，20 V/cm の 10 ms 単相性ショックでは，3次元的な仮想電極の形成に続き，心室壁表面で最早期興奮波が観察されるまでに，数十 ms 以上の等電位時間（isoelectric window）が存在した．等電位時間の存在は最初，動物実験で示唆されたものだが[98),111),112)]．このシミュレーション結果に基づけば，ショック直後に心室壁内部で発生した興奮波が表面に到達するまでの時間が等電位時間だと考えられた．これは，2次元バイドメインモデルではとらえることのできなかった現象である．

〔5〕 **電気ショックによる遅延発生型の細動誘発** 電気ショックによる心室細動の発生（再発）様式は，ショック後 200 ms あたりまでにリエントリーが成立する早期発生型と，1 000 ms 以上経ってから成立する遅延発生型とに大別できる．早期発生型のメカニズムは，virtual electrode-induced phase singularity や propagated graded response などで説明されるのに対して，遅延発生型のメカニズムはトリガードアクティビティによる多発性自発興奮（repetitive spontaneous activities）で説明されることが多い．これは，早期後脱分極（early

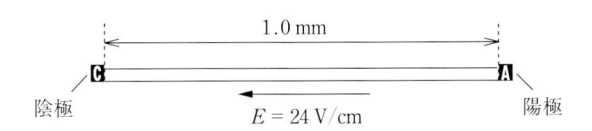

両端にはショック電極を配置している．

（a） バイドメイン心筋線維束

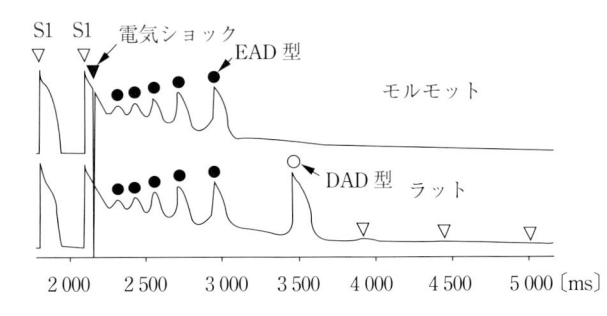

モルモットの設定では EAD 型の多発性自発興奮（●）のみが観察されたのに対し，ラットの設定では EAD 型に加えて DAD 型の自発興奮（○）と DAD（▽）も観察された．なお，活動電位には aLRd モデル[120)]を用い，細胞内外の導電率には Clerc[46)]の値を用いている．

（b） 24 V/cm の電気ショックを与えたときの陽極端における心筋反応

図 12.12 電気ショックによる多発性自発興奮

afterdepolarization, EAD）型や遅延後脱分極（delayed afterdepolarization, DAD）型のショック後興奮が起こること[113),114)]，synchronized spontaneous [Ca]ᵢ oscillations に続き心室細動が発生すること[115)]，DAD抑制薬がDFTを下げること[116)]などの実験的事実に基づいたものである。細胞シミュレーション[117)]でも，EAD型およびDAD型の多発性自発興奮が確認されているが，それらが多細胞組織レベルでも再現できることをつぎに示すことにする。

　長さが 1.0 mm のバイドメイン心筋線維束（**図 12.12**（a））に 24 V/cm の 10 ms 単相性ショックを与えると，陽極端では電気穿孔のために膜電位が 0 mV に向かってシフトし，その直後から多発性自発興奮が出現した（図 12.12（b））。筋小胞体の Ca 放出につながる calsequestrin 内 Ca 濃度の閾値を，モルモット（8.25 mmol/l）[118),119)]とラット（7.0 mmol/l）[119)]の値に設定すると，電気ショックの直後からモルモットではEAD型の多発性自発興奮（●）のみが観察されたのに対して，ラットではEAD型の多発性自発興奮に続き，DAD型の自発興奮（○）とDAD（▽）も観察された。実際，ラットでは電気刺激に対する感受性の高いことが知られており，シミュレーション結果と矛盾しない。このバイドメイン心筋線維束では，動物実験で観察されるように電気穿孔は陽極端で強く起こるが[120)]，多発性自発興奮はその陽極端から発生し，陰極端に向かって興奮伝播した。3次元的な組織の広がりや不均質性などがあれば，これらの多発性自発興奮は心室細動に移行すると考えられる。

12.5　お わ り に

　最近，ペースメーカや電気的除細動器の急速な普及とともに，バイドメインモデルを用いたシミュレーション研究が注目されるようになってきた。シミュレーションによって，電気刺激による心筋反応の詳しいメカニズムを解明することで，不整脈患者の負担軽減のみならず，新しい抗不整脈デバイスの開発費の抑制につながるのではないかとの期待もある。国内外の心臓シミュレーションに関する研究プロジェクトの多くは，モノドメインモデルを採用しているが，仮想電極の重要性がさらに明らかになるにつれて，将来的にはバイドメインモデルが主流になっていくものと思われる。実際の心筋はバイドメインで表現しきれないほど複雑な構造をしており，それに組織不連続性，不均質性，収縮機構，血流動態，そして自律神経調節機構などが加わる。モデル開発の上で解決すべき課題は多いが，現時点ではこのバイドメインモデルが最も忠実に電気現象を再現しているといえるだろう。読者には，"心筋の細胞外電位を考える"ことにより広がる新しい研究の世界を，本章から少しでも感じ取ってもらえれば幸いである。

引用・参考文献

1) Prevost, J.L.and Battelli, F. : Sur quelques effets des dechanges electriques sur le coer mammifres, Comptes Rendus Seances Acad. Sci., **129**, p.1267（1899）
2) Beck, C.S., Pritchard, W.H. and Feil, H.S. : Ventricular fibrillation of long duration abolished by electric shock, JAMA, **135**, pp.985-986（1947）
3) Mond, H.G., Sloman, J.G. and Edwards, R.H. : The first pacemaker, Pacing Clin. Electrophysiol., **5**, pp.278-282（1982）
4) Zoll, P.M. : Resuscitation of the heart in ventricular standstill by external electric stimulation, N Engl J. Med., **247**, pp.768-771（1952）
5) ACC/AHA/NASPE Committee Members and Task Force Members, ACC/AHA/NASPE 2002 guideline update for implantation of cardiac pacemakers and antiarrhythmia devices: Summary article, J. Cardiovasc. Electrophysiol., **13**, pp.1183-1199（2002）
6) Min, X. and Mehra, R. : Finite element analysis of defibrillation fields in a human torso model for ventricular defibrillation, Prog. Biophys. Mol. Biol., **69**, pp.2-3, pp.353-386（1998）
7) Baule, G.M. and Mcfee, R. : Detection of the magnetic field of the heart, Am. Heart J., **66**, pp.95-96（1963）
8) Muler, A.L. and Markin, V.S. : Electrical properties of anisotropic neuromuscular syncytia. I. Distribution of the electrotonic potential, Biofizika, **22**, pp.307-312（in Russian）（1977）
9) Geselowitz, D.B. and Miller, W.T. 3rd. : A bidomain model for anisotropic cardiac muscle, Ann. Biomed. Eng. **11**, pp.191-206（1983）
10) Plonsey, R. and Barr, R.C. : Current flow patterns in two-dimensional anisotropic bisyncytia with normal and extreme conductivities, Biophys. J., **45** pp.557-571（1984）
11) Sepulveda, N.G. and Wikswo, J.P. Jr. : Electric and magnetic fields from two-dimensional anisotropic bisyncytia, Biophys. J., **51**, pp.557-568（1987）
12) Roth, B.J., Guo, W.Q. and Wikswo, J.P. : The effects of spiral anisotropy on the electric potential and the magnetic field at the apex of the heart, Math Biosci., **88**, pp.191-221（1988）
13) Roth, B.J. : A mathematical model of make and break electrical stimulation of cardiac tissue by a unipolar anode or cathode, IEEE Trans. Biomed. Eng., **42**, pp.1174-1184（1995）
14) Lindblom, A.E., Aguel, F. and Trayanova, N.A. : Virtual electrode polarization leads to reentry in the far field, J. Cardiovasc. Electrophysiol., **12**, pp.946-956（2001）
15) Ashihara, T., Namba, T. and Ito, M., et al. : Vortex cordis as a mechanism of postshock activation: Arrhythmia induction study using a bidomain model, J. Cardiovasc. Electrophysiol., **14**, pp.295-302（2003）
16) Hillebrenner, M.G., Eason, J.C., and Trayanova, N.A., et al. : Postshock arrhythmogenesis in a slice of the canine heart, J. Cardiovasc. Electrophysiol., **14**（Suppl）, pp.S249-S256（2003）
17) Skouibine, K., Trayanova, N. and Moore, P. : Success and failure of the defibrillation shock: Insights from a simulation study, J. Cardiovasc. Electrophysiol., **11**, pp.785-796（2000）
18) Ashihara, T., Yao, T. and Nakazawa, K., et al. : Electroporation in a model of cardiac defibrillation. J. Cardiovasc. Electrophysiol., **12**, pp.1393-1403（2001）

19) Trayanova, N., Eason, J. and Aguel, F.：Computer simulations of cardiac defibrillation：A look inside the heart, Comput Visual Sci., **4**, pp.259-270（2002）

20) Berenfeld, O. and Jalife, J.：Purkinje-muscle reentry as a mechanism of polymorphic ventricular arrhythmias in a 3-dimensional model of the ventricles, Circ. Res., **82**, pp.1063-1077（1988）

21) Ashihara, T., Namba, T., and Nakazawa, K., et al.：The dynamics of vortex-like reentry wave filaments in three-dimensional computer models, J. Electrocardiol., **32**（Suppl）, pp.129-138（1999）

22) Ashihara, T., Namba, T. and Nakazawa, K., et al.：Breakthrough waves during ventricular fibrillation depend on the degree of rotational anisotropy and the boundary conditions：A simulation study, J. Cardiovasc. Electrophysiol., **12**, pp.312-322（2001）

23) Ashihara, T., Yao, T. and Ito, M. et al.：Afterdepolarizations promote the transition from ventricular tachycardia to fibrillation in a three-dimensional model of cardiac tissue, Circ. J., **66**, pp.505-510（2002）

24) 芦原貴司，山田直子，中沢一雄ほか：アミオダロンによるspiral waveの停止効果：コンピュータシミュレーションによる実験的検討，基礎・治療，**20**（Suppl.1），pp.536-540（2000）

25) 芦原貴司，難波経豊，中沢一雄ほか：心室壁表面で観察されるspiral waveの自発的分裂様式と心筋線維構造：コンピュータシミュレーションによる検討，心電図，**21**，pp.470-480（2001）

26) Noble, D.：Modeling the heart：From genes to cells to the whole organ, Science, **295**, pp.1678-1682（2002）

27) Vigmond, E.J., Aguel, F. and Trayanova, N.A.：Computational techniques for solving the bidomain equations in three dimensions, IEEE Trans. Biomed. Eng., **49**, pp.1260-1269（2002）

28) Henriquez, C.S.：Simulating the electrical behavior of cardiac tissue using the bidomain model, Crit. Rev. Biomed. Eng., **21**, pp.1-77（1993）

29) Colli-Franzone, P. and Fuerri, L.：Models of the spreading of excitation in myocardial tissue, In：High-Performance Computing in Biomedical Research. Boca Raton, FL：CRC Press, pp.359-401（1993）

30) Krassowska, W.：Effects of electroporation on transmembrane potential induced by defibrillation shocks, Pacing Clin. Electrophysiol., **18** pp.1644-1660（1995）

31) DeBruin, K.A. and Krassowska, W.：Electroporation and shock-induced transmembrane potential in a cardiac fiber during defibrillation strength shocks, Ann. Biomed. Eng., **26**, pp.584-596（1998）

32) Hodgkin, A.L. and Huxley, A.F.：A quantitative description of membrane current and its application to conduction and excitation in nerve, J. Physiol., **117**, pp.500-544（1952）

33) Beeler, G.W. and Reuter, H.：Reconstruction of the action potential of ventricular myocardial fibres. J. Physiol., **268**, pp.177-210（1977）

34) Luo, C.H. and Rudy, Y.：A model of the ventricular cardiac action potential：Depolarization, repolarization, and their interaction, Circ. Res., **68**, pp.1501-1526（1991）

35) Luo, C.H. and Rudy, Y.：A dynamic model of the cardiac ventricular action potential：I. Simulations of ionic currents and concentration changes, Circ. Res., **74**, pp.1071-1096（1994）

36) Trayanova, N. and Bray, M.A.：Membrane refractoriness and excitation induced in cardiac fibers by monophasic and biphasic shocks, J. Cardiovasc. Electrophysiol., **8**, pp.745-757（1997）

37) Trayanova, N., Skouibine, K. and Moore, P.：Virtual electrode effects in defibrillation, Prog. Biophys. Mol. Biol., **69**, pp.387-403（1998）

38) Drouhard, J.P. and Roberge, F.A.：A simulation study of the ventricular myocardial action potential, IEEE Trans. Biomed. Eng., **29**, pp.494-502（1982）

39) Krassowska, W. and Neu, J.C.：Effective boundary conditions for syncytial tissues, IEEE Trans. Biomed. Eng., **41**, pp.143-150（1994）

40) 岡本良夫編著：心臓のフィジオーム－電気生理現象のシミュレーション分子から臓器まで－，森北出版．pp.157-230（2003）

41) Davidenko, J.M., Pertsov, A.V. and Jalife, J., et al.：Stationary and drifting spiral waves of excitation in isolated cardiac muscle, Nature, **355**, pp.349-351（1992）

42) Ikeda, T., Uchida, T. and Karagueuzian, H.S., et al.：Mechanism of spontaneous termination of functional reentry in isolated canine right atrium：Evidence for the presence of an excitable but nonexcited core, Circulation, **94**, pp.1962-1973（1996）

43) Weiss, J.N., Garfinkel, A. and Chen, P.S., et al.：Chaos and the transition to ventricular fibrillation：A new approach to antiarrhythmic drug evaluation, Circulation, **99**, pp.2819-2826（1999）

44) 芦原貴司，八尾武憲，中沢一雄ほか：仮想心臓で発生させた頻脈性不整脈における細動化条件の検討，日本臨床生理学会雑誌，**31**, pp.265-271（2001）

45) Roth, B.J.：Action potential propagation in a thick strand of cardiac muscle, Circ. Res., **68**, pp.162-173（1991）

46) Clerc, L.：Directional differences of impulse spread in trabecular muscle from mammalian heart, J. Physiol., **255**, pp.355-346（1976）

47) Roth, B.J.：Two－dimensional propagation in cardiac muscle. In Zipes, D.P., Jalife, J., eds：Cardiac Electrophysiology：From Cell to Bedside. Third Edition. WB Saunders, Philadelphia, pp.265-270（1999）

48) Henriquez, C.S., Muzikant, A.L. and Smoak, C.K.：Anisotropy, fiber curvature, and bath loading effects on activation in thin and thick cardiac tissue preparations：Simulations in a three－dimensional bidomain model, J. Cardiovasc. Electrophysiol., **7**, pp.424-444（1996）

49) Roth, B.J.：Electrical conductivity values used with the bidomain model of cardiac tissue, IEEE Trans. Biomed. Eng., **44**, pp.326-328（1997）

50) Sepulveda, N.G., Roth, B.J. and Wikswo, J.P. Jr.：Current injection into a two-dimensional anisotropic bidomain, Biophys. J., **55**, pp.987-999（1989）

51) Dekker, E.：Direct current make and break thresholds for pacemaker electrodes on the canine ventricle, Circ. Res., **27**, pp.811-823（1970）

52) Wikswo, J.P. Jr., Lin, S.F. and Abbas, R.A.：Virtual electrodes in cardiac tissue：A common mechanism for anodal and cathodal stimulation, Biophys. J., **69**, pp.2195-2210（1995）

53) Knisley, S.B. and Baynham, T.C.：Line stimulation parallel to myofibers enhances regional uniformity of transmembrane voltage changes in rabbit hearts, Circ. Res., **81**, pp.229-241（1997）

54) Sambelashvili, A.T., Nikolski, V.P. and Efimov, I.R.：Nonlinear effects in subthreshold virtual electrode polarization, Am. J. Physiol. Heart Circ. Physiol., **284**, pp.H2368-H2374（2003）

55) Cheng, Y., Mowrey, K.A. and Efimov, I.R., et al.：Virtual electrode-induced reexcitation, A mechanism of defibrillation, Circ. Res., **85**, pp.1056-1066（1999）

56) Evans, F.G., Ideker, R.E. and Gray, R.A.：Effect of shock－induced changes in transmembrane potential on reentrant waves and outcome during cardioversion of isolated rabbit hearts, J. Cardiovasc.

Electrophysiol., **13**, pp.1118-1127（2002）

57) Bray, M.A., Lin, S.F. and Wikswo, J. P. Jr., et al.：Experimental and theoretical analysis of phase singularity dynamics in cardiac tissue, J. Cardiovasc. Electrophysiol., **12**, pp.716-722（2001）

58) Roth, B.J.：Strength－interval curves for cardiac tissue predicted using the bidomain model, J. Cardiovasc. Electrophysiol., **7**, pp.722-737（1996）

59) Goto, M. and Brooks, C.M.：Membrane excitability of the frog ventricle examined by long pulses, Am J. Physiol., **717**, pp.1236-1245（1969）

60) Ashihara, T., Namba, T. and Trayanova, N., et al.：Mechanisms of myocardial capture and temporal excitable gap during spiral wave reentry in a bidomain model, Circulation, **109**, pp.920-925（2004）

61) Garfinkel, A., Spano, M.L. and Weiss, J. N., et al.：Controlling cardiac chaos. Science, **257**, pp.1230-1235（1992）

62) Allessie, M., Kirchhof, C. and Brugada, J., et al.：Regional control of atrial fibrillation by rapid pacing in conscious dogs, Circulation, **84**, pp.1689-1697（1991）

63) Ditto, W.L., Spano, M.L., and McTeague, K., et al.：Control of human atrial fibrillation, Int J.Bifurcation Chaos Appl. Sci. Eng., **10**, pp.593-601（2000）

64) Kamjoo, K., Uchida, T. and Chen, P.S., et al.：Importance of location and timing of electrical stimuli in terminating sustained functional reentry in isolated swine ventricular tissues：Evidence in support of a small reentrant circuit, Circulation, **96**, pp.2048-2060（1997）

65) Davidenko, J.M., Salomonsz, R. and Jalife, J., et al.：Effects of pacing on stationary reentrant activity：Theoretical and experimental study, Circ. Res., **77**, pp.1166-1179（1995）

66) Krinsky, V.I., Biktashev, V.N. and Pertsov, A.M.：Autowave approaches to cessation of reentrant arrhythmias, Ann N Y Acad. Sci., **591**, pp.232-246（1990）

67) Wijffels, M.C.E.F., Dorland, R. and Allessie, M.A., et al.：Widening of the excitable gap during pharmacological cardioversion of atrial fibrillation in the goat：Effects of cibenzoline, hydroquinidine, flecainide, and d-sotalol., Circulation, **102**, pp.260-267（2000）

68) Kawase, A., Ikeda, T. and Hirai, H., et al.：Widening of the excitable gap and enlargement of the core of reentry during atrial fibrillation with a pure sodium channel blocker in canine atria, Circulation, **107**, pp.905-910（2003）

69) Duytschaever, M., Mast, F. and Allessie, M., et al.：Methods for determining the refractory period and excitable gap during persistent atrial fibrillation in the goat, Circulation, **104**, pp.957-962（2001）

70) Kirchhof, C., Chorro, F. and Zetelaki, Z., et al.：Allessie M. Regional entrainment of atrial fibrillation studied by high-resolution mapping in open-chest dogs, Circulation, **88**, pp.736-749（1993）

71) KenKnight, B.H., Bayly, P.V. and Ideker, R.E., et al.：Regional capture of fibrillating ventricular myocardium：Evidence of an excitable gap, Circ. Res., **77**, pp.849-855（1995）

72) Newton, J.C., Huang, J. and Ideker, R.E., et al.：Pacing during ventricular fibrillation：Factors influencing the ability to capture, J. Cardiovasc. Electrophysiol., **12**, pp.76-84（2001）

73) Johnson, P.L., Newton, J. C. and Ideker, R.E., et al.：Adaptive pacing during ventricular fibrillation, Pacing Clin. Electrophysiol., **26**, pp.1824-1836（2003）

74) Athill, C.A., Ikeda, T. and Chen, P.S., et al.：Transmembrane potential properties at the core of functional reentrant wave fronts in isolated canine right atria, Circulation, **98**, pp.1556-1567（1998）

75) Beaumont, J., Davidenko, N. and Jalife, J., et al.：Spiral waves in two-dimensional models of

ventricular muscle : formation of a stationary core, Biophys. J., **75**, pp.1-14 (1998)
76) Ashihara, T., Namba, T. and Trayanova, N., et al. : Spiral wave control by a localized stimulus : A bidomain model study, J.Cardiovasc. Electrophysiol., **15**, pp.226-233 (2004)
77) Roth, B.J. and Patel, S.G. : Effects of elevated extracellular potassium ion concentration on anodal excitation of cardiac tissue, J.Cardiovasc. Electrophysiol., **14**, pp.1351-1355 (2003)
78) Weidmann, S. : Electrical constants of trabecular muscle for mammalian heart, J.Physiol., **210**, pp.1041-1054 (1970)
79) Plonsey, R. and Barr, R.C. : Effect of microscopic and macroscopic discontinuities on the response of cardiac tissue to defibrillating (stimulating) currents, Med. Biol. Eng. Comput., **24**, pp.130-136 (1986)
80) Gillis, A.M., Fast, V.G. and Kleber, A.G., et al. : Spatial changes in transmembrane potential during extracellular electrical shocks in cultured monolayers of neonatal rat ventricular myocytes, Circ. Res., **79**, pp.676-690 (1996)
81) Efimov, I.R., Gray, R.A. and Roth, B.J. : Virtual electrodes and deexcitation : New insights into fibrillation induction and defibrillation., J. Cardiovasc. Electrophysiol., **11**, pp.339-353 (2000)
82) Gray, R.A., Huelsing, D.J. and Trayanova, N.A., et al. : Effect of strength and timing of transmembrane current pulses on isolated ventricular myocytes, J. Cardiovasc. Electrophysiol., **12**, pp.1129-1137 (2001)
83) Kao, C.Y., Hoffman, B.F. : Graded and decremental response in heart muscle fibers, Am. J. Physiol., **194**, pp.187-196 (1958)
84) Efimov, I.R., Cheng, Y., and Tchou, P.J., et al. : Virtual electrode-induced phase singularity : A basic mechanism of defibrillation failure, Circ. Res., **82**, pp.918-925 (1998)
85) Trayanova, N.A., Gray, R.A. and Eason, J.C., et al. : Virtual electrode-induced positive and negative graded responses : New insights into fibrillation induction and defibrillation, J. Cardiovasc. Electrophysiol., **14**, pp.756-763 (2003)
86) Knisley, S.B., Smith, W.M. and Ideker, R.E. : Prolongation and shortening of action potentials by electrical shocks in frog ventricular muscle, Am. J. Physiol., **266**, pp.H2348-H2358 (1994)
87) Zhou, X., Ideker, R.E. and Knisley, S.B., et al. : Optical transmembrane potential measurements during defibrillation-strength shocks in perfused rabbit hearts, Circ. Res., **77**, pp.593-602 (1996)
88) Dillon, S.M. : Synchronized repolarization after defibrillation shocks : A possible component of the defibrillation process demonstrated by optical recordings in rabbit heart, Circulation, **85**, pp.1865-1878 (1992)
89) Trayanova, N.A., Roth, B.J. and Malden, L.J. : The response of a spherical heart to a uniform electric field: A bidomain analysis of cardiac stimulation, IEEE Trans. Biomed. Eng., **40**, pp.899-908 (1993)
90) Knisley, S.B., Trayanova, N. and Aguel, F. : Roles of electric field and fiber structure in cardiac electric stimulation, Biophys J., **77**, pp.1404-1417 (1999)
91) Sobie, E.A., Susil, R.C. and Tung, L. : A generalized activating function for predicting virtual electrodes in cardiac tissue, Biophys. J., **73**, pp.1410-1423 (1997)
92) Knisley, S.B. : Evidence for roles of the activating function in electric stimulation, IEEE Trans. Biomed. Eng., **47**, pp.1114-1119 (2000)
93) Efimov, I.R., Aguel, F. and Trayanova, N., et al. : Virtual electrode polarization in the far field : Implications for external defibrillation, Am J. Physiol. Heart Circ. Physiol., **279**, pp.H1055-H1070

(2000)

94) Cheng, Y., Mowrey, K.A. and Efimov, I.R., et al.：Mechanisms of shock－induced arrhythmogenesis during acute global ischemia, Am J. Physiol. Heart Circ. Physiol., **282**, pp.H2141-H2151（2002）

95) Fabiato, A., Coumel, P. and Saumont, R., et al.：Le seuil de réponse synchrone des fibres myocardiques. Application à la comparaison expérimentale de l'efficacité des différentes formes de chocs électriques de défibrillation, Arch Mal Coeur Vaiss, **60**, pp.527-544（1967）

96) Chen, P.S., Shibata, N. and Ideker, R.E., et al.：Comparison of the defibrillation threshold and the upper limit of ventricular vulnerability, Circulation, **73**, pp.1022-1028（1986）

97) Chen, P.S., Feld, G.K. and Kass, R.M., et al.：Relation between upper limit of vulnerability and defibrillation threshold in humans, Circulation, **88**, pp.186-192（1993）

98) Shibata, N., Chen, P.S. and Ideker, R.E., et al.：Epicardial activation after unsuccessful defibrillation shocks in dogs, Am. J. Physiol., **255**, pp.H902-H909（1998）

99) Shibata, N., Chen, P.S. and Ideker, R.E., et al.：Influence of shock strength and timing on induction of ventricular arrhythmias in dogs, Am. J.Physiol., **255**, pp.H891-H901（1988）

100) Efimov, I.R., Cheng, Y. and Tchou, P. J., et al.：Direct evidence of the role of virtual electrode－induced phase singularity in success and failure of defibrillation, J.Cardiovasc. Electrophysiol., **11**, pp.861-868（2000）

101) Moe, G.K.：On the multiple wavelet hypothesis of atrial fibrillation, Arch. Int. Pharmacodyn. Ther, **140**, pp.183-188（1962）

102) Moe, G.K., Rheinboldt, W.C. and Abildshov, J. A.：A computer model of atrial fibrillation, Am. Heart J., **67**, pp.200-220（1964）

103) Lee, J. J., Kamjoo, K. and Chen, P.S., et al.：Reentrant wave fronts in Wiggers' stage II ventricular fibrillation：Characteristics and mechanisms of termination and spontaneous regeneration, Circ. Res., **78**, pp.660-675（1996）

104) Zipes, D.P., Fischer, J. and Jolly, W.W., et al.：Termination of ventricular fibrillation in dogs by depolarizing a critical amount of myocardium, Am. J.Cardiol., **36**, pp.37-44（1975）

105) 芦原貴司，八尾武憲，伊藤　誠ほか：電気的除細動における最適ショック波形の検討：バイドメインモデルに基づいた理論的解明，心電図, **22**, pp.230-241（2002）

106) Wessale, J. L., Bourland, J.D. and Geddes, L.A., et al.：Bipolar catheter defibrillation in dogs using trapezoidal waveforms of various tilts, J. Electrocardiol., **13**, pp.359-365（1980）

107) Ashihara, T., Yao, T. and Ito, M., et al.：Theoretical basis for optimal biphasic shock waveforms, Europace, **3**(Suppl.A), p.170（2002）

108) 芦原貴司，中沢一雄：システム生命工学からみた血管病態：不整脈モデル，分子心血管病, **4**, pp.493-504（2003）

109) 芦原貴司：海外研究室便り：心臓電気生理の新しい形を求めて，心電図, **23**, pp.647-651（2003）

110) Mackenzie, D.：Making sense of a heart gone wild, Science, **303**, pp.786-787（2004）

111) Chen, P.S., Shibata, N. and Ideker, R.E., et al.：Activation during ventricular defibrillation in open－chest dogs: Evidence of complete cessation and regeneration of ventricular fibrillation after unsuccessful shocks, J. Clin. Invest., **77**, pp.810-823（1986）

112) Wang, N.C., Lee, M.H. and Chen, P.S., et al.：Optical mapping of ventricular defibrillation in isolated swine right ventricles：Demonstration of a postshock isoelectric window after near－threshold

defibrillation shocks. Circulation, **104**, pp.227-233 (2001)
113) Kodama, I., Shibata, N. and Toyama, J., et al.：Aftereffects of high-intensity DC stimulation on the electromechanical performance of ventricular muscle, Am. J. Physiol., **267**, pp.H248-H258 (1994)
114) Fast, V.G. and Cheek, E.R.：Optical mapping of arrhythmias induced by strong electrical shocks in myocyte cultures, Circ. Res., **90**, pp.664-670 (2002)
115) Zaugg, C.E., Wu, S.T. and Lee, R.J., et al.：Ventricular fibrillation-induced intracellular Ca^{2+} overload causes failed electrical defibrillation and post-shock reinitiation of fibrillation, J.Mol. Cell. Cardiol., **30**, pp.2183-2192 (1998)
116) Chattipakorn, N. and Ideker, R.E.：Delayed afterdepolarization inhibitor：A potential pharmacologic intervention to improve defibrillation efficacy, J. Cardiovasc Electrophysiol, **14**, pp.72-75 (2003)
117) Ohuchi, K., Fukui, Y. and Kodama, I., et al.：A dynamic action potential model analysis of shock-induced aftereffects in ventricular muscle by reversible breakdown of cell membrane, IEEE Trans. Biomed. Eng., **49**, pp.18-30 (2002)
118) Stern, M.D., Capogrossi, M.C. and Lakatta, E.G.：Spontaneous calcium release from the sarcoplasmic reticulum in myocardial cells：Mechanisms and consequences, Cell Calcium, **9**, pp.247-256 (1988)
119) Luo, C.H. and Rudy, Y.：A dynamic model of the cardiac ventricular action potential. II. Afterdepolarizations, triggered activity, and potentiation, Circ. Res., **74**, pp.1097-1113 (1994)
120) Ashihara, T. and Trayanova, N.A.：Asymmetry in membrane responses to electric shocks：Insights from bidomain simulations, Biophys. J., **87**, pp.2271-2282 (2004)

13 不整脈の起こりやすさとは何か
― 心筋受攻性を考える：心筋受攻性のバイドメイン・シミュレーション ―

八尾　武憲（滋賀医科大学）

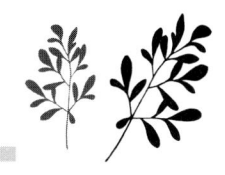

13.1　は じ め に

　不整脈に対する治療は，抗不整脈薬による薬物療法，植込み型除細動器（ICD），心臓カテーテルによる臨床心臓電気生理学的検査（EPS）およびアブレーションによる根治療法など，年々進歩しつつあるが，いまだ完全には克服されていない不整脈も存在する．心室頻拍／細動（VT／VF）は致死性不整脈の一つであり，その背景には，心筋梗塞などの虚血性心疾患，肥大型心筋症や拡張型心筋症などの心筋障害，Brugada 症候群や先天性 QT 延長症候群に代表される遺伝子異常，代謝異常などが存在する[1]．VT／VF による突然死の予防には ICD 植込みが有効とされており，これまでに行われた大規模臨床試験では，積極的な ICD 植込みが死亡率を低下させることが報告されている[2]．

　ICD は発生した不整脈を停止させる治療法であるが，不整脈の治療にはこのように維持過程を断ち切ることを目的とする治療法と，不整脈の発生を抑制することを目的とする治療法とが存在する．EPS などにより不整脈の機序が徐々に明らかとなるなか，その機序に対して適切な作用を与える治療を行うことは，不整脈治療に重要な意味をもつといえる．薬物療法を例に挙げると，抗不整脈薬は従来の臨床経験と知識に基づく選択から，近年 Sicilian Gambit に基づく論理的でより客観的かつ効率的な薬剤選択の考え方が提唱されるようになっている[3]．しかし，不整脈成立の機序や維持機構の解明，遺伝子レベルでの検索が進められるなかで，不整脈の受攻性に関する議論は不十分な点が多い．例えば，前章で述べられた仮想電極が受攻性にどのような影響を及ぼし，どのような臨床的意義をもつのかについては明らかとなっていない．そこで，この章では不整脈の発生における受攻性，特に VT／VF の発生における心室受攻期について注目する．

13.2 受攻性と受攻期

13.2.1 受　攻　性

受攻性（vulnerability）とは，不整脈の起こりやすさを意味する。それぞれの不整脈ごとに受攻性は異なっており，例えば心房性不整脈と心室性不整脈とではまったく異なる受攻性をもつ。受攻性は，心筋細胞のイオンチャネルの状態，心筋細胞の興奮性，細胞間の結合，自律神経，種々の薬剤などの影響を受けるため，個体によって異なるのはもちろん，その個体の状態によっても変化する。発作性心房細動患者における発作出現の日内変動[4),5)]は，その一例として挙げられる。

13.2.2 受　攻　期

VT/VFの成立にはいくつかの条件が必要となるが，トリガとなる刺激（期外刺激）の条件はその一つである。期外刺激がVT/VFを成立させる最も重要な条件は，先行する興奮と期外刺激の時間関係，すなわち**連結期**（coupling interval）であり，不整脈が発生する連結期の範囲を**受攻期**（vulnerable period）と呼ぶ。心電図のT波は最もよく知られている受攻期の一つで，T波上に心室期外収縮（R波）が生じる"R-on-T"[6)]はVT/VFを誘発し，突然死に至らせる危険をもつ（**図13.1**）[7),8)]。また，EPSで不整脈の誘発に用いられる期外刺激法は，連結期とVT/VF成立の関係をより明確に示すことができる。基本刺激後の期外刺激の連結期を徐々に短縮すると，期外刺激が基本刺激の再分極期終末に近づきVT/VFが誘発される。しかし，連結期の短縮を続けると不応期に達してVT/VFが誘発されなくなる[9)]ことからわかるように，連結期のある範囲がVT/VFの受攻期となっている。EPSの期外刺激法はカテーテル電極により細胞外から刺激を与えることによって行われるが，VT/VFの場合，受攻期はR-on-Tと同じく心電図のT波上にあるため，R-on-Tに対して"pacing-

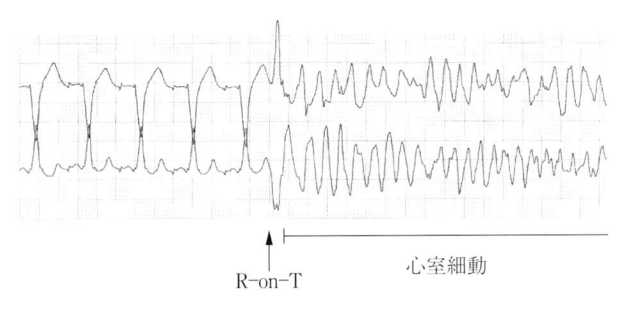

一時ペーシング中の患者において，R-on-Tをトリガに心室細動が発生した。

図13.1 心室細動のモニター心電図

on-T" と呼ぶ．pacing-on-T による誘発は VT/VF 患者の受攻性評価に用いられるが，臨床経過でとらえられながらも EPS で誘発不能であるケース，あるいは，逆に EPS にて誘発可能であっても，その後の経過で不整脈がまったく生じないケースに遭遇することがある．これは EPS と臨床経過とでは受攻性が変化していることが原因と考えられるが，もう一つ，留意すべき重要な問題がある．それはトリガとなる期外刺激が pacing-on-T と R-on-T とで異なることである．

13.3 R-on-T と pacing-on-T

R-on-T と pacing-on-T の違いは，前者が自発的な細胞膜（transmembrane）刺激であるのに対し，後者は細胞外（extracellular）刺激である点である．心室性期外収縮のような細胞の自発的な興奮に相当する細胞膜刺激の場合，刺激部位直下が脱分極するだけで，それ以外に膜電位変化は生じない[10]．それに対し陰極で細胞外刺激を行うと，刺激電極に接した部分の細胞が脱分極するだけでなく，その周囲の電極に接していない部分も脱分極し，dog bone 型の脱分極領域が発生する．さらにその両側には卵形の過分極領域が形成される．Wikswo ら[11]は仮想的なエネルギー源（virtual source）を仮定することによってこの電位分布を説明し，virtual source を実電極（physical electrode）に対して**仮想電極**（virtual electrode）と名付けた．そして，このような特徴的な電位変化を**仮想電極分極**（virtual electrode polarization）と呼んだ[10],[11]．この刺激方法の違いが，R-on-T と pacing-on-T とで受攻期に違いを生じている可能性が考えられるのである．そこで，筆者らはバイドメインモデルを用いて，コンピュータシミュレーションにより R-on-T と pacing-on-T の受攻性の違いを検討し，さらに心電図における心室受攻性の意味について検討した[12]．

13.3.1 方　　　　　法

この検討では，VT/VF のモデルをスパイラルリエントリー（spiral wave reentry）とした[13],[14]．

（1）**仮想心室筋の構成と刺激条件**　　LR-A モデル[15]で記述された心筋ユニットを 0.015 cm 間隔で4万5千個結合させて，大きさ 4.5 cm × 2.25 cm の2次元バイドメイン仮想心室筋を構成し，**図 13.2** のように左右方向に平行な心筋線維走向を設定した．仮想心室筋の左端には平面波（S1）を与えるための線電極，中央には期外刺激（S2）を与えるための点電極を配置して S1-S2 法によるスパイラルリエントリーの誘発を行った．S2 としては，陽極（anode）と陰極（cathode）による細胞外刺激と細胞膜刺激を用いた．S1 の平面波後面が仮想心筋の中央まで達した時間，すなわち仮想心筋左半分の再分極が完了した時間を

13. 不整脈の起こりやすさとは何か

図 13.2 仮想心筋組織

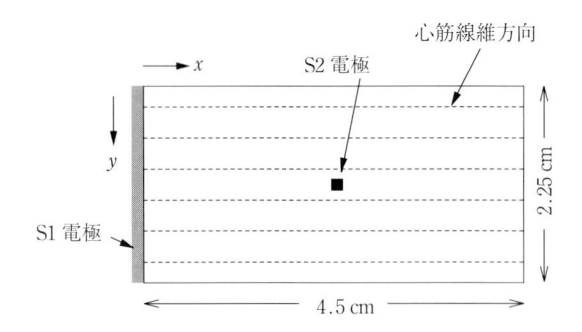

大きさは 4.5×2.25 cm で，左端の太線と中央の黒四角は電極位置を示している。点線は心筋線維方向を示す。

0 ms とした相対的な時間として，−80 ms から +20 ms の範囲で S1-S2 連結期を変化させた S2 を与えた。また，スパイラル波が 2 旋回目を開始した時点をもって，自律的なスパイラルリエントリーが成立したと定義した。S2 のパルス幅は 6 ms，強度は，細胞外刺激では陽極で 0.75～6.75 mA，陰極で 0.75～3.75 mA とした。陽極と陰極で刺激強度が異なるのは，予備実験でスパイラルリエントリー発生閾値に違いを認めたことに基づいている。細胞膜刺激では陽極，陰極とも 0.15～2.00 mA とした。

（2） 計 算 方 法 計算時間ステップは 0.01 ms とし，積分計算には前向きオイラー法（陽解法）を，線形連立一次方程式の計算には SOR 法を用いた。計算結果は時空間的に倍の精度で収束性を確認した[15]。

13.3.2 結　　果

（1） 細胞外刺激によるスパイラルリエントリーの誘発　図 13.3（a）には，細胞外に陽極で刺激した場合の膜電位変化例（0.75 mA と 6.75 mA）を示した。刺激部位直下には dog bone 型の過分極領域があり，その両側には卵型の脱分極領域がある仮想電極分極が認められた。刺激が強いほど仮想電極領域は大きくなった。図 13.3（b）は 0 ms に陽極の S2 を与えた場合のスパイラルリエントリー発生例である。S2 の脱分極領域（仮想陰極）から生じた興奮波（anode-make excitation）の旋回を認めた。図 13.3（c）には，細胞外に陽極で刺激した場合のスパイラルリエントリー発生条件域，すなわちさまざまな S2 強度における受攻期を示した。グラフの縦軸は S2 強度で，横軸は S2 を与えた時間である。ただし，S1 による平面波後面が仮想心筋の中央を通過したときを 0 ms としてある。刺激強度が強くなると受攻期は広がった。また，受攻期は 0 ms よりも早い時間に偏って分布し，0 ms と −30 ms の二峰性ピークを認めた。

図 13.4（a）には，細胞外から陰極で刺激した場合の膜電位変化例（0.75 mA と 3.75 mA）を示した。刺激部位直下には dog bone 型の脱分極領域が，その両側には卵型の過分極領域があり，図 13.3（a）と比べて極性が逆転した仮想電極分極を認めた。また，仮想電極領域は刺激が強いほど大きくなった。図 13.4（b）は，0 ms に陰極の S2 を与えた場合の

13.3 R-on-T と pacing-on-T

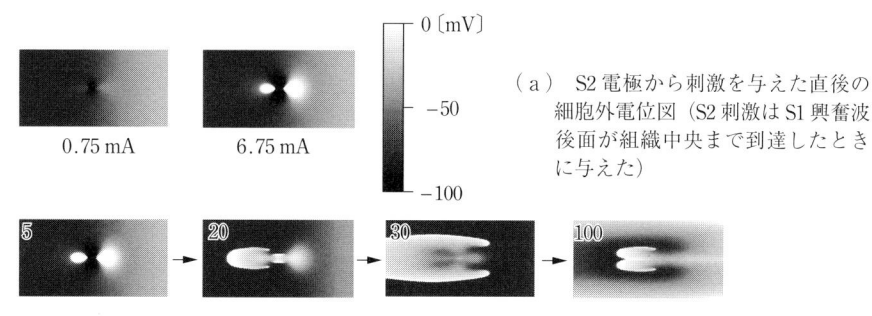

(a) S2電極から刺激を与えた直後の細胞外電位図（S2刺激はS1興奮波後面が組織中央まで到達したときに与えた）

図中の数字はS2刺激からの時間を示す。
(b) リエントリーの例（anode make 興奮からスパイラルリエントリーが発生している）

● リエントリー発生
× リエントリーなし

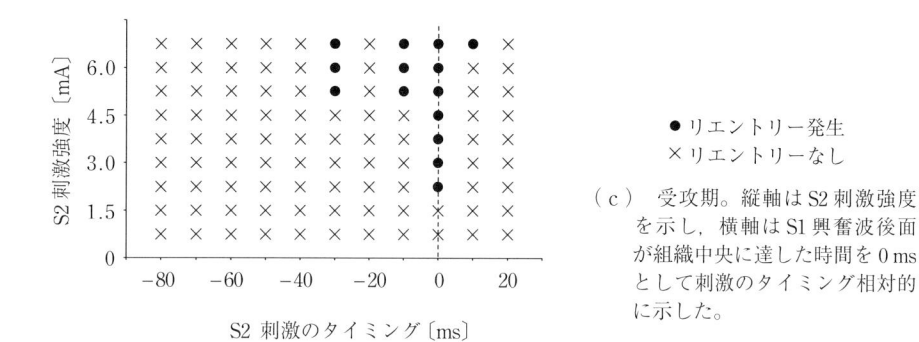

(c) 受攻期。縦軸はS2刺激強度を示し、横軸はS1興奮波後面が組織中央に達した時間を0 msとして刺激のタイミング相対的に示した。

図 13.3 細胞外刺激（anode）

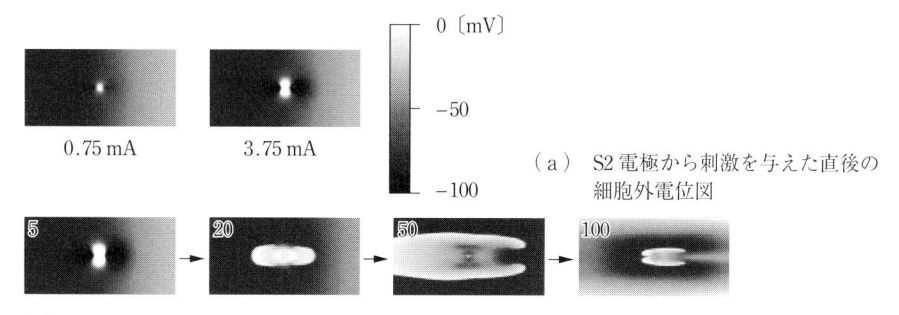

(a) S2電極から刺激を与えた直後の細胞外電位図

(b) リエントリーの例（cathode break 興奮からスパイラルリエントリーが発生している）

● リエントリー発生
× リエントリーなし

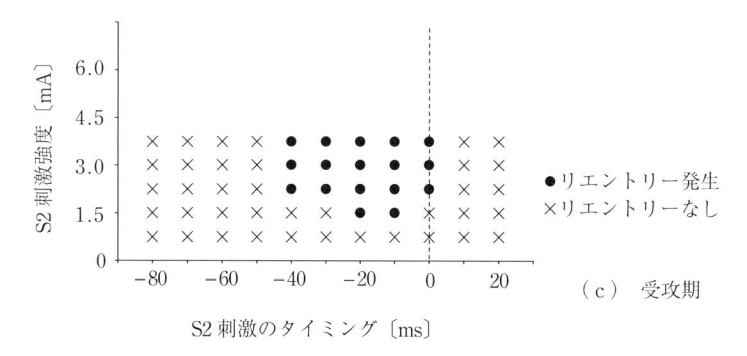

(c) 受攻期

図 13.4 細胞外刺激（cathode）

スパイラルリエントリー発生例である。S2 による脱分極領域（実陰極）から生じた興奮波が，左右の過分極領域（仮想陽極）へ流れ込むようにして興奮波（cathode-break excitation）が広がり，旋回する様子が観察された。なお，break とは刺激終了直後に興奮波が生じることである。図 13.4（c）には，細胞外から陰極で刺激したときの受攻期を示した。やはり，刺激が強いほど受攻期は広がり，0 ms よりも前に偏って分布した。しかし，受攻期は一峰性であった。

（2） **細胞膜刺激によるスパイラルリエントリーの誘発**　　細胞膜に直接的に内向き電流を与えて刺激した場合，刺激部位直下が過分極するだけでまわりに脱分極領域（仮想陰極）は生じず，どのような刺激強度においてもスパイラルリエントリーは発生しなかった。

図 13.5（a）には細胞膜に陰極で刺激した場合の膜電位変化例（0.15 mA と 2.0 mA）を示した（ただし，刺激面積が異なることに注意）。図 13.3（a）や図 13.4（a）のような仮想電極分極は生じなかった。**critical point 仮説**[16]で示されたように，S2 の興奮波前面の一部（不応期を脱していて残った部分）が旋回しながら S1 の平面波後面を追いかけるように広がり，不応期を脱した組織中央を通り抜けることでスパイラルリエントリーが発生した（図 13.5（b））。図 13.5（c）には，細胞膜に陰極で刺激したときの受攻期を示した。図 13.3（c）や図 13.4（c）と異なり，受攻期は 0 ms 前後のごく狭い領域だけであった。

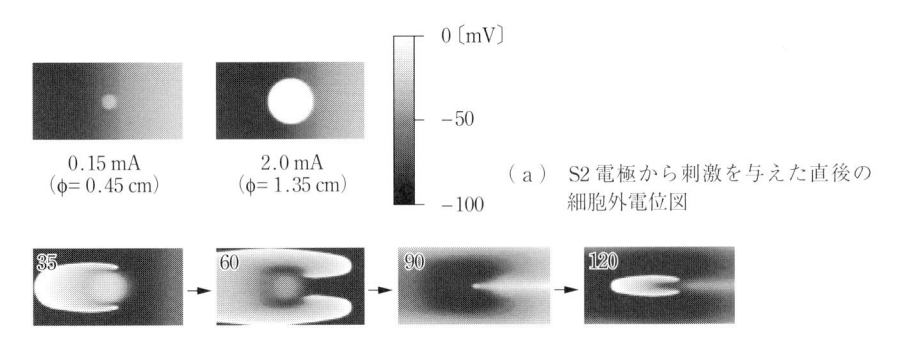

（a） S2 電極から刺激を与えた直後の細胞外電位図

（b） リエントリーの例（cathode break 興奮からスパイラルリエントリーが発生している）

（c） 受攻期

●リエントリー発生
×リエントリーなし

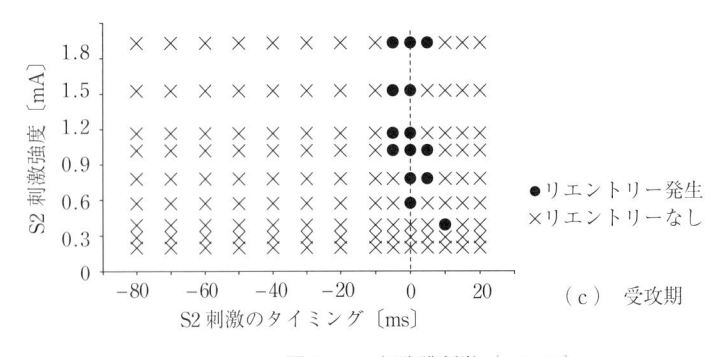

図 13.5　細胞膜刺激（cathode）

13.3.3 考　　察

　この検討から，①R-on-T と pacing-on-T では受攻期が異なり，pacing-on-T のほうが広い受攻期を有したこと，②R-on-T に相当する細胞膜刺激では受攻性に仮想電極が関与せず，pacing-on-T に相当する細胞外刺激では関与したこと，③細胞外刺激において陽極と陰極では，仮想電極の違いのために受攻期が異なっていたことが示唆された。

　図 13.5（c）より R-on-T の受攻期は S1 平面波後面付近のみ，すなわち活動電位曲線では 3 相終末付近のみと考えられた。一方，図 13.3（c）と図 13.4（c）より，pacing-on-T の受攻期は S1 平面波後面付近も含め，それより早い時相に分布した。すなわち，活動電位曲線では 2 相から 3 相終末にかけての下行脚全体が受攻期と考えられた。実際の心室筋には，活動電位持続時間や不応期長の空間的なばらつき，すなわち**心室較差**（ventricular gradient）があるので，局所の活動電位曲線における受攻期を，体表面で記録される心電図波形と直接関連づけることは難しい。しかし，シミュレーション結果に基づけば，pacing-on-T の受攻期のほうが，R-on-T の受攻期よりも早い時相の T 波の頂点か，それより前の上行脚にまで広がっている可能性は高いと考えられる。

　本研究では，受攻性をスパイラルリエントリー発生の有無で判断したが，それはどのような条件で S2 の **wave break**（**興奮波の端**）が形成されるかを検索することに等しい。いったん wave break が形成されれば，自律的な旋回運動を始めることが物理的に証明されている。R-on-T では仮想電極があらわれないことから，wave break の形成は critical point 仮説[16]でしか説明できず，S2 は S1 による平面波後面の真上になければいけない。それに対し，pacing-on-T では仮想電極があらわれることから，wave break の形成メカニズムは大きくつぎの二つに分けられた。一つは，critical point 仮説[16]で説明し得る図 13.4（b）のメカニズム（楕円形に広がった S2 興奮波の一部が S1 平面波の不応期領域でブロックされた）で，もう一つは図 13.5 に示したような仮想電極に依存したメカニズムである。図 13.4（b）に比べ**図 13.6** では，S2 が完全に S1 平面波の中に埋没していることに注目いただきたい（-35 ms）。この場合，S2 による過分極領域（*：仮想陽極）が S1 の再分極後領域（†）とつながり（-25 〜 -20 ms），その領域を S2 興奮波（§）が通り抜けることで wave break が形成され（0 ms），スパイラルリエントリーが始まった（30 ms）。この virtual electrode-induced phase singularity[17],[18]が pacing-on-T における受攻期拡大のメカニズムであった。

　図 13.7 の上段には，R-on-T と pacing-on-T の受攻期の違いを活動電位曲線と心電図を交えた模式図で示し，下段には，細胞外刺激閾値の強度–時間曲線と pacing-on-T による受攻期との関係を示した。細胞外刺激においてスパイラルリエントリーが形成されるには，適当な時相と十分な S2 強度の 2 条件が必要であった。適当な時相とは，絶対不応期を脱しており，かつ S2 興奮波の少なくとも一部が相対不応期に重なる（図 13.7 においてリ

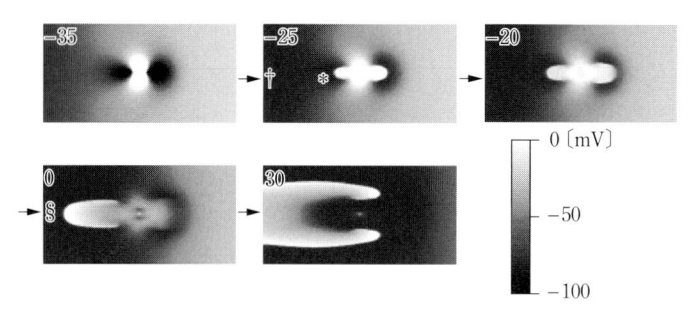

※は仮想陽極，†は再分極後領域，§はcathode break興奮から生じた興奮波前面を示す。図中の数字はS1刺激による興奮波後面が組織中央に達した時間を0msとしたときの時間を示す。

図13.6　spiral waveリエントリーの例

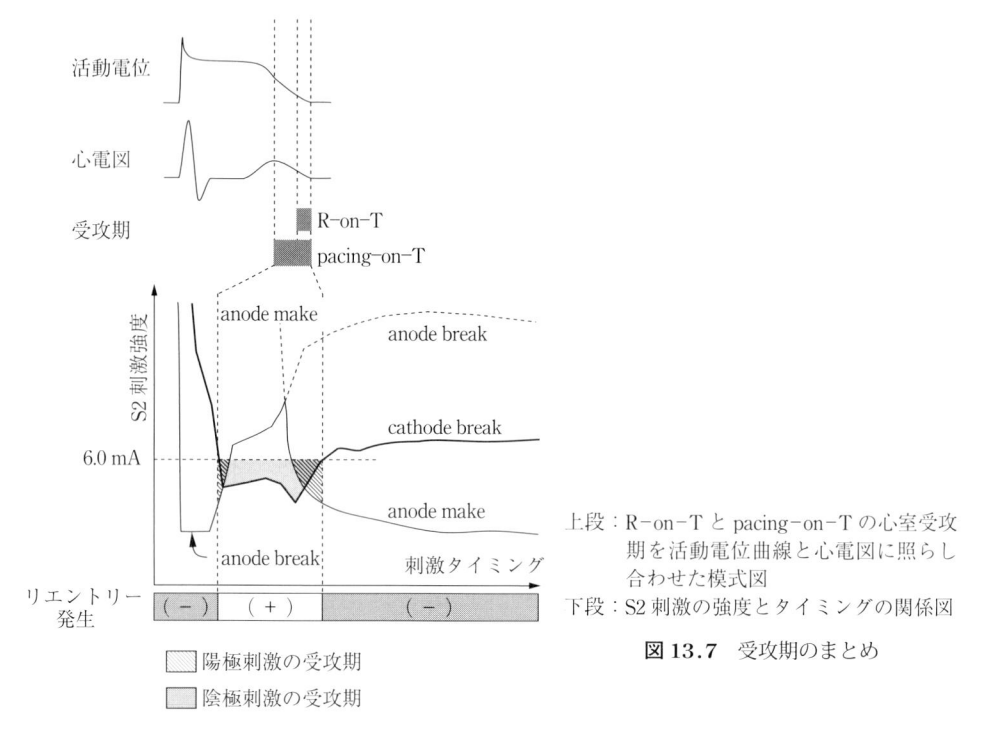

上段：R-on-Tとpacing-on-Tの心室受攻期を活動電位曲線と心電図に照らし合わせた模式図
下段：S2刺激の強度とタイミングの関係図

図13.7　受攻期のまとめ

エントリー発生（+）と示した）時間帯である。充分なS2強度とは，図13.7の下図において，強度-時間曲線よりも上の領域を意味する。300ms以上の長い刺激周期長では，陽極よりも陰極で刺激閾値の低い[19),20)]ことがよく知られているが，これは相対不応期に重ならない時相で陽極と陰極のmake興奮を比較したものであり，スパイラルリエントリー発生を考えるうえでは参考にならない。それは，陰極と陽極それぞれにおけるmake興奮とbreak興奮（anode make, anode break, cathode make, cathode break）の強度-時間曲線が異なり[19)]，またcathode make興奮がスパイラルリエントリーを形成しないためである。陽極刺激では，早い時相でbreak興奮閾値が低く，遅い時相でmake興奮閾値が低いために，時相によっ

て，刺激閾値の低いほうのメカニズムでスパイラルリエントリーが形成され，陰極刺激ではbreak 興奮だけによって，スパイラルリエントリーが形成された．興味深いことに陽極刺激では，図 13.3 に示したような 2 峰性（－30 ms 付近と 0 ms 付近）の受攻期を示したが，これはスパイラルリエントリー形成メカニズムが，break 興奮から make 興奮に切り替わるのに間隙が存在したためであった．

13.4 お わ り に

R-on-T では活動電位曲線の 3 相終末付近のみが受攻期となるのに対し，pacing-on-T では 2 相から 3 相終末にかけての広い範囲が受攻期となり，その受攻性は，刺激の極性によっても部分的に異なることがバイドメインモデルを用いたシミュレーションから推察された．この受攻期の違いは，EPS のように実際の患者の心臓を検査している際には見落としやすいため，つねに念頭に置く必要がある．なお，今回の検討は，刺激方法の違いが受攻期に及ぼす影響のみを検討したものであり，生体心では器質性心疾患の影響による心筋の線維化や不応期のばらつき，心筋の厚みを考慮した 3 次元の効果および解剖学的構造物，心筋線維構造，心臓内の刺激部位の違いなどが受攻期を変化させると考えられる．実際，臨床心電図でよく見られる R-on-T には，図 13.1 に示したような T 波下行脚の R のほかに，T 波上行脚の R から起こるものがある．後者が心臓全体の中で最も再分極の早い部位で起こっているのか，

臨床不整脈における可視化技術

基礎心臓電気生理学では，多電極マッピングや optical mapping によって心筋の電気現象の可視化が可能になり，興奮伝播現象がよりわかりやすくとらえられるようになった．しかし，複雑な立体構造をもつ心臓を，拍動下に，しかも安全に行うことが必要となる臨床分野への可視化技術応用は困難であった．これまで数本の電極カテーテルを心臓内に挿入して記録された局所電位をもとに解析する手法や，開心下に心臓へ多電極を装着して記録する手法などが用いられてきたが，前者は複雑な不整脈の解析が難しく，また後者は患者への侵襲が大きい点で問題があった．近年，臨床分野における不整脈の可視化技術はめざましい進歩を遂げている．CARTO®（Biosense Webster 社），EnSite 3000®（Endocardial Solutions 社），RPM®（Boston Scientific 社）などのシステムがすでに臨床で用いられているが，これらは心臓の 3 次元構造と局所電位を記録してコンピュータ上に再現することで，心臓の興奮伝播を可視化することができるシステムである．これらのシステムによって心臓の 3 次元構造と不整脈の興奮伝播の関係がよりわかりやすくとらえられるようになり，これまで治療が難しかった開心術後の非通常型心房粗動，心房頻拍，心房細動などの治療が進むようになった．

（八尾 武憲）

あるいはまったく異なるなにかほかのメカニズムが関係しているのかは，これだけのシミュレーション結果からではなんともいえない．さらに，拍動下にある生体心や，連続ペーシングのように刺激が繰り返される条件下では，後脱分極が発生し，これをトリガとしてVT/VFが誘発される[21]ことを考慮すると，後脱分極が再現されていない今回の結果よりも受攻期が広がる可能性がある．

引用・参考文献

1) 早川弘一，比江嶋一昌編：臨床心臓電気生理学　改訂第2版，南江堂（1994）
2) The multicenter automatic defibrillator implantation trial II investigators：Prophylactic implantation of a defibrillator in patients with myocardial infarction and reduced ejection fraction, NEJM, **346**, pp.877-883（2002）
3) 加藤貴雄：不整脈薬物療法の新しい考え方Sicilian Gambitの臨床応用，日本醫科大學雜誌**69**, 1, pp.7-12（2002）
4) Yamashita, T., Murakawa, Y. and Omata, M., et al：Circadian variation of paroxysmal atrial fibrillation, Circulation, **96**, pp.1537-1541（1997）
5) Ashihara, T., Yao, T. and Ito, M., et al：Differences in sympathetic and vagal effects on paroxysmal atrial fibrillation：A simulation study, Biomed. Pharmacother, **56**（Suppl.2）, pp.359s-363s（2002）
6) Smirk, F.H.：R waves interrupting T waves, Br Heart J., **11**, pp.23-26（1949）
7) Lown, B., Fakhro, A. and Hood, W.B., et al.：The coronary care unit：New perspectives and directions, JAMA, **199**, pp.188-198（1965）
8) Ruberman, W., Weinblatt, E. and Goldberg, J.D., et al.：Ventricular premature complexes and sudden death after myocardial infarction, Circulation, **64**, pp.297-305（1981）
9) 春見建一，有田　眞，橋本敬太郎ほか編：最新心電学，pp.732-742, 丸善（1993）
10) Sepulveda, N.G., Roth, B.J. and Wikswo, J.P. Jr.：Current injection into a two-dimensional anisotropic bidomain, Biophys. J., **55**, pp.987-999（1989）
11) Wikswo, J.P., Wisialowski, T.A. and Altemeier, W.A., et al.：Virtual cathode effects during simulation of cardiac muscle：Two-dimensional in vivo experiments, Circ. Res., **68**, pp.513-530（1991）
12) 八尾武憲，芦原貴司，中沢一雄ほか：R-on-TとPacing-on-Tでは心室受攻期が異なる：コンピュータシミュレーションによる研究，不整脈，**18**, pp.496-503（2002）
13) Davidenko, J.M., Pertsov, A.V. and Salomonsz, R., et al.：Stationary and drifting spiral waves of excitation in isolated cardiac muscle, Nature, **355**, pp.349-351（1992）
14) Gray, R.A., Jalife, J. and Panfilov, A.V., et al.：Mechanisms of cardiac fibrillation, Science, **270**, pp.1222-1225（1995）
15) Ashihara, T., Yao, T. and Nakazawa, K., et al.：Electroporation in a model of cardiac defibrillation, J. Cardiovasc. Electrophysiol., **12**, pp.1393-1403（2001）
16) Frazier, D.W., Wolf, P.D. and Wharton, J.M., et al.：Stimulus-induced critical point：Mechanism for electrical initiation of reentry in normal canine myocardium, J. Clin. Invest., **83**, pp.1039-1052（1989）
17) Wikswo, J.P. Jr., Lin, S.F. and Abbas, R.A.：Virtual electrodes in cardiac tissue：A common

mechanism for anodal and cathodal stimulation, Biophys. J., **69**, pp.2195−2210（1995）

18) Lindblom, A. E., Roth, B. J. and Trayanova. N. A.：Role of virtual electrodes in arrhythmogenesis：Pinwheel experiment revisited, J. Cardiovasc. Electrophysiol., **11**, pp.274−285（2000）

19) Dekker, E.：Direct current make and break thresholds for pacemaker electrodes on the canine ventricle, Circ. Res., **27**, pp.811−823（1970）

20) Mehra, R. and Furman, S.：Comparison of cathodal, anodal, and bipolar strength−interval curves with temporary and permanent pacing electrodes, Br Heart J., **41**, pp.468−476（1979）

21) Luo, C.H. and Rudy, Y.：A dynamic model of the cardiac ventricular action potential. II. Afterdepolarizations, triggered activity, and potentiation, Circ. Res., **74**, pp.1097−1113（1994）

14 シミュレーションにより致死的不整脈の リスクを評価する
― その具体的戦略 ―

杉町　　勝（国立循環器病センター研究所）
稲垣　正司（国立循環器病センター研究所）
砂川　賢二（九州大学）

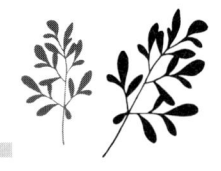

14.1　はじめに

　致死的不整脈の克服は臨床的に大きな問題であるにもかかわらず，解決が困難な問題である。本稿では，この困難な問題に対して心臓電気現象シミュレーションの果たす役割を論じ，問題解決の具体的戦略を考える。

14.2　致死的不整脈克服の必要性（臨床からの要請）

　現代の心臓病治療法の進歩にもかかわらず，心臓病の終末像である心不全では生命予後が悪く，短期間に多くの心臓死が見られる。これらの心臓死には心機能が徐々に悪化して死亡に至るポンプ失調死もあるが，心機能自体は低いものの症状の安定した状態の経過中に，致死的不整脈によって突然死を迎えることが多い。したがって，致死的不整脈は心臓病に携わる臨床医全体の問題であり，決して心臓電気生理学を専門とする医師や研究者だけの問題ではない。

　患者の立場からしても，先進各国の死因の上位を占める心臓病患者の多くが致死的不整脈によって最期を迎えるとすれば，致死的不整脈の克服は全世界的な人類すべての問題といっても過言ではない。

　このような背景から，米国では植込み型除細動器（ICD）による致死的不整脈の**1次予防**の大規模試験（**MADIT II**）が行われた結果，除細動器の植込みによって致死率の大幅な減少が認められた（**図14.1**）[1]。植込み型除細動器はこれまで，もっぱら致死的不整脈から運良く一命をとりとめた患者のその後の発作を予防するため（**2次予防**）に用いられてきた。しかし致死的不整脈からの生還者でない患者でも，植込み型除細動器が生存率を格段に増加させたことより，今までに致死的不整脈を起こしたことがなくても，致死的不整脈を起こし得る潜在的な患者が数多くいると考えられる。

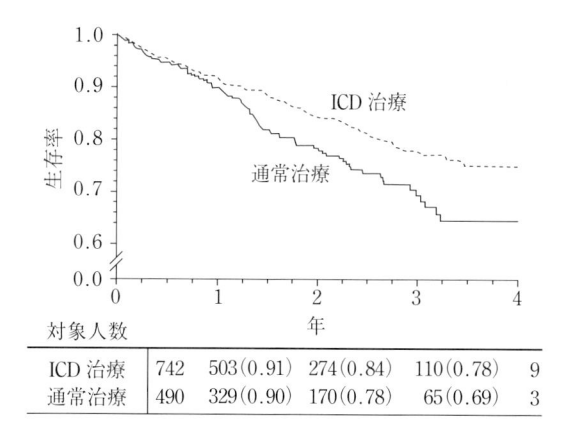

図 14.1 植込み型除細動器による左室駆出率の低い（30% 以下）心筋梗塞後の患者における生存率の改善
〔Moss, A.J., Zareba, W. and Andrews, M.L., et al. and multicenter automatic defibrillator implantation trial II investigators：Prophylactic implantation of a defibrillator in patients with myocardial infarction and reduced ejection fraction, N. Engl. J. Med., **346**, pp.877–883（2002）〕

　そのため米国 FDA（食品医薬品局）は，左室駆出率の低下した心筋梗塞患者への除細動器の予防的植込みを承認した。これらは致死的不整脈の克服が，心臓死の防止と寿命の延伸にいかに重要であるかを如実に物語るものである。

探索的な研究とメガトライアル

　CAST や MADIT II はメガトライアルと呼ばれ，多数の患者を用いて研究開始時にあらかじめ設定された仮説を検証するためのものである。臨床研究の中で，探索的な研究とメガトライアルははっきり区別されるべきものである。しかし，しばしば論文でははっきりと区別されてはいないので，論文を読む際にはこの点を注意して結果を解釈しなければならない。

　探索的な研究とは比較的少数の患者を用い，どのような患者にどのような治療が有効なのかについて見当をつけるためのもので，その結果をもとに仮説を立てるためのものである。探索的な研究では，全患者の情報が出そろってから最も有効な患者群と治療法の組み合わせを選択することになり，それが新たな仮説となる。一方，メガトライアルは探索的な研究の結果をもとにして立てた仮説を立証するためのもので，仮説は研究を開始する時点で存在する。もし結果が出てから仮説を変えてしまったのでは，仮説を立証したものではなく，都合のいいように仮説を変えたと考えられても仕方がないのである。

（杉町　勝）

14.3 致死的不整脈克服の困難さ（従来の基礎研究の限界）

MADIT II の結果を受けて，致死的不整脈の最善の治療法は現時点では，植込み型除細動器と考えられている．しかし MADIT II 以前には植込み型除細動器は 2 次予防にのみ使用されており，種々の抗不整脈薬が開発され使用されてきた．これまでの電気生理学の進歩によって，不整脈の発生，維持機構に関して多くの知見が蓄積されている．この知見をもとに，不整脈の発生，維持機構に拮抗するさまざまな抗不整脈薬が開発されてきたが，これらは現在でも非致死的な不整脈の治療には使用されている．

しかしながら，致死的不整脈の治療に関しては，抗不整脈薬により必ずしも期待される効果は得られなかった．その代表的な結果が 1991 年に発表された CAST 研究（**図 14.2**）[2] の衝撃的な結果である．心筋梗塞後の患者に I 群抗不整脈薬を投与したところ，投与群での致死率が偽薬群に比して有意に大きかったというものである．この結果が発表されて以後，心機能低下の有無にかかわらず，抗不整脈薬の安易な使用に警鐘が鳴らされ，現在に至っている．

抗不整脈薬の効果に限界がある原因は，大きく二つに分けて考えられる．まず一つは，種々の抗不整脈薬が必ずしも致死的不整脈という心臓全体の現象を基準として開発されたわけで

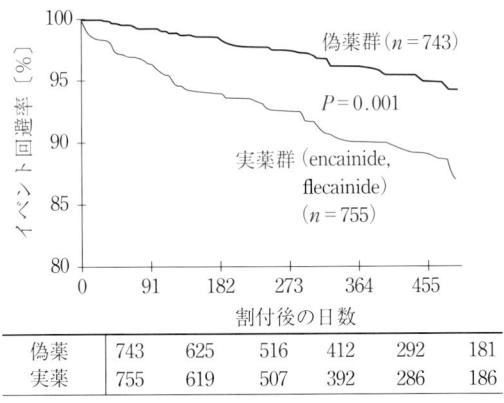

図 14.2 I 群抗不整脈薬の投与による心筋梗塞後の患者における（心停止のあった症例を除いた）生存率の悪化
〔Echt, D.S., Liebson, P.R., Richardson, D.W., et al. and CAST Investigators：Mortality and morbidity in patients receiving encainide, flecainide, or placebo. The Cardiac Arrhythmia Suppression Trial, N. Engl. J. Med. **324**, pp.781–788（1991）〕

はないことである。心臓電気現象はイオンチャネルを基礎として発生するため，抗不整脈薬は，開発の初期にはイオンチャネルへの作用を指標として薬剤の選択が行われる。その後，細胞レベル，心筋レベルで薬剤としての効果を確認するが，致死的不整脈に対する効果は確認が困難であり多数の患者で致死率を調べる大規模研究を行う以外にない。

大規模研究の一つであるCAST研究が抗不整脈薬の致死率低下効果を明らかにできなかったことは，薬剤のイオンチャネルへの作用を心臓全体への作用に演繹することが，直感的には容易ではないことを物語っている。換言すれば大規模研究は経験的なものであり，結果は行ってみないと予測することができないことになる。論理的・合理的思考が役に立たず「科学としての医学」の敗北を表しているといわざるを得ない。

もう一つの原因は，不整脈の発生や維持のための機構は，個々の患者や状態によって多種多様であると考えられることであり，画一的な治療には限界があるということが考えられる。**臨床電気生理学的検査（EPS）**や長時間心電図によって患者ごとに最適な薬剤の選択を行うことも試みられているが，EPS自体が致死的不整脈の2次予防のためであること，低い発生頻度の致死的不整脈を長時間心電図で検出することが困難なことから，劇的に治療効果をあげることにはならなかった。

また治療の方法に限界があるばかりではなく，致死的不整脈の危険度の高い患者を予測することも困難である。前述のように，植込み型除細動器には致死的不整脈の一次予防効果が期待されており，今までは救命できなかった多くの患者を救命することが可能となる。しかし植込み型除細動器は高価であり，経血管性に植込むとはいえ侵襲度は高く，1次予防を安全かつ効率的に行うためにも，致死的不整脈のハイリスク患者を同定することは必要である。

しかし，実際にはMADIT IIの結果が示すように，これまでに致死的不整脈の経験のない患者の中に潜在的に致死的不整脈を起こす患者が多数おり，これらの患者はなんの前兆もなく初回発作で命を失い得ることが示唆される。MADIT IIの患者選択の基本的な条件は心機能（左室駆出率）の低下した心筋梗塞後の患者のみである。心機能という心臓の電気現象とは直接には関係のなさそうな基準がその唯一の基準ということも，予測の困難さを物語っている。MADIT IIでは選択よりもまず治療というのが根本的な考え方である。

14.4 致死的不整脈克服のシナリオ（シミュレーションの役割）

それでは以上のような困難を取り除き，臨床からの要請の大きい致死的不整脈を克服するためには，どのようにしたらよいであろうか。

致死的不整脈は，心室内の機能的なランダムリエントリー（電気的興奮の旋回）を基礎として起こる病態であり，臓器としての心臓全体にしか起こらない現象といえる。一方で，心

臓は心筋細胞から構成され，その電気生理学的性質は細胞膜上のイオンチャネルの機能を含めて詳細に定量的に知られている．致死的不整脈の克服の第一歩としては，これらの詳細な電気生理学の知見が心臓全体としてどのように表現されるかを知る（電気生理学の知識を統合する）必要があるが，現在の生理学ではこのような努力は限られており，包括的な理解には達していない．その理由の一つは，この統合を直感的に行うことが不可能なことである．

また植込み型除細動器をどのような患者に植え込む必要があるのかについて，あらかじめ論理的に知ることができていないことも，心臓電気生理学の知識が階層間で統合されていないことに起因する．

このように統合，すなわち「イオンチャネルの性質から臓器としての心臓全体の性質を知ること」が直感的には困難であることをふまえ，われわれはこの統合を行うため，コンピュータを用いることが有効であると考え，コンピュータ上にシミュレータを構築した．そして，この**シミュレータ**をもとに，致死的不整脈のハイリスク群を同定する方法の開発をめざしている．

われわれがすでに開発しているシミュレータ（9章参照）は3次元心室形状をもとに得られた564万個の立方体要素（1辺約0.25 mm）からなり，各要素が下記のイオンチャネルモデルに従って動作する．ユニット間の結合は等方性である．イオンチャネルモデルはLuoとRudyの開発した8個の状態変数からなるモデル（Luo-Rudy phase 1 model）[3]を用いた．

このモデルでは，膜電位は I_{Na}, I_{Ca}, I_K, I_{K1}, I_{Kp}, I_b の電流によって変化して活動電位を生成し，I_{Na}, I_{Ca}, I_K の電流はおのおの三つのゲート変数，二つのゲート変数と細胞内Ca濃度，一つのゲート変数で制御されており，これらのゲート変数の動態は膜電位依存である．このモデルは細胞レベルでは，生理的な活動電位の大きさ・持続時間・形状を再現することが知られている．心内膜側に生理的な興奮の順序を与え，壁内の部位にしたがって活動電位の持続時間を変えることで正常調律をシミュレートしたところ，12誘導心電図を含め正常洞調律を再現することができた．

このシミュレータを用いて臨床で行うようなプログラム期外刺激法によって心室細動の誘発を行うと，致死的不整脈である心室細動が発生する．**図14.3**は，このシミュレータによって誘発した心室細動における興奮パターンの一例である．早期の期外刺激によりリエントリーを表す渦状の興奮波が生じ，それが分裂して多形性のランダムリエントリーに変化していくことを再現することができた．このシミュレータは実際の複雑な3次元心室形状を反映し，かつイオンチャネルモデルを基礎としているため多様な病態にも対応可能である．

本シミュレータでは，スーパーコンピュータのベクトル化と並列化による高速化手法や指数関数の線形化近似，3次元形状の1次元配列化などにより，2,600倍の高速化を実現し得た．しかしながら，1秒分のシミュレーションを行うのになお6時間を要するため，繰り返しシ

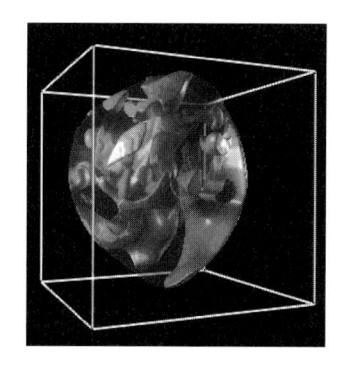

図 14.3 心臓電気現象シミュレータにより誘発した心室細動における興奮パターンの一例

ミュレーションを行うのは現実的ではない.

ここまでは純粋な電気現象について述べてきたが,心臓の機械現象と電気現象との間には,双方向の密接な関係が存在する.心臓の機械現象は電気現象をトリガとして発生し,また機械現象が電気現象を修飾する.心臓死の二大原因である心不全の重症化と致死的不整脈の発生は並行して進行することが多く,「不整脈を予防するには心不全の治療が重要」とすらいわれるほどである.

したがって,致死的不整脈の危険性にさらされている心不全患者や心筋梗塞患者では,心臓の機械現象もまた電気現象とともに統合して理解する必要がある.これは典型的な連成問題であり,相互作用の強さから機械現象・電気現象を同時に解く必要がある.巨大な行列の演算を行う必要性のあることから,さらに計算コストの増加が予測される.

以上述べたように,心臓の電気的機械的統合シミュレーションを充分に行うには,現在のスーパーコンピュータでは能力不足である.このような計算による生体現象の統合が,今後の疾患治療にはますます必要となることから,コンピュータ計算能力の飛躍的進歩が必要不可欠であると考えられる.

14.5 生体シミュレータの特殊性

生体を相手としたシミュレータの開発には,他の分野でのシミュレータ開発と異なるいくつかの特殊性がある.これらを充分に考慮したシミュレータを構築しなければ,シミュレータによって実効的な成果をあげることができない.

まず生体のシミュレーションでは,治療に結びつく具体的な目標を決める必要がある.生体シミュレータでは,入力データやモデルの不確実性が避けられず,完全に近いシミュレータは望めない.目標のために必要なデータの種類や精度について仕様を決めたうえ,シミュレーション開発を行わなければならない.設定したデータの種類や精度が十分であったかは,実験によって検証しなければならない.

また生体のシミュレータでは，必要とされる自由度が予測外に大きく，計算コストが大きくなることを認識する必要がある．生体の形状は複雑なものが多く，対称性を利用して計算を節約することができないことや，生体システムは基本的に分布定数系であり，種々の性質の異なる細胞が混在していることも原因となっている．すなわち細胞は一つの機能単位として動作することから，少なくともこれを一つのユニットとしてシミュレートする必要がある．現在のスーパーコンピュータでは，これすらも現実的な時間ではシミュレート不可能であり，われわれの開発中のシミュレータでも実現していない．

さらに，生体はわずかの環境の違いによって異なる動作を行うことがあり，確率的に動作するように観測されることさえある．そのため，環境の差異を考慮した繰返し計算が必要と考えられる．そのうえ，患者ごとに異なる心室の形状や電気生理的性質を用いたシミュレーションを行う必要があるため，実用化のためには多くの計算を要することは明らかである．

14.6 致死的不整脈克服の具体的戦略（1）（患者ごとのリスク評価）—バーチャルEPS—

シミュレーションの最大の特長は，実際には実現できない条件を試みることができることである．臨床電気生理学的検査（EPS）は，致死的不整脈からの生還者に行われる侵襲的なカテーテル検査である．本来であれば，致死的不整脈の潜在的患者すべてに対してEPSを行うべきであるが，EPSは侵襲的であることと，医療費が高額化することから，潜在的患者すべてに対してEPSを行うことは行われていない．3次元心臓形状や電気生理学的性質を知ることができれば，シミュレータを用いたEPS，すなわちバーチャルEPSが可能となる（**図14.4**）．

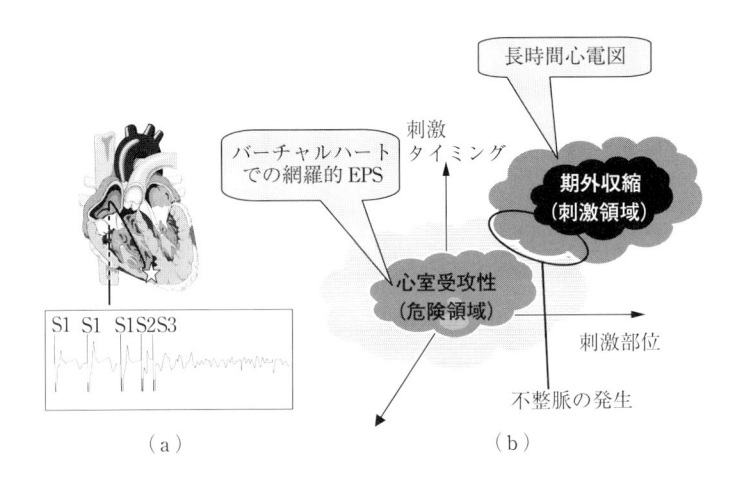

図14.4 シミュレータを用いたバーチャルEPSによる患者ごとの致死的不整脈危険度の評価戦略

EPSでは期外刺激の部位やタイミングを変えながら，致死的不整脈の誘発を行う。しかしながら，現実のEPSでは検査の時間的制約から，あまり多くの部位やタイミングの組合せに対し，致死的不整脈の誘発を行うことは現実的ではない。これに対してバーチャルEPSでは，原理的には，部位とタイミングの組合せを網羅した致死的不整脈の誘発を行うことができる。現時点のシミュレータでは，計算時間が長く網羅的バーチャルEPSを行うことは現実的ではないが，今後飛躍的に計算能力が向上すれば，このようなことも夢ではない。

網羅的に行うことによって，EPSは致死的不整脈危険度の定量化を可能にすると考えられる。図14.4（b）に示すように，刺激部位とタイミングの組合せの空間内で，致死的不整脈を誘発する部分空間（危険領域）の体積は，心臓の基質としての危険度を表す。さらに長時間心電図などで，期外収縮によるトリガの部分空間（刺激領域）を同定することができれば，危険領域と刺激領域の共通部分の多寡が，心臓の基質とトリガの総合的な危険度を表すと考えられる。

この解析は個人ごとに行うことができるために，患者ごとに致死的不整脈の危険度を定量化することのできる新しい枠組みと考えられる。

14.7　致死的不整脈克服の具体的戦略（2）（集団での危険度評価）

前節で述べた解析の枠組みは，患者ごとに致死的不整脈の危険度を定量化することができる点で有用であるが，現時点では計算時間が長いことから，現実的でないことはすでに述べた。しかし，シミュレータは特定の特徴を有する集団のリスクを評価するにも有用な方法である。集団ごとの解析であれば，患者ごとの解析よりはるかに少ない計算資源によって，危険度評価ができる可能性がある。また，その危険度を的確に表す指標を考案することも可能となる。

図14.5は，集団ごとの致死的不整脈リスクの評価戦略を説明したものである。致死的不整脈を誘発する真の原因は，心臓の電気生理学的条件である。どのような電気生理学的条件が致死的不整脈を起こしやすくするか，その原因の候補は，これまでの研究によって多数明らかにされている。そこで，シミュレータを用い，各条件ごとに致死的不整脈の危険度を前述のバーチャルEPSで定量化することができれば，従来考えられてきた原因に序列をつけることが可能と考えられる。

また，電気生理学的条件を臨床的に観測可能な量として表現した危険度の指標も，従来より種々提案されている。シミュレータを用いて，これらの指標を定量化することができるために，どの指標がバーチャルEPSで求めた危険度と最も関係が深いか，新しくどのように考案すれば，よりよい指標が提案できるかを理論的に考察することが可能となる。

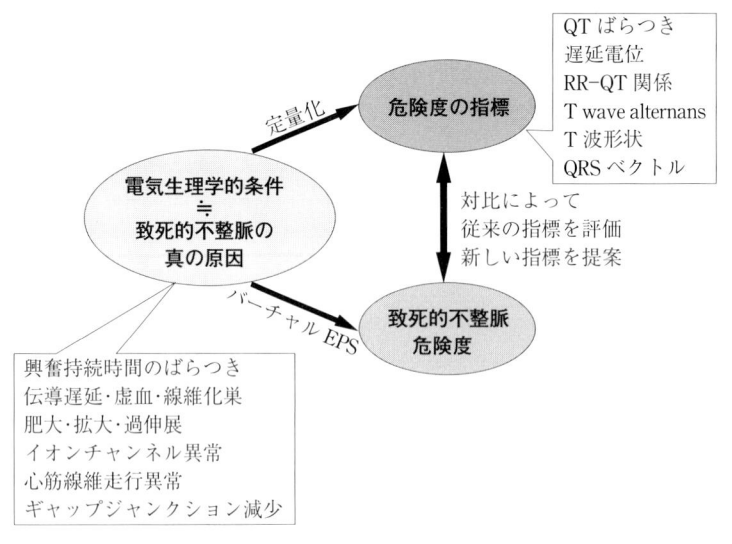

図 14.5　シミュレータを用いた集団ごとの
致死的不整脈リスクの評価戦略

シミュレータでは網羅的な検索ができるのと同時に，雑音を考えない環境で解析ができるという特長がある．この特長を生かせば，致死的不整脈の危険度の定量化やその指標も精度よく求めることができ，動物実験では明らかにできなかった指標の有用性や新たな指標の提案も可能になるのではないかと考えられる．

14.8　お わ り に

以上に述べたように，心臓電気現象のシミュレータはこれまでの研究結果を生かしつつ，それを体系化，統合して考察を深めるための道具と考えられる．現時点ではまだ計算速度などが不充分であるが，近い将来にバーチャル EPS や危険度指標の評価を通じて，致死的不整脈の克服に大きな役割を果たすものと期待される．

引用・参考文献

1) Moss, A.J., Zareba, W. and Andrews, M.L., et al. and Multicenter automatic defibrillator implantation trial II investigators：Prophylactic implantation of a defibrillator in patients with myocardial infarction and reduced ejection fraction, N. Engl. J. Med., **346**, pp.877-883（2002）
2) Echt, D.S., Liebson, P.R., Richardson, D.W., et al. and CAST Investigators：Mortality and morbidity in patients receiving encainide, flecainide, or placebo. The Cardiac Arrhythmia Suppression Trial, N. Engl. J. Med. **324**, pp.781-788（1991）
3) Luo, C.H. and Rudy, Y.：A model of the ventricular cardiac action potential：Depolarization, repolarization, and their interaction, Circ. Res., **68**, pp.1501-1526（1991）

15 不整脈シミュレーションはどこまで真実か
― 有用性から限界まで ―

芦原　貴司（滋賀医科大学）
中沢　一雄（国立循環器病センター研究所）

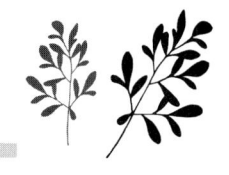

15.1　はじめに

　不整脈に関するシミュレーションは，1964年にMoeら[1]が，セルオートマトンにより心房細動のメカニズムを示したのが最初である。彼らが用いたセルオートマトンとは，媒質全体を一定のセルに分割してから，各セルの状態遷移を隣接するセルの状態（状態遷移則）によって決定するという単純なモデルであったが，当時としては卓越したものであり，後の研究に大きな影響を与えた。その後，イオンチャネルやギャップ結合などのイオン電流に基づいて膜電位を計算するHodgkin–Huxley型のモデルが主流となった。不整脈シミュレーションについては，シミュレーションに関する期待や誤解，計算結果の信憑性など，研究者の間では見解に多少のばらつきはあったものの，1985年ごろからコンピュータが小型化されてきたのに伴い，新たな医学研究として不整脈シミュレーションが注目されるようになった[2],[3]。また動物実験では，多電極マッピング[4]やオプティカルマッピングなど[5],[6]，臨床ではCARTO®,†システム[7]のような新しいマッピング技術が開発されるようになり，シミュレーション結果との比較・検討から，さまざまな興味深い事実が明らかにされてきた。本章では，この不整脈シミュレーションの有用性から限界までを，筆者らの経験も交えてまとめてみたい。

15.2　不整脈シミュレーションの特徴と有用性

　不整脈シミュレーションは，臨床研究や動物実験に取って代わるものではなく，むしろ別の視点から不整脈をとらえることのできる新たな研究手法といえる。これは，不整脈研究に限ったことではないが，シミュレーションにしかない特徴的手法をつねに意識しながら，臨床や動物実験と同じ土俵で議論を重ねる必要がある。まずは，不整脈シミュレーションの特徴と有用性について述べることにする。

---

†　CARTOはBiosense Webster社の登録商標です。

15.2.1 3次元電位分布

不整脈シミュレーションの大きな特徴の一つは3次元マッピングであろう。従来のマッピング装置[4)~7)]では心筋内部の電位分布解析は困難であった。多数のエポキシ線維ガラス針を心筋に刺入する3次元電極マッピング[8)]や，心筋透過光を利用する3次元オプティカルマッピング[9),10)]の試みもあるが，時空間分解能は低い。一方，コンピュータシミュレーションでは，心筋内部の電位分布を高い時空間分解能で解析できるため，壁内リエントリー（intramural reentry）や breakthrough wave などのメカニズム解明に力を発揮する[11),12)]。ちなみに，湾曲した心筋表面のマッピング結果を3次元心臓形状に貼り付けたもの[13)]は，一般に「パノラママッピング」と呼ばれ，心筋内部の電位分布を解析できない点で真の3次元マッピングとは区別されることが多い。

15.2.2 初期条件

一般に臨床や動物実験で抗不整脈薬の効果を評価するには，抗不整脈薬の投与群とコントロール群との間で不整脈停止率や洞調律維持率などを統計学的手法により比較する。しかし，実験サンプルの初期条件にはバラツキがあるため，サンプル数を増減するとまったく逆の結論が得られることも少なくない。コンピュータシミュレーションでは，まったく同じ初期条件を両群に用いることができることから，任意の時間に条件を一つだけ変化させて，活動電位波形や興奮伝播様式の違いを比較・検討できる[14),15)]。また，時間が経過しても実験の再現性は保たれるため，追加実験や再実験の実施が容易である。そのため，実験者や実験実施時期に依存しない安定した薬効評価が得られることになる。こうしたことから近い将来，テーラーメイド医療のように各個人の心臓環境に合わせた薬効評価が必要とされる場面では，コンピュータシミュレーションが非常に有用な補助診断となる可能性がある。

15.2.3 心電図

シミュレートされた不整脈を，臨床不整脈と関連付けるには，疑似心電図が有用である[16)]。例えば，スパイラルリエントリーを見たとき，これが細動性不整脈の基本メカニズムだといわれてもなかなかピンとこないが，興奮伝播シミュレーションから順問題として疑似心電図を描くと，細動に特有の不規則波形が得られるのでそれとわかる。疑似心電図は心内電図の解析に応用でき，シミュレーション結果を臨床電気生理学的検査と同じ視点から眺めるのにも便利である[17)]。こういったアプローチは，複雑な臨床心電図の理解を助けるに違いない。ところで，体表面心電図から逆問題を解いて興奮伝播様式を推測する試み[18),19)]もあるが，非常に複雑な興奮伝播様式を有する細動性不整脈への応用は難しいのが現状である。

15.2.4 統合的研究

遺伝子，分子，細胞，組織，器官（臓器），個体の各レベルをコンピュータ上で統合した心臓モデルを構築すれば，システム生物学的な解析手法により，分子遺伝情報に基づいた個体機能解析を実現し得る。遺伝子改変マウス研究をベースに，ミクロレベル（遺伝子・蛋白変異によるイオンチャネル・トランスポーター異常，細胞内代謝異常，細胞間結合異常など）からマクロレベル（肥大型・拡張型心筋症，心不全，虚血，不整脈など）までの心疾患が再現されれば，創薬ならびに遺伝子治療研究へとつなげることもできる。心筋の基礎電気生理学的特性を指標に開発された抗不整脈薬が，大規模臨床試験（CAST study）[20]において偽薬群よりも死亡率を増加させてしまったことがある。このような分子・細胞レベルの偏重研究による直感的演繹がもたらした失敗からも，統合的研究の重要性が理解される。統合的研究の進め方の概念としては，遺伝子・分子レベルから器官・個体レベルへ向かう bottom-up 方式と，器官・個体レベルから遺伝子・分子レベルに向かう top-down 方式がある。しかし，現実には実験データの豊富な middle（細胞レベル）からスタートして top と bottom をめざす middle-out 方式であることが多い[2]。実際，middle からスタートすれば，臨床応用（器官レベル）や薬理作用の分子メカニズム解析（分子レベル）の双方に発展しやすいことが経験的にも知られている。

15.2.5 理　　　論

不整脈シミュレーションは，臨床や動物実験に立脚した不整脈メカニズムの仮説を証明するための有力な研究手法である。例えば，動物実験条件を組み込んだモデルにおいて，同じ不整脈が再現されれば仮説が正しかったこと，再現されなければ何か重要な要素を見落としていたことに気づくことができる。また，ある要素の有無に関わらず，再現された不整脈が同じならば，その要素は不整脈メカニズムの枝葉とわかる。上述したほかの項目とも関連するが，確証したい内容に焦点を絞り，仮説を論理的かつ段階的に検証していくことができるのは，シミュレーション研究の最も得意とするところである。

15.2.6 予　　　知

Moeら[1]が**セルオートマトン**から心房細動メカニズムとして提唱した multiple wavelet 仮説，Winfree[21]が Belousov-Zhabotinsky 化学反応と簡単な興奮伝播モデルから細動性不整脈のメカニズムとして提唱したスパイラルリエントリー理論，Roth[22]がバイドメインモデルから陽極刺激と break 興奮のメカニズムとして提唱した仮想電極分極のように，動物実験で確認されるよりも先に予知され，その後の実験的研究に革命的な影響を与えた大発見がある。ちょっとしたアイデアでも失敗を恐れることなく，すぐに試すことのできるフットワークの

軽さは，シミュレーション研究の大きな魅力であり，大発見につながる可能性を秘めたものといえよう。

15.2.7　教　　育

不整脈に興味をもつすべての人々にとって，シミュレーションは非常に有力な教材である。従来，不整脈の理解には心電図の高い分析能力が求められていたが，興奮伝播シミュレーションを可視化技術[23]と組み合わせることで，複雑な不整脈であってもその興奮伝播様式を直感的に理解できるようになった。ただ，現存する不整脈シミュレーションツールの多くは一般人や学生には扱いにくくなっている。このため，今後は，教育を目的とした相互通信・対話形式の簡便なシミュレーション用インタフェースの開発が望まれる。

15.3　不整脈シミュレーションにまつわる誤解と限界

不整脈シミュレーション研究に従事していると，さまざまな質問を受けることがあるが，そのなかから，総論的なものに絞って，これはと思うものを列挙してみる。

15.3.1　順問題か，逆問題か？

不整脈シミュレーションが逆問題と混同されることがよくある。入力（I）を受けた数理モデル（M）が結果を出力（O）するというシステムにおいて，Oが未知なら順問題，IまたはMが未知なら逆問題である（ちなみに，逆問題のなかでIが未知のものを制御，Mが未知のものを設計またはモデリングと呼ぶこともある）。すなわち，心磁図において，心臓内の電流源の推定で用いられるのが逆問題で，不整脈の興奮伝播シミュレーションで用いられるのは，まぎれもなく順問題ということになる。不整脈シミュレーションでは，何らかの初期条件（I）を心臓モデル（M）に与えて興奮伝播（O）を得るわけであるから，不整脈シミュレーションの研究スタンスは動物実験と同じといえる。ただし，不整脈シミュレーションのためのシステム構築には，逆問題が頻繁に用いられる。

15.3.2　モデルは複雑であるべきか？

仮にヒト心臓の遺伝子，分子，細胞，組織，器官（臓器），個体の各レベルをすべて詳細に記述した究極の統合モデルを構築し得たとしても，解を得るのに天文学的な時間がかかるようでは意味がない。モデル構築の際には，研究目的と許容できるシミュレーション時間をつねに念頭に置きながら，必要な要素は詳しく，それ以外の要素はできるだけ簡略化して記述することが望ましい。モデルからある要素を削ぎ落としても電気現象が変わらなければ，

それは本質的要素ではなかったということがわかり，簡略化することができる。これは分野を問わず，すべてのシミュレーションに共通していえることである。もちろんスーパーコンピュータを用いれば，計算時間はかなり短縮されるが，現在わかっているすべての要素を組み込もうとすると，たとえ現在のスーパーコンピュータをはるかにしのぐといわれる未来の量子コンピュータが登場したとしても，その実現は難しい。

一方で，シミュレーション時間が許容範囲内であったとしても，究極の統合モデルそのものが不要という意見もある。先程，統合的研究の進め方として middle-out 方式が多いことを述べたが，最近ではモデル構築のスタート地点がより bottom に近いところにシフトしてきた。しかし，bottom-up 方式のモデルは大きく複雑なものになるため，シミュレーション結果の理解が困難となり，かえって不整脈メカニズムの本質を見抜けなくなる恐れがある。また，人為的な仮定が入りすぎることになり，シミュレーション結果が多くの仮定のうえでしか成り立たないものになってしまう危険性もある。そういう意味では，究極のモデルとは何でもかんでも詰め込んだフル装備のモデルではなく，研究目的ごとに必要充分さを追求し，本質をとらえやすくしたブラッシュアップモデルといえるだろう。

15.3.3　遺伝子診断・治療システムは可能か？

イオンチャネルの遺伝子異常と電気生理的な表現型との間のギャップを埋める方法として，マルコフモデル[24]が提案されている。遺伝子診断・治療のためのシミュレーションモデルを構築し得る可能性が示されたといえるが，あくまでも一つの方法論に過ぎず，すべての遺伝子異常に応用できるものではない。また，そのシステムをいかにして組み上げ，検証するかが課題とされる。今のところ定石と呼べる方法はなく，汎用性の高い遺伝子診断・治療システムまでの道のりはまだ長い。研究目的によっては，遺伝子異常に対応した細胞レベルの表現型から middle-up したほうが手っ取り早いとの現実的な意見もある。

近い将来，コンピュータシミュレーションが遺伝子診断システムとして確立されたときには，遺伝子情報だけでなくシミュレーション結果も保護された個人情報として扱う必要性が出てくるだろう。場合によっては，遺伝子診断システム自体を悪用されないようにきちんと管理しなければならない可能性もある。これについては，漠然とした総論に留まらず，きちんと各論についても議論されるべきであろう。

15.3.4　コストパフォーマンスはよいか？

シミュレーション研究は，臨床研究や動物実験よりもコストパフォーマンスがよいといわれることが多い。果たして，本当にそうだろうか。大規模な不整脈シミュレーションでは，高性能のコンピュータを数多く取り揃えなければならないし，その後のメンテナンス費もか

さむ。それがスーパーコンピュータともなれば，購入費とメンテナンス費（人件費も含む）を合わせて，年間で億単位の支出になることは意外と知られていない。科学計算や可視化で用いるソフトウェアの開発やデータストレージシステムにも，かなりのコストがかかるし，何らかのライセンス料を支払わねばならないこともあるだろう。

また，ムーアの法則で時代とともにコンピュータ性能が向上すれば，コストパフォーマンスが改善されるといわれることもある。しかし，実際に不整脈シミュレーションの歴史を振り返ってみると，研究で必要とされるシミュレーションの規模はムーアの法則以上に増大しており，結局はこれまでコストパフォーマンスの良さをあまり享受できていなかったことがわかる。おそらく，コストパフォーマンスの良さを享受できるようになるのは，将来，シミュレーション研究による産物が，創薬，医療機器開発，遺伝子治療などの分野で経済・産業界と直に結びつくときではなかろうか。

15.4 妥当性の評価

不整脈シミュレーションが"妥当"とはどういうことだろうか。モデルがバグや許容できない数値不安定性や計算誤差を含むことなく，技術的に正しく扱われたものかどうか（計算妥当性）。モデルが電気生理学的な根拠に充分裏打ちされたものかどうか（モデル妥当性）。そして，再現された不整脈が臨床や動物実験と矛盾しないものかどうか（現象妥当性）。これら三つの妥当性をすべて同時に満たす必要があるが，これがなかなか難しい。不整脈シミュレーションモデルは，bottom-up 方式または bottom に近いところから middle-out 方式で土台を固めて構築されたものであることが望ましいが，種々の活動電位モデル[25]～[28]のうち，論文に記載されたオリジナルのパラメータで充分な現象妥当性を満たすものは少なく，どうしても top-down で考えざるを得ない一面がある。実際，そのあたりで苦労している研究者は多い。ここでは，その三つの妥当性に関する問題を取り上げてみたい。

15.4.1 計 算 妥 当 性

第一にバグがないか，第二に膜電位変化域で安定解が得られるか，第三に計算誤差が許容範囲に収まるか，などが計算妥当性の評価ポイントとなる。慣習的には，時空間分解能を2倍の精度で計算しても，安定して同じ解が得られたかどうかを論文に明記する。計算結果が大きく異なる場合には，繰返し計算のほか，0除算や指数関数あたりで解が不安定化することが多い。計算誤差の問題は，一見単純そうに見えてじつはこれが一番難しい。シミュレーション時間を延ばすと，丸め誤差（2進数では無限小数になる10進数有限小数をコンピュータが2進数有限小数として扱うために生じる）や桁落ち（浮動小数点演算の結果が0に近く

なるときに有効桁数が落ちる現象）などによる計算のずれが増大し，有効桁数を 300 桁以上（C 言語の double 型相当）にしても不十分なことがある。できるだけ誤差の出ない計算方法を適切に選択できるようになるには，かなり専門的な知識と経験が必要である。

15.4.2　モデル妥当性

マクロな視点では，不整脈の誘発方法，細胞外液の成分，境界条件[29]，組織不連続性，不均質性，心筋線維走向などの違いを論じる必要がある。またミクロな視点では，心筋の場所（左室か右室か，心内膜側か心外膜側か，心尖部か心基部か）や動物種による活動電位モデルの違いを論じることが多い。特に，ヒト活動電位モデルとして論文発表されているものでも，種々の哺乳類のハイブリッドモデルを修正したものであることが多く，種によってイオンチャネルの特性や構成が異なることを考えると[30]〜[32]，シミュレーション結果をそのままヒトに当てはめて良いものか疑問が残る。将来的には真のヒトの活動電位モデルが必要になるが，現時点ではモデル構築に必要な基礎データがまだ十分にはそろっていない。

また，バイドメインモデルによる電気ショック研究でみられるように，膜電位が通常の活動電位域（−90〜50 mV）から大きく外れて数百から数千 mV も変化する場合には，電気穿孔[33]〜[35]（細胞膜に水様性の孔が開く現象）や脱分極依存性外向き電流[36]のような仮説的システムをモデルに追加しなければ，膜電位変化が正しく再現できないこともある[37]。

モデル妥当性の評価方法には目視から非線形解析まであり，研究者によってまちまちだが，一般的な不整脈シミュレーションでは，活動電位波形，活動電位持続時間，有効不応期長，興奮伝播速度と safety factor（興奮伝播安全性），回復曲線，後電位誘発性，異方性などが臨床・動物実験と矛盾しないことが求められる。ただ，時代によっても，その評価の項目や方法は大きく変化しており，研究者の間で意見の一致が得られるまでには少々時間がかかるように思われる。

15.4.3　現象妥当性

シミュレーションと動物実験マッピングで可視化された不整脈現象を，そのまま比較すればよいと考えがちだが，じつはそこに大きな落とし穴がある。動物実験にもさまざまな限界があることを忘れてはならない。確かに，オプティカル記録（電位感受性蛍光色素で染色した心筋に強い光を照射したときの光学的反応）の膜電位は，微小電極から得られた値と線形関係にあることが巨大イカ軸索[38]や心筋[39]で確認されており，その計測値の信頼性は高い。しかし，計測で用いられる光源が強いため，少なくとも深さ 0.3 mm 以上の膜電位を平均していることが指摘されている[40]〜[42]。したがって，壁内リエントリーでは，心筋深部の興奮波が心筋表面の興奮波と重なって記録されたり[43],[44]，刺激電極直下の膜電位変化が過小

評価されたりすることになる[45]。また，光源の強さや波長，カメラレンズの絞り，心臓の動きなどの影響も指摘されている[41],[42]。さらに，オプティカルマッピングで用いられる興奮収縮阻害薬の diacetyl-monoxime（DAM）は活動電位持続時間を短縮し，cytochalasin D はそれを延長することが知られている[46],[47]。

こういった動物実験の限界をふまえたうえでシミュレーション結果と比較し，それでも現象妥当性を満たさなかった場合に初めて計算妥当性やモデル妥当性を疑うことになる。では，どのようにして現象妥当性を評価するのだろうか。例えば，バイドメインモデルにおける仮想電極の現象妥当性を論じる場合は，シミュレーションと動物実験の双方において，① 点刺激による四つ葉状の仮想電極[48]～[50]，② 仮想電極を介する陰極刺激と陽極刺激のメカニズム[22],[51],[52]，③ ペーシング閾値の強度−時間曲線[53],[54]，④ 電気ショックによる仮想電極出現パターン[55]～[57]，⑤ 刺激極性を入れ換えたときの過分極幅と脱分極幅の比率（asymmetry ratio）[37] などの特徴が定量的あるいは定性的に似ていることを述べたりする。もちろん，心

細動研究の歴史は巡る

　心室細動や心房細動と聞いてその不規則な心電図波形を思い浮かべることのできる人は多いだろう。だが彼らに細動のメカニズムについて尋ねると，「心臓がばらばらに興奮している」という何ともよくわからない答えが決まって返ってくる。最近の循環器の教科書を紐解いてみても，それと似たり寄ったりのことしか書かれていない。これはなぜだろうか。細動メカニズムの研究の歴史をさかのぼってみると，Engelmann（1896 年）や Winterberg ら（1907 年）の foci 説，Mines（1913 年）の circus movement 説，Garrey（1914 年）の multiple wavelets 説など，相反する仮説が 20 世紀初頭にはすでに乱立していたことがわかる。しかし，その後は決め手となる研究手法を欠いたこともあり，長らく研究は停滞してしまった。20 世紀の末，やっと高解像度マッピングやコンピュータシミュレーションにより細動が視覚化できるようになって，どうやら細動には複数の興奮波が分裂と融合を繰り返す multiple wavelets 型と，単一興奮が周囲に不規則な伝播をする single source 型の両方があるらしいことがわかってきた。後者にはさらに興奮周期の短いフォーカスが起点となる foci 型と，旋回周期が短く安定したスパイラル・リエントリーが起点となる rotor 型のあることが示された。また，動物モデルや病態ステージ，薬理学的修飾などによって細動メカニズムが異なることも徐々に明らかになってきた。なんと 1 世紀も前に種々の仮説を打ち立てた研究者らは皆，細動の本質をすべて見抜いていたのだ。細動のメカニズムが異なれば，その治療戦略も変えるべきである。21 世紀初頭の今日に生きるわれわれは，より有用性の高い細動治療を考案するにあたり，「ばらばらに興奮」という概念だけでは不十分であることを認識すべきであろう。まさに「歴史は巡る」である。

　　　　　　　　　　　　　　　　　　　　　　　　　　　　　　（芦原貴司）

筋深部の現象妥当性までを詳しく論じることはできないが，たとえ心筋表面からだけでも一つの現象を多面的に検討することは必要と思われる。

15.5 お わ り に

　医学・生物学分野のコンピュータシミュレーション研究は，近年そのあり方が多様化し，バイオサイバネティクス（biocybernetics），バイオマセマティックス（biomathematics），バイオインフォマティクス（bioinformatics），バイオロジカルシミュレーション（biological simulation），コンピューテーショナルバイオロジー（computational biology），システムバイオロジー（system biology），システムフィジオロジー（system physiology），インシリコ（in silico），フィジオノーム（physionome），カルディオノーム（cardionome），フィジオーム（physiome）などと呼ばれるようになった[2),58),59)]。その歴史を振り返ってみると，おのおののビジョンが不確かなまま，多様化してしまった感は否めないが，コンピュータシミュレーションによる心臓の生理・病態システムへの多面的なアプローチは，種々の難治性心疾患の予防，診断，治療に寄与すると考えられる。では，未来の不整脈シミュレーションとはどのようなものであろうか。遺伝子情報と心臓の3次元画像を入力すれば，仮想心臓の上でさまざまな不整脈をシミュレートして，致死性不整脈の起こる可能性を探り，最適な治療法を教えてくれる夢の診断装置を思い描く人もいるだろう。そこまでではないにしても，シミュレーション実験は，やりようによっては動物実験よりもヒト実験に近づける可能性を秘めているといえる。先にも述べたが，現在，不整脈シミュレーションで用いられている活動電位モデルには限界があるため，middle-outやbottom-upのアプローチだけでは不充分である。今後，本格的な臨床応用を見据えるならば，臨床電気生理学的検査や医用画像に基づいたtop-downのアプローチもうまく組み合わせる必要がある。

　わが国は，コンピュータシミュレーションの分野では国際的には後進国だといわれることがある。医学部が米国のような4年制大学の後のエキストラコースではないため，医学部出身者にとって高度な数理工学的技術が扱いにくいのではないかとの指摘がある。また，日本の理工学部の学生は欧米の同学部の学生に比べて医学の勉強をしないと嘆く声も聴かれる。ただ，筆者らの経験では，それよりもむしろシミュレーション研究を受け入れることのできる土壌が，これまでの日本には少なかっただけのように思える。実際，日本の医学部しか出ていない人でもコンピュータに強い人は多いし，数理工学部でも医学のことを驚くほどよく勉強している人はいる。歴史的に見ても，日本が医・生物学シミュレーションの後進国ではないことを裏付けるだけの偉業は多い[60),61)]。それに，米国で活躍しているシミュレーション研究者には東欧諸国からの移民や留学者が多いことを考えると，米国の教育システム自体

に成功の秘訣があるようには思えない。あとはシミュレーション研究に情熱を持った若手研究者の活躍できる場が，これからの日本にあるかどうかにかかっているように思う。

最後に，シミュレーションの研究スタイルには現象解明型と理論先行型があり，両者を同じものさしでは測れないことを述べておきたい。前者では最初から問題と答えが与えられるため，研究目的に必要最低限のモデルさえ選ぶことができれば医学的価値の高い実験を行うことができるが，散発的な研究になることが多い。後者では最初に問題しか与えられないため，モデル構築が難しく，臨床や動物実験で答えが確認されるまで評価されにくい傾向にあるが，ひとたび鉱脈を掘り当てればそこから研究が広がることも少なくない。いずれにも利点と欠点があり，今後もどちらかに傾倒することなく，両者が相補い共存できる形での発展が望まれる。

引用・参考文献

1) Moe, G.K., Rheinboldt, W.C. and Abildshov, J.A.：A computer model of atrial fibrillation, Am. Heart J., **67**, pp.200-220（1964）
2) Noble, D.：Modeling the heart：From genes to cells to the whole organ, Science, **295**, pp.1678-1682（2002）
3) Mackenzie, D.：Making sense of a heart gone wild, Science, **303**, pp.786-787（2004）
4) Smith, W.M. and Ideker, R.E.：Computer techniques for epicardial and endocardial mapping, Prog. Cardiovasc. Dis., **26**, pp.15-32（1983）
5) Dillon, S. and Morad, M.：A new laser scanning system for measuring action potential propagation in the heart, Science, **214**, pp.453-456（1981）
6) Davidenko, J.M., Kent, P.F. and Jalife, J., et al.：Sustained vortex－like waves in normal isolated ventricular muscle, Proc. Natl. Acad. Sci. U S A, **87**, pp.8785-8789（1990）
7) Wilber, D.J., Kall, J.G. and Cooke, P.A.：Electroanatomic imaging using magnetic catheter tracking in the diagnosis and treatment of atrial arrhythmias, J. Electrocardiol., **31**(Suppl), pp.92-100（1998）
8) Chattipakorn, N., Fotuhi, P.C. and Ideker, R.E., et al.：Three－dimensional mapping of earliest activation after near－threshold ventricular defibrillation shocks, J. Cardiovasc. Electrophysiol., **14**, pp.65-69（2003）
9) Baxter, W.T., Mironov, S.F. and Pertsov, A.M., et al.：Visualizing excitation waves inside cardiac muscle using transillumination, Biophys. J., **80**, pp.516-530（2001）
10) Hooks, D.A., LeGrice, I.J. and Smaill, B.H., et al.：Intramural multisite recording of transmembrane potential in the heart, Biophys. J., **81**, pp.2671-2680（2001）
11) Ashihara, T., Namba, T. and Nakazawa, K., et al.：The dynamics of vortex－like reentry wave filaments in three-dimensional computer models, J. Electrocardiol., **32**(Suppl)pp.129-138（1999）
12) Ashihara, T., Namba, T. and Nakazawa, K., et al.：Breakthrough waves during ventricular fibrillation depend on the degree of rotational anisotropy and the boundary conditions：A simulation study, J. Cardiovasc. Electrophysiol., **12**, pp.312-322（2001）

13) Bray, M.A., Lin, S.F. and Wikswo, J.P. Jr.：Three-dimensional surface reconstruction and fluorescent visualization of cardiac activation, IEEE Trans. Biomed. Eng., **47**, pp.1382-1391（2000）

14) Namba, T., Ashihara, T. and Ohe, T., et al.：Effect of pilsicainide, a pure sodium channel blocker, on spiral waves during atrial fibrillation：Theoretical analysis by numerical simulation, J. Electrocardio., **32**, pp.321-334（1999）

15) 芦原貴司, 山田直子, 中沢一雄ほか：アミオダロンによるspiral waveの停止効果：コンピュータシミュレーションによる実験的検討, 基礎・治療, **20**(Suppl.1), pp.536-540（2000）

16) Ashihara, T., Suzuki, T. and Nakazawa, K., et al.：Simulated electrocardiogram of spiral wave reentry in a mathematical ventricular model, In Yamaguchi, T.(ed.)：Clinical Application of Computational Fluid and Solid Mechanics for the Cardiovascular System, Springer-Verlag, Tokyo, pp.205-216（2000）

17) Ashihara, T., Namba, T. and Trayanova, N., et al.：Mechanisms of myocardial capture and temporal excitable gap during spiral wave reentry in a bidomain model, Circulation, **109**, pp.920-925（2004）

18) Messinger-Rapport, B.J. and Rudy, Y.：The inverse problem in electrocardiography：A model study of the effects of geometry and conductivity parameters on the reconstruction of epicardial potentials, IEEE Trans. Biomed. Eng., **33**, pp.667-676（1986）

19) Burnes, J.E., Taccardi, B. and Rudy, Y.：A noninvasive imaging modality for cardiac arrhythmias, Circulation, **102**, pp.2152-2158（2000）

20) Echt, D.S., Liebson, P.R. and Richardson, D.W., et al. and CAST Investigators：Mortality and morbidity in patients receiving encainide, flecainide, or placebo. The Cardiac Arrhythmia Suppression Trial, N. Engl. J. Med., **324**, pp.781-788（1991）

21) Winfree, A.T.：In When Time Breaks Down：The Three-Dimensional Dynamics of Electrochemical Waves and Cardiac Arrhythmia, Princeton University Press, Princeton, NJ（1987）

22) Roth, B.J.：A mathematical model of make and break electrical stimulation of cardiac tissue by a unipolar anode or cathode, IEEE Trans. Biomed. Eng., **42**, pp.1174-1184（1995）

23) Nakazawa, K., Suzuki, T. and Suzuki, R., et al.：Computational analysis and visualization of spiral wave reentry in a virtual heart model, In Yamaguchi, T. (ed.)：Clinical Application of Computational Mechanics to the Cardiovascular System, pp.217-241, Springer-Verlag, Tokyo,（2000）

24) Clancy, C.E. and Rudy, Y.：Linking a genetic defect to its cellular phenotype in a cardiac arrhythmia. Nature, **400**（6744）, pp.566-569（1999）

25) Beeler, G.W. and Reuter, H.：Reconstruction of the action potential of ventricular myocardial fibres. J. Physiol., **268**, pp.177-210（1977）

26) Luo, C.H. and Rudy, Y. A.：model of the ventricular cardiac action potential：Depolarization, repolarization, and their interaction, Circ. Res., **68**, pp.1501-1526（1991）

27) Luo, C.H. and Rudy, Y.：A dynamic model of the cardiac ventricular action potential. I. Simulations of ionic currents and concentration changes, Circ. Res., pp.**74**, pp.1071-1096（1994）

28) Nygren, A., Fiset, C. and Giles, W.R., et al.：Mathematical model of an adult human atrial cell：The role of K+ currents in repolarization, Circ. Res., **82**, pp.63-81（1998）

29) Krassowska, W. and Neu, J.C.：Effective boundary conditions for syncytial tissues, IEEE Trans. Biomed. Eng., **41**, pp.143-150（1994）

30) Varro, A., Lathrop, D.A. and Papp, J.G., et al.：Ionic currents and action potentials in rabbit, rat, and guinea pig ventricular myocytes. Basic Res. Cardiol., **88**, pp.93-102（1993）

31) Pond, A.L., Scheve, B.K. and Nerbonne, J.M., et al.：Expression of distinct ERG proteins in rat, mouse, and human heart. Relation to functional I（Kr）channels, J. Biol. Chem., **275**, pp.5997–6006（2000）

32) Lu, Z., Kamiya, K. and Kodama, I., et al.：Density and kinetics of I（Kr）and I（Ks）in guinea pig and rabbit ventricular myocytes explain different efficacy of I（Ks）blockade at high heart rate in guinea pig and rabbit：implications for arrhythmogenesis in humans, Circulation, **104**, pp.951–956（2001）

33) Jones, J.L., Jones, R.E. and Balasky, G.：Microlesion formation in myocardial cells by high-intensity electric field stimulation. Am. J. Physiol., **253**, pp.H480–H486（1987）

34) Knisley, S.B. and Grant, A.O.：Asymmetrical electrically induced injury of rabbit ventricular myocytes, J. Mol. Cell. Cardiol., **27**, pp.1111–1122（1995）

35) Ashihara, T., Yao, T. and Nakazawa, K., et al.：Electroporation in a model of cardiac defibrillation, J. Cardiovasc. Electrophysiol., **12**, pp.1393–1403（2001）

36) Cheng, D.K., Tung, L. and Sobie, E.A.：Nonuniform responses of transmembrane potential during electric field stimulation of single cardiac cells, Am. J. Physiol., **277**, pp.H351–H362（1999）

37) Ashihara, T. and Trayanova, N.A.：Asymmetry in membrane responses to electric shocks：Insights from bidomain simulations, Biophys. J., **87**, pp.2271–2282（2004）

38) Ross, W.N., Salzberg, B.M. and Wang, C.H., et al.：Changes in absorption, fluorescence, dichroism, and birefringence in stained giant axons：Optical measurement of membrane potential, J. Membr. Biol., **33**, pp.141–183（1977）

39) Morad, M. and Salama, G.：Optical probes of membrane potential in heart muscle, J. Physiol., **292**, pp.267–295（1979）

40) Knisley, S.B.：Transmembrane voltage changes during unipolar stimulation of rabbit ventricle, Circ. Res., **77**, pp.1229–1239（1995）

41) Girouard, S.D., Laurita, K.R. and Rosenbaum, D.S.：Unique properties of cardiac action potentials recorded with voltage-sensitive dyes, J. Cardiovasc. Electrophysiol., **7**, pp.1024–1038（1996）

42) Gray, R.A.：What exactly are optically recorded "action potentials"?, J. Cardiovasc. Electrophysiol., **10**, pp.1463–1466（1999）

43) Efimov, I.R., Sidorov, V. and Wollenzier, B., et al.：Evidence of three-dimensional scroll waves with ribbon-shaped filament as a mechanism of ventricular tachycardia in the isolated rabbit heart, J. Cardiovasc. Electrophysiol., **10**, pp.1452–1462（1999）

44) Bray, M.A. and Wikswo, J.P.：Examination of optical depth effects on fluorescence imaging of cardiac propagation, Biophys. J., **85**, pp.4134–4145（2003）

45) Janks, D.L. and Roth, B.J.：Averaging over depth during optical mapping of unipolar stimulation, IEEE Trans. Biomed. Eng., **49**, pp.1051–1054（2002）

46) Banville, I. and Gray, R.A.：Effect of action potential duration and conduction velocity restitution and their spatial dispersion on alternans and the stability of arrhythmias, J. Cardiovasc. Electrophysiol., **13**, pp.1141–1149（2002）

47) Hayashi, H., Miyauchi, Y. and Lin, S.F., et al.：Effects of cytochalasin D on electrical restitution and the dynamics of ventricular fibrillation in isolated rabbit heart, J. Cardiovasc. Electrophysiol., **14**, pp.1077–1084（2003）

48) Sepulveda, N.G., Roth, B.J. and Wikswo, J.P. Jr.：Current injection into a two-dimensional anisotropic

bidomain, Biophys. J., **55**, pp.987-999（1989）

49) Neunlist, M. and Tung, L.：Spatial distribution of cardiac transmembrane potentials around an extracellular electrode：Dependence on fiber orientation, Biophys. J., **68**, pp.2310-2322（1995）

50) Sambelashvili, A.T., Nikolski, V.P. and Efimov, I.R.：Nonlinear effects in subthreshold virtual electrode polarization, Am. J. Physiol. Heart Circ. Physiol., **284**, pp.H2368-H2374（2003）

51) Wikswo, J.P. Jr., Lin, S.F. and Abbas, R.A.：Virtual electrodes in cardiac tissue：A common mechanism for anodal and cathodal stimulation, Biophys. J., **69**, pp.2195-2210（1995）

52) Lin, S.F., Roth, B.J. and Wikswo, J.P. Jr.：Quatrefoil reentry in myocardium：An optical imaging study of the induction mechanism, J. Cardiovasc. Electrophysiol., **10**, pp.574-586（1999）

53) Roth, B.J.：Strength-interval curves for cardiac tissue predicted using the bidomain model, J. Cardiovasc. Electrophysiol., **7**, pp.722-737（1996）

54) Dekker, E.：Direct current make and break thresholds for pacemaker electrodes on the canine ventricle, Circ. Res., **27**, pp.811-823（1970）

55) Entcheva, E., Eason, J. and Claydon, F., et al.：Virtual electrode effects in transvenous defibrillation-modulation by structure and interface：Evidence from bidomain simulations and optical mapping, J. Cardiovasc. Electrophysiol. **9**, pp.949-961（1998）

56) Knisley, S.B., Trayanova, N. and Aguel, F.：Roles of electric field and fiber structure in cardiac electric stimulation, Biophys. J., **77**, pp.1404-1417（1999）

57) Efimov, I.R., Aguel, F. and Trayanova, N., et al.：Virtual electrode polarization in the far field：Implications for external defibrillation. Am. J. Physiol. Heart Circ. Physiol., **279**, pp.H1055-H1070（2000）

58) Bassingthwaighte, J.B.：Strategies for the physiome project, Ann. Biomed. Eng., **28**, pp.1043-1058（2000）

59) Noble, D.：The rise of computational biology, Nat Rev Mol Cell Bio, **3**, pp.460-463（2002）

60) Nagumo, J., Arimoto, S. and Yoshikawa, Y.：An active pulse transmission line simulating nerve axon, Proc IRE, **50**, pp.2061-2070（1962）

61) Aoki, M., Okamoto, Y. and Harumi, K., et al.：3-dimensional computer simulation of depolarization and repolarization processes in the myocardium, Jpn Heart J., **27**（Suppl.1）, pp.225-234（1986）

索　　　引

【あ】
アブレーション　41
アミオダロン　40

【い】
イオンチャネル　9
異常自動能　12, 94
位相特異点　166
Ⅰ群抗不整脈薬　40
1次予防　194
異方性　15, 96, 159, 163
異方性リエントリー　14
隠面消去　121

【う】
植込み型除細動器　3, 23, 38
渦巻き　114
渦巻き状の興奮波　5

【え】
エントレインメント　14

【お】
オーダードリエントリー　115, 147

【か】
回復曲線　79, 162
回復特性仮説　79, 80
解剖学的リエントリー　14, 94, 147
核磁気共鳴撮影　141
拡張型心筋症　30
仮想陰極　164
仮想電極　163, 185
仮想電極分極　164, 185
仮想電極分極現象　5, 61, 71
家族性多形性心室頻拍　18
活動電位　9
活動電位持続時間　139, 162

【か】
カテコラミン誘発多形性心室頻拍　18
カテーテルアブレーション　23, 93
ガラス微小電極　53

【き】
危険度評価　201
基質　8
機能的ブロック　114
機能的リエントリー　14, 94, 95, 147
基本心肺蘇生法　28
逆問題　159, 204, 206
ギャップジャンクション　21, 161
虚陰極　164
局所巣状興奮　93
局所的な興奮伝導遅延　84
局所電流　85
虚血性心疾患　29
鋸歯仮説　169
筋小胞体　13

【く】
空間的興奮間隙　166
櫛状筋　104
グラフィックスハードウェア　126
グラフィックスライブラリ　129

【け】
計算妥当性　208
形態学的リモデリング　23
撃発活動　94
現象妥当性　209

【こ】
コア　83, 96, 149
光学的膜電位計測法　48
光学的マッピング技術　5
光学マッピング　101

光学マッピング法　76
交感神経　33
高速度ビデオカメラ　50, 55
交代現象　79
後電位　12
抗不整脈薬　3, 5, 40, 104, 196
興奮間隙　14, 72, 95, 97, 103, 150, 166
興奮間隙時間　162
興奮能　149
興奮波長　14, 103
興奮波
　──の断端　76
　──の断裂　64
　──の端　189
コネキシン　22
コンピュータグラフィックス　120
コンピュータシミュレーション　5

【さ】
サーフェスレンダリング　123
再興奮　169
細胞外刺激　160
細胞内Ca過負荷　13
細胞膜刺激　160
さまよい運動　16, 78, 97, 101, 115, 148, 162
Ⅲ群抗不整脈薬　40

【し】
刺激伝導系　137
システムバイオロジー　131
実在電極分極　164
実電極　185
実電極分極　164
自動体外式除細動器　37
自動能　2, 12
自発的分裂　153, 154
シミュレータ　198
シュードカラー表示　122

索引 217

受攻期	184
受攻性	184
——の上限閾値	172
順問題	206
除細動	5, 29
ショック後興奮	171
自律神経障害	33
心渦	171
心カテーテル検査法	36
心筋活動電位モデル	5
心筋梗塞	30
心筋症	30
心筋線維走向	140
心筋捕捉	166
心磁図	159
心室較差	139, 189
心室細動	3
心室受攻性	165
心室遅延電位	35
心室内膜興奮伝播	138
心室頻拍	3
心臓電気生理学検査	108
心臓突然死	3, 4, 28
心臓ペーシング	41
心拍ゆらぎ	35
心不全	33
心房細動	22, 93, 100, 113

【す】

スクロール	80
ステレオ表示	125
スパイラル	114
スパイラルチップ	148
スパイラルリエントリー	5, 16, 57, 70, 75, 114, 135, 148, 162, 186
スパイラルリエントリー説	148
スーパーコンピュータ	132

【せ】

生理的自動能	12
絶対不応期	189
セルオートマトン	205
セルオートマトンモデル	100

【そ】

早期後脱分極	2, 12, 94, 174
巣状興奮	94
相対不応期	190

【た】

多数興奮波説	93
脱興奮	169
脱分極誘発自動能	12
多電極マッピング	93, 97
探索的な研究	195

【ち】

遅延後脱分極	2, 12, 13, 94, 175
鳥瞰図表示	123
直交電場刺激	82

【て】

テーラーメード医療	23
電気緊張効果	85, 150
電気緊張電位	164
電気ショック	169
電気穿孔	169, 175
電気的除細動	3, 37, 169, 172
電気的除細動閾値	172
電気的リモデリング	23
電極マッピング	110
伝導能	149

【と】

統合シミュレーション環境	143
統合心肺蘇生法	28
等時線図	110
等時線マップ	100
等時点マップ	99
動的興奮波分裂仮説	80
動的不安定性	79, 80
等電位時間	174
等電位図	110
特異点	16, 77
特発性心室細動	18
トリガードアクティビティ	2, 12, 94, 174

【に】

2次予防	194

【は】

バイドメインモデル	5, 158, 159
バスケットカテーテル	109
8の字型リエントリー	83, 166

バーチャルEPS	200
バーチャルハート	131, 137
発光ダイオード	52
汎用可視化ソフトウェア	129

【ひ】

光ファイバ	50, 51
ピクセルデータ	122
肥大型心筋症	31

【ふ】

フィラメント	80
副交感神経	33
不整脈源性右室異形成	18, 31
プログラマブルGPU	128
分界稜	104

【へ】

並列処理	133
ペインティングツール	127
ベクトル型スーパーコンピュータ	128
ベクトル処理	133
ペーシング閾値	165
ペースメーカ	158

【ほ】

ポアンカレプロット	80
ボクセルデータ	122
ポリゴン	123
ボリュームデータ	122
ボリュームレンダリング	124
ホルター心電図	35
ボルテクス	80

【ま】

膜電位感受性色素	48
マザーローター仮説	80
マルコフモデル	207

【む】

ムーアの法則	208

【め】

迷走神経	33
メガトライアル	195

【も】

モデリング	121

── 編著者略歴 ──

稲田　紘（いなだ　ひろし）
1964 年　大阪大学工学部電子工学科卒業
1966 年　大阪大学大学院工学研究科修士課程修了
　　　　（電子工学専攻）
1966 年　大阪大学助手
1975 年　医学博士（大阪大学）
1983 年　筑波大学助教授
1987 年　国立循環器病センター研究所室長
1997 年　国立循環器病センター研究所部長
1999 年　東京大学教授
2004 年　兵庫県立大学教授
　　　　現在に至る

児玉　逸雄（こだま　いつお）
1971 年　名古屋大学医学部医学科卒業
1972 年　静岡済生会病院内科勤務
1980 年　医学博士（名古屋大学）
1980 年　名古屋大学助手
1985 年　名古屋大学助教授
1993 年　名古屋大学教授
　　　　現在に至る

佐久間一郎（さくま　いちろう）
1982 年　東京大学工学部精密機械工学科卒業
1984 年　東京大学大学院工学系研究科修士課程修了
　　　　（精密機械工学専門課程）
1985 年　東京大学大学院工学系研究科博士課程中退
　　　　（精密機械工学専門課程）
1985 年　東京大学助手
1987 年　東京電機大学助手
1989 年　工学博士（東京大学）
1991 年　東京電機大学講師
1992 年　東京電機大学助教授
1998 年　東京大学助教授
2001 年　東京大学教授
　　　　現在に至る

中沢　一雄（なかざわ　かずお）
1980 年　大阪大学基礎工学部生物工学科卒業
1980 年　三菱電機（株）中央研究所勤務
1987 年　大阪大学大学院基礎工学研究科修士課程修了
1987 年　滋賀医科大学助手
1991 年　国立循環器病センター研究所勤務
2000 年　工学博士（大阪大学）
2002 年　国立循環器病センター研究所室長
　　　　現在に至る

なぜ不整脈は起こるのか
── 心筋活動電位からスパイラルリエントリーまで ──
Why Do Cardiac Arrhythmias Occur?
── Experimental, In-silico and Clinical Approach ──
© Inada, Kodama, Sakuma, Nakazawa　2006

2006 年 10 月 26 日　初版第 1 刷発行

検印省略	編著者　稲　田　　　紘
	児　玉　逸　雄
	佐久間　一　郎
	中　沢　一　雄
	発行者　株式会社　コロナ社
	代表者　牛来辰巳
	印刷所　壮光舎印刷株式会社

112-0011　東京都文京区千石 4-46-10
発行所　株式会社　コロナ社
CORONA PUBLISHING CO., LTD.
Tokyo　Japan
振替 00140-8-14844・電話(03)3941-3131(代)
ホームページ http://www.coronasha.co.jp

ISBN 4-339-07088-2　　　　（佐藤）　　（製本：グリーン）
Printed in Japan

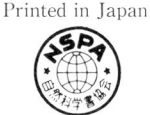

無断複写・転載を禁ずる
落丁・乱丁本はお取替えいたします

索引 217

受攻期	184
受攻性	184
——の上限閾値	172
順問題	206
除細動	5, 29
ショック後興奮	171
自律神経障害	33
心渦	171
心カテーテル検査法	36
心筋活動電位モデル	5
心筋梗塞	30
心筋症	30
心筋線維走向	140
心筋捕捉	166
心磁図	159
心室較差	139, 189
心室細動	3
心室受攻性	165
心室遅延電位	35
心室内膜興奮伝播	138
心室頻拍	3
心臓電気生理学検査	108
心臓突然死	3, 4, 28
心臓ペーシング	41
心拍ゆらぎ	35
心不全	33
心房細動	22, 93, 100, 113

【す】

スクロール	80
ステレオ表示	125
スパイラル	114
スパイラルチップ	148
スパイラルリエントリー	5, 16, 57, 70, 75, 114, 135, 148, 162, 186
スパイラルリエントリー説	148
スーパーコンピュータ	132

【せ】

生理的自動能	12
絶対不応期	189
セルオートマトン	205
セルオートマトンモデル	100

【そ】

早期後脱分極	2, 12, 94, 174
巣状興奮	94
相対不応期	190

【た】

多数興奮波説	93
脱興奮	169
脱分極誘発自動能	12
多電極マッピング	93, 97
探索的な研究	195

【ち】

遅延後脱分極	2, 12, 13, 94, 175
鳥瞰図表示	123
直交電場刺激	82

【て】

テーラーメード医療	23
電気緊張効果	85, 150
電気緊張電位	164
電気ショック	169
電気穿孔	169, 175
電気的除細動	3, 37, 169, 172
電気的除細動閾値	172
電気的リモデリング	23
電極マッピング	110
伝導能	149

【と】

統合シミュレーション環境	143
統合心肺蘇生法	28
等時線図	110
等時線マップ	100
等時点マップ	99
動的興奮波分裂仮説	80
動的不安定性	79, 80
等電位時間	174
等電位図	110
特異点	16, 77
特発性心室細動	18
トリガードアクティビティ	2, 12, 94, 174

【に】

2次予防	194

【は】

バイドメインモデル	5, 158, 159
バスケットカテーテル	109
8の字型リエントリー	83, 166
バーチャル EPS	200
バーチャルハート	131, 137
発光ダイオード	52
汎用可視化ソフトウェア	129

【ひ】

光ファイバ	50, 51
ピクセルデータ	122
肥大型心筋症	31

【ふ】

フィラメント	80
副交感神経	33
不整脈源性右室異形成	18, 31
プログラマブル GPU	128
分界稜	104

【へ】

並列処理	133
ペインティングツール	127
ベクトル型スーパーコンピュータ	128
ベクトル処理	133
ペーシング閾値	165
ペースメーカ	158

【ほ】

ポアンカレプロット	80
ボクセルデータ	122
ポリゴン	123
ボリュームデータ	122
ボリュームレンダリング	124
ホルター心電図	35
ボルテクス	80

【ま】

膜電位感受性色素	48
マザーローター仮説	80
マルコフモデル	207

【む】

ムーアの法則	208

【め】

迷走神経	33
メガトライアル	195

【も】

モデリング	121

モデリングインタフェース	143
モデル妥当性	209
モノドメインモデル	158, 159

【や】
薬剤性，誘発性 VT/VF	32

【よ】
四つ葉状の分極	164, 165
四つ葉状リエントリー	166

【ら】
ランダムリエントリー	115, 147

【り】
リアノジン受容体	18
リエントリー	2, 13, 94
リーディングサークル	85
リーディングサークル説	14
リーディングサークルリエントリー説	148, 149
リモデリング	2, 19
臨床電気生理学的検査	197

【れ】
励起光源	50
連結期	184
レンダリング	121

【ろ】
ローター	80

【わ】
湾曲効果	88

【A】
ACLS	28
activating function	171
AED	4, 37
anchoring 現象	151, 155
anisotropic モデル	96
APD	139, 162
APD alternans	151
APD restitution 仮説	151, 152
APD restitution 曲線	151
ARVD	31
AVS	129

【B】
β 遮断薬	39
Bachmann 束	104
BLS	28
break	188
break 興奮	62, 159, 165, 190
breakup	79, 97
breakup 現象	151, 153
Brugada 症候群	2, 18, 31

【C】
CAMIAT	3
CARTO システム	109
CAST	3, 23
CG	120
CPVT	18
critical point 仮説	188, 189
critical mass	173
crossfield 刺激法	154
CV restitution	156

【D】
DAD	12, 94, 175
de-excitation	72
DFT	172
dynamic heterogeneity	153

【E】
EAD	12, 94, 175
electroporation-mediated anode-break excitation	169
EMIAT	3
EPS	197

【F】
Figure 8 モデル	96
FPVT	18

【G】
Geometry Engine	127

【H】
HPC	131
HRV	35

【I】
ICD	38
in silico study	131

【J】
Jervell-Lange Nielsen 症候群	2

【K】
K チャネル遮断薬	3, 40

【L】
leading circle モデル	95
LocaLisa システム	109
LQT	32
LR モデル	5
Luo-Rudy モデル	5

【M】
make 興奮	62, 165, 190
marching cubes 法	124
MC 法	124
meandering 現象	148
mother rotor 説	101
MRI	141
multiple wavelet 説	100
M 細胞	139

【N】
Na チャネル遮断薬	3, 40, 86
non-contact electroanatomical mapping system	109

【O】
OpenGL	129

【P】
pacing-on-T	184, 185
propagated graded response	174

【Q】

QT dispersion	36
QT 延長	3
QT 延長症候群	2, 16, 32
QT 間隔のバラツキ	36

【R】

random reentry	94
restitution 仮説	137
Romano-Ward 症候群	2
R-on-T	184, 185
RyR	18

【S】

scallop	154
SCD	28
single meandering reentry 説	101
sink-source relationship	149
source-sink mismatch	76
spiral wave	5, 93
spiral wave モデル	96
SR	13

【T】

TdP	16, 40
The Sicilian Gambit	3
time shading 法	110
torsades de pointes	16, 40
TWA	36
T 波交代現象	36

【U】

ULV 仮説	172
unequal anisotropy	163

【V】

VEP	61, 71
VG	139
virtual electrode-induced phase singularity	172, 174, 189

【W】

wave break	16, 189

── 編著者略歴 ──

稲田　紘（いなだ　ひろし）
1964 年　大阪大学工学部電子工学科卒業
1966 年　大阪大学大学院工学研究科修士課程修了
　　　　（電子工学専攻）
1966 年　大阪大学助手
1975 年　医学博士（大阪大学）
1983 年　筑波大学助教授
1987 年　国立循環器病センター研究所室長
1997 年　国立循環器病センター研究所部長
1999 年　東京大学教授
2004 年　兵庫県立大学教授
　　　　現在に至る

児玉　逸雄（こだま　いつお）
1971 年　名古屋大学医学部医学科卒業
1972 年　静岡済生会病院内科勤務
1980 年　医学博士（名古屋大学）
1980 年　名古屋大学助手
1985 年　名古屋大学助教授
1993 年　名古屋大学教授
　　　　現在に至る

佐久間一郎（さくま　いちろう）
1982 年　東京大学工学部精密機械工学科卒業
1984 年　東京大学大学院工学系研究科修士課程修了
　　　　（精密機械工学専門課程）
1985 年　東京大学大学院工学系研究科博士課程中退
　　　　（精密機械工学専門課程）
1985 年　東京大学助手
1987 年　東京電機大学助手
1989 年　工学博士（東京大学）
1991 年　東京電機大学講師
1992 年　東京電機大学助教授
1998 年　東京大学助教授
2001 年　東京大学教授
　　　　現在に至る

中沢　一雄（なかざわ　かずお）
1980 年　大阪大学基礎工学部生物工学科卒業
1980 年　三菱電機（株）中央研究所勤務
1987 年　大阪大学大学院基礎工学研究科修士課程修了
1987 年　滋賀医科大学助手
1991 年　国立循環器病センター研究所勤務
2000 年　工学博士（大阪大学）
2002 年　国立循環器病センター研究所室長
　　　　現在に至る

なぜ不整脈は起こるのか
── 心筋活動電位からスパイラルリエントリーまで ──
Why Do Cardiac Arrhythmias Occur?
── Experimental, In-silico and Clinical Approach ──
　　　　　　　　　© Inada, Kodama, Sakuma, Nakazawa　2006

2006 年 10 月 26 日　初版第 1 刷発行

検印省略	編著者	稲　田　　　紘
		児　玉　逸　雄
		佐久間　一　郎
		中　沢　一　雄
	発行者	株式会社　コロナ社
		代表者　牛来辰巳
	印刷所	壮光舎印刷株式会社

112-0011　東京都文京区千石 4-46-10
発行所　株式会社　コロナ社
CORONA PUBLISHING CO., LTD.
Tokyo　Japan
振替 00140-8-14844・電話(03)3941-3131(代)
ホームページ http://www.coronasha.co.jp

ISBN 4-339-07088-2　　　（佐藤）　（製本：グリーン）
Printed in Japan

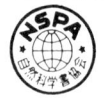

無断複写・転載を禁ずる
落丁・乱丁本はお取替えいたします